M. J. DIAS

AFFAIR

Pass auf, wen du ins Haus lässt

W0388470

GOLDMANN
Lesen erleben

Buch

Nach außen hin führen Arabella Clayton und ihr Mann Zander ein glückliches Leben im noblen Londoner Stadtteil Kensington. In Wahrheit entfremden sich die Managerin und der erfolglose Schauspieler zunehmend. Um ihre Ehe zu retten, lassen sie sich auf ein gewagtes Experiment ein: einen Partnertausch. Im Internet verabreden sie sich mit Escort-Pärchen Desdemona und Romeo und laden sie zu einer intimen Whirlpool-Party bei sich ein. Die Nacht verläuft prickelnd – bis ein Streit dazu führt, dass Desdemona tödlich stürzt. In Panik gehen Arabella und Zander auf Romeos Vorschlag ein, die Leiche verschwinden zu lassen – nicht ahnend, welch skrupellosen Feind sie in ihr Zuhause gelassen haben …

Autor

M. J. Dias führt das Unternehmen seiner Familie und studierte nebenbei Kreatives Schreiben an der Faber Academy. Er liebt Filme und hochspannende Thriller und gibt mit »Affair« sein Spannungsdebüt. Mit seiner Frau lebt er in London.

M. J. Dias

AFFAIR

Pass auf, wen du ins Haus lässt

Psychothriller

Aus dem Englischen
von Ariane Böckler

GOLDMANN

Dieses Buch ist auch als E-Book erhältlich.

MIX
Papier aus verantwortungsvollen Quellen
FSC® C014496

Verlagsgruppe Random House FSC® N001967

1. Auflage
Deutsche Erstveröffentlichung Juli 2019

Der englische Originaltitel lautet »Reversal«

Umschlaggestaltung: UNO Werbeagentur, München
Umschlagmotiv: © FinePic®, München
Redaktion: Christiane Mühlfeld
KS · Herstellung: kw
Satz: Vornehm Mediengestaltung GmbH, München
Druck und Bindung: GGP Media GmbH, Pößneck
Printed in Germany
ISBN: 978-3-442-48904-6
www.goldmann-verlag.de

Besuchen Sie den Goldmann Verlag im Netz

Für Bodo und Dagmar

PROLOG

ZANDER

Dienstag, 31. Dezember, 23:02 Uhr

Dem schwarzen Wasser entgegenstürzen.

Atemlos. Vom Schmerz durchbohrt.

Mein Körper, der sich dreht. Mitten in der Luft. Ich sehe drei flüchtende Gestalten. Blinkende Brückenlichter, die verblassen. Ohne Orientierung wirbeln meine Arme und Beine umher.

Griff ins Leere.

Freier Fall.

Dann Bilder wie aus einer Diashow: ein zerstörter Körper, gefrorene Wimpern, Fleischfetzen an Schlagringen.

Ein glitzerndes Einhorn.

Arabella?

Ich suche Halt in der Luft.

Keine Hoffnung.

Die kalte Themse unter mir.

Schwarzes Wasser, das gegen mich prallt.

Das Leben kann nur rückwärts verstanden werden,
doch es muss vorwärts gelebt werden.

Søren Kierkegaard

ARABELLA

Sonntag, 1. Dezember, Abend

Angeblich glauben alle Männer, ihre Frauen seien verrückt, so wie alle Frauen angeblich fürchten, ihre Männer könnten Versager sein. Ich bin zu der Erkenntnis gelangt, dass mein Mann sowohl verrückt als auch ein Versager ist.

Ein verrückter Versager, den ich nach wie vor liebe.

Er hockt über das iPad gebeugt da. Ein schwerfälliger Mann, ein Neandertaler beim Feuermachen.

Er blickt auf und zeigt mir den Bildschirm. »Das ist die Website.«

»Couples Encounters?«, sage ich. »Sie haben den Apostroph vergessen.«

Er wirft mir diesen gewissen Blick zu: ein Kopfschütteln mit gerunzelter Stirn und dem Anflug eines Lächelns. Diesen Blick schenkt er mir oft – und ich verdiene ihn.

»Nach dem ›s‹ in ›Couples‹ müsste ein Apostroph stehen«, füge ich hinzu.

Er zuckt mit den schweren Schultern. »Wen kümmert das schon? Wir wollen ja nicht Scrabble mit ihnen spielen.«

Ich bin versucht, ihm zu sagen, dass es im Scrabble keine Apostrophe gibt, doch damit liefe ich Gefahr, ihn mal wieder zu verstimmen.

Er zieht das iPad weg und tatscht auf dem Display herum. Ich will nicht behaupten, er sei unattraktiv, denn ist er ein gut aussehender Mann. Nur eben nicht mehr der Mann, den ich vor elf Jahren geheiratet habe. Damals war er ein großer TV-Star. Der Amerikaner in einer Top-Krimiserie der BBC – *der* Hingucker, für den Frauen den Fernseher einschalteten. Er war *Dominic Stone* – der schlagfertige, knallharte Privatdetektiv, der im London der 40er-Jahre ermittelte. Damals sah sein Oberkörper aus wie ein auf der Spitze stehendes Dreieck, jetzt erinnert er mehr an ein Rechteck.

»Die zwei sehen nett aus«, sagt er und wird rot dabei. Er zeigt mir erneut das Display.

»Romeo und Desdemona? Ich wette, das sind ihre richtigen Namen …«, sage ich.

»Natürlich sind das nicht ihre richtigen Namen. Warum sollten sie ihre richtigen Namen im verdammten Internet veröffentlichen?«

»Na ja, immerhin haben sie Bilder von ihren Gesichtern und ihren nackten Körpern dort veröffentlicht. Also wozu einen falschen Namen verwenden? Es ist einfach seltsam. Außerdem stammen Romeo und Desdemona aus zwei verschiedenen Stücken.«

»Das weiß ich, Arabella. Ich bin Schauspieler, schon vergessen? Aber wir wollen hier ja keine Laientheatergruppe gründen.« Er nimmt das iPad wieder an sich und öffnet die nächste Dose. Bier spritzt übers gesamte Display.

Er wirft mir einen Blick zu, mit dem er mich davor warnt, einen Kommentar abzugeben. Er hat große, kastanienfarbene Augen. Diese Augen sind mir damals quer durchs *Grenadier Arms* als Erstes aufgefallen. Sie hypnotisierten mich regelrecht. Ganz egal, wie viel er auch zunimmt, diese Augen werden ihm immer bleiben, und deshalb sei ich ein Glückskind, wie er mir in gespielter männlicher Eitelkeit oft erklärt.

Er leert die Budweiser-Dose mit einem einzigen langen Schluck, und sein Adamsapfel ruckt auf und ab, während das Bier durch seine Kehle rinnt, direkt hinab in seinen Bauch. Immer wieder sage ich ihm, dass er, wenn er seine alte Figur zurückhaben will, auf Maltose verzichten muss – Maltose sei das allerschlimmste Kohlenhydrat. Schließlich heißt es ja nicht umsonst »Bierbauch«. Er braucht nur Dr. Agatstons Buch über die South-Beach-Diät zu lesen, da steht alles drin. Aber er weigert sich standhaft. Und so wird er seinen Sixpack nie wiedersehen. Was bedauerlich ist – sein Anblick war eine Sensation.

Ich sehe ihm an, wie er dem Drang widersteht, die Dose zu zerdrücken. Er weiß, dass ich das hasse.

»Also, machen wir das nun oder nicht?«, fragt er.

Ich überlege. Will ich, dass eine andere Frau, Desdemona oder wie auch immer sie wirklich heißt, seine Hände auf sich spürt? Will ich ihn in ihr sehen? Vielleicht bin ich in Wahrheit nicht mehr so eifersüchtig wie früher. Vielleicht liegt es daran, dass die Frauen ihn nicht mehr so anschauen wie damals. Ich finde das bedauerlich, für ihn und für mich.

Oft denke ich, es ist so wie in diesem alten Witz über Orson Welles, der seine Karriere rückwärts gelebt hätte. Dieses Genie, das als attraktiver junger Mann *Citizen Kane* drehte, um dann als dicker alter Mann zu enden, der schlechte Filme und Werbung für billigen Sherry machte. Damit will ich nicht sagen, dass Zander genauso extrem ist, aber auch er hat sein Leben rückwärts gelebt. Einfach deshalb, weil die meisten Menschen ihre größten Erfolge später im Leben feiern, nicht gleich zu Beginn ihrer Laufbahn. Diese großen Verheißungen, als er ein junger Mann gewesen ist. Diese vielen Angebote für weitere Fernsehserien, sogar Filmrollen waren dabei. Und jetzt – nichts mehr. Jetzt trinkt er Budweiser auf unserem Sofa und sieht sich dabei endlos Sportsendungen im Fernsehen an. Herrgott noch mal, inzwischen interessiert er sich sogar für Kricket. Sogar die meisten Engländer verstehen das Spiel kaum, aber Zander ist mittlerweile selbst für die undurchschaubarste Regel zum Experten geworden, kennt zudem die Namen der Spieler und jede noch so langweilige Einzelheit. Was für einen Amerikaner nun wirklich der Beweis für vergeudete mittlere Lebensjahre ist. »Das machen Männer eben«, sagt Zander oft. »Sie trinken Bier und schauen Sport.« Nun ja, ein *Mann* ist er auf jeden Fall. Ein Alpha-Mann, der während seines langen Kampfes gegen die Depression auf Abwege geraten ist.

Und nun quält es ihn, dass ich die Hauptverdienerin bin, die Erfolgreiche, die ständig auf Geschäftsreise ist, mit Kunden essen geht und ihn allein zu Hause sitzen lässt. Das ist zu einem unserer Probleme geworden. Vielleicht würde sich alles ändern, wenn er die Hauptrolle in einem neuen Spionagethriller bekäme. Er ist einer der beiden letzten Kandidaten für die Rolle, und das letzte Vorsprechen steht bereits in ein paar Tagen an.

Ich stehe auf und gehe zu den raumhohen Fenstern hinüber. Wir leben in einer Penthouse-Wohnung mit Aussicht auf die Kensington High Street. Alles dort glitzert weihnachtlich. Unser Baum fällt mir ein. Eine drei Meter hohe norwegische Fichte. Wir haben sie am Nachmittag aufgestellt – am ersten Tag im Dezember. Das Thema, das unserer Diskussion zugrunde liegt, erscheint mir wie ein Verrat an den kommenden festlichen Tagen und an der unschuldigen, wohligen Stimmung, die ihnen innewohnt. Ich erinnere mich, mit welcher Geduld Zander die Lichterketten angebracht hat, daran, wie ich den Baum mit buntem Weihnachtsschmuck behängt habe, den wir vorsichtig gemeinsam ausgepackt hatten. Ein Ornament sticht mir besonders ins Auge: ein funkelndes weißes Einhorn aus Glitter und Glas, das an der Spitze eines Zweiges baumelt, als könne es jeden Moment herunterfallen. Ich tue nichts, um es davor zu bewahren.

»Also, was meinst du?«, fragt Zander. Angespannt steht er mit der leeren Bierdose in der Hand da, seine

Miene wie die eines kleinen Jungen, der auf die Erlaubnis seiner Mum wartet, in den Zoo gehen zu dürfen.

Ich weiß, dass ich Zeit schinde. Mir erscheint diese Idee wie der Ausverkauf unserer Beziehung.

»Bist du wirklich sicher?«, frage ich ihn schließlich. Was ich wirklich meine, ist: Warum willst du uns das antun?

»Hör mal, wir haben doch darüber geredet. Ausführlich.«

»Aber wollen wir einfach auf gut Glück ein Paar aussuchen? Sollen wir nicht erst ein bisschen genauer nachforschen?«

Er zuckt die Achseln. Da wird mir klar, dass er seine Nachforschungen bereits betrieben hat. Wahrscheinlich schon vor Tagen. Vielleicht auch Wochen. Dies ist DAS Paar. Dies ist die Frau, die er will. Mein Magen macht einen kleinen Satz, als ich begreife, dass all meine Bedenken nur darum kreisten, Zander mit einer anderen Frau zu sehen. Ich habe noch keinen Gedanken daran verschwendet, mit einem anderen Mann zusammen zu sein.

Ich greife nach meinem Glas Puligny-Montrachet und trinke es aus. Anderen könnte es seltsam vorkommen, denke ich schließlich, aber wenn wir uns auf diese Art untreu werden, tun wir es wenigstens gemeinsam. Wenn wir gemeinsam untreu sind, ist das dann nicht das Gleiche, wie treu zu sein? Zwei Falsch, die ein Richtig ergeben? Ich bin Zander nie untreu gewesen, und ich bin sicher, dass auch er mir nie untreu war.

Er ist von Natur aus ein treuer Mensch, seine Loyalität ist fast hündisch. Wenn ich ihm sagen würde, dieser Mann hat mich angegriffen, bitte bring ihn um, Zander würde es im Handumdrehen tun. Er würde dem Mann den Kopf abreißen, ohne auch nur nachzufragen. Nicht, dass er gewalttätig wäre – das ist er nicht. Für einen Mann seiner Größe ist es erstaunlich, wie selten er in irgendwelchen Ärger verwickelt war. Es gab nur das eine Mal in den Zeiten, als er noch Kokain nahm. Damals hat er zwei Suffköpfe zusammengeschlagen, die ihn provoziert hatten, und war mit einer Bewährungsstrafe davongekommen. Zu guter Letzt hat ihm dieser Vorfall jedoch dabei geholfen, das Koksen aufzugeben. Er hat das Zeug seitdem nicht mehr angerührt. Ich will lediglich sagen, dass er mir gegenüber besonders loyal ist. Und das ist heutzutage eine Seltenheit, eine Eigenschaft, die fast altmodisch wirkt.

Dazu kommt sein Kinn. Ein großes, amerikanisches, kantiges Kinn. So viele Männer hier in England, denen das fehlt. »Kinnlose Schnösel« nennt Zander sie. Ich wollte schon immer einen Mann mit einem markanten Kinn. Bereits früher habe ich mir vorgestellt, dass ich einmal einen Amerikaner heiraten würde – vor allem wegen des Kinns. Meine Schwester und ich haben als Mädchen ständig Cowboyfilme mit Schauspielern wie Clint Eastwood oder John Wayne angesehen. Damals haben wir gewitzelt, dass sie diese massiven Kinnpartien entwickelt hätten, damit bei Kneipenschlägereien die Fausthiebe auch richtig trafen. Sein Kinn war das

Zweite, was mich zu Zander hingezogen hat: Zuerst kamen seine Augen, gepaart mit einem Lächeln, das seinen Blick weicher werden ließ. Danach bemerkte ich sein Kinn, worauf ich wie ferngesteuert zu ihm hinüberspazierte. Es war das erste und einzige Mal, dass ich in einem Pub auf einen Mann zugegangen bin. Zuvor war es immer umgekehrt gewesen. Doch sein gutes Aussehen und seine imposante Gestalt erzeugten damals eine Anziehungskraft, die Frauen elektrisierte. Ohne ein Wort zog es mich zu ihm hin. Quer durch den ganzen Raum. Und er kam mir entgegen. Ließ seine beiden Kumpels einfach stehen, um mich nicht der Gefahr auszusetzen, belächelt zu werden. Das war galant. Cowboy-Charme. Und wie sollte es auch anders sein? Seine Vorfahren stammten aus den Bergen Colorados, wenngleich seine Eltern weniger filmreif eine Reinigung in Denver betrieben.

Aber trotz seiner stattlichen Körpergröße ist Zander erstaunlich verletzlich. Obwohl ich zugeben muss, dass er im Großen und Ganzen vernünftig mit seiner Krankheit umgeht – solange er seine Medikamente nimmt und seinen Alkoholkonsum begrenzt.

»Lass mich mal sehen.« Ich greife erneut nach dem iPad.

Er geht in die Küche. Ich höre Wasser laufen und Bierdosen im Recyclingkorb landen. Er weiß, dass ich es gut finde, wenn er seine Bierdosen ausspült. Nur dass er sie regelrecht in den Korb *schmettert*, irritiert mich. Werfen alle Amerikaner ständig mit irgendwelchen Gegenständen? Oder nur er?

Ich blicke auf das Tablet. Das Display zeigt Fotos der beiden Escorts. Sie ist schlank und schwarzhaarig und hat große, eisblaue Augen. Riesige runde Brüste sitzen über ihren Rippen. Ich bezweifle ihre Echtheit. Die Schamhaare sind komplett abrasiert. Von ihm gibt es nur ein Bild: bärtig, schlank, ein Bauch wie ein Waschbrett. Seine Genitalien sind durch seine Oberschenkel verdeckt. Er hat rotbraunes Haar und durchdringende goldbraun-grüne Augen und erinnert mich an einen Fuchs – einen sexy Fuchs. Plötzlich steht Zander wieder neben mir.

»Was meinst du?«, fragt er.

»Ihre Brüste sind falsch, weißt du.«

»Hier steht, sie sind echt.«

Ich schaue aufs Display: »Desdemona hat fantastische, natürliche 80G-Brüste.«

Die Frau ist mein Antizwilling: ihr schwarzes Haar gegen mein kastanienbraunes, ihre Größe gegen meine zierliche Gestalt, ihr aufgeblasener Körper gegen meine stromlinienförmigen Proportionen.

»So dünne Frauen haben keine so großen Brüste«, sage ich.

»Pass auf, wenn du nicht willst, müssen wir das nicht machen.« Er nimmt mir das iPad wieder ab und wirft sich aufs Sofa. Offenbar liest er noch mal ihre Profile durch.

»Nein. Ich finde, wir sollten es tun. Aber es ist, als hättest du dir zwar die Frau ausgesucht, doch ich habe, was den Mann angeht, keine Wahl. Kommt mir etwas unfair vor.« Ich weiß nicht, warum ich diesen Einwand bringe, denn Romeo ist sehr attraktiv. Aber etwas an ihm beunruhigt mich. Auch wenn ich es nicht benennen kann. Vielleicht verwirrt der Wein meine Gefühle. Oder vielleicht will ich mich einfach nicht meinen wahren Bedenken stellen. Ein Knäuel aus Zweifeln, das mein Therapeut Dr. Asllani sicherlich mit großem Vergnügen aufdröseln wird.

»Okay«, sagt Zander, »wenn es funktioniert, dann darfst du beim nächsten Mal das Paar aussuchen. Aber irgendwo müssen wir anfangen, und hier steht, dass sie ein echtes Paar sind.« Er zeigt aufs Display.

Ich stehe auf und schenke mir Wein nach.

»Kannst du mir ein Bier mitbringen?«, ruft Zander mir hinterher.

»Zed, vielleicht wartest du mit dem nächsten noch ein bisschen?«

Er atmet so laut aus, dass es mich in den Ohren schmerzt.

Ich setze mich wieder zu ihm, biete ihm einen Schluck von meinem Wein an. Er trinkt und küsst mich auf die Wange.

»Wenn wir uns nicht sicher sind, sollten wir es lassen, A«, sagt er und streichelt mir über das Knie.

»Ich will ja.« Wenn ich mich recht erinnere, ist es Zander gewesen, der als Erster mit der Idee herausgerückt ist, es mit einem anderen Paar zu versuchen. Damals nach einer Therapiesitzung bei Sonya. Aber nachdem wir darüber gelacht hatten, setzte sich die

Idee irgendwie in seinem Kopf fest. Obwohl es erst wie ein Spaß geklungen hatte, wurde mir klar, dass wir alle beide es auch halb ernst gemeint hatten – allerdings aus verschiedenen Gründen.

»Es könnte uns guttun«, sage ich. »Aber es fühlt sich eben seltsam an, weißt du? Mit der Weihnachtsdekoration in unserer Wohnung, und dann Wildfremde einzuladen … zum Sex.«

»Verstehe.«

»Kommt es dir nicht seltsam vor?«, will ich wissen.

Ein Grinsen zieht über sein Gesicht. »Ehrlich gesagt, fühlt es sich irgendwie geil an.«

Ich drehe mich zu ihm, lege beide Beine quer über seinen Schoß und den Kopf auf die Sofalehne.

»Aber wir wissen überhaupt nichts über diese Leute. Was, wenn sie gefährlich sind?«

»Schätzchen, wenn sie Probleme machen, kümmere ich mich um sie. Schmeiße sie von der Terrasse oder so. Glaub mir, ich werde mit ihm fertig … Der Typ sieht doch echt mickrig aus.«

»Er wirkt durchtrainiert«, sage ich.

Zander sieht mich stirnrunzelnd an.

»Wenn es wenigstens Leute wären, die wir kennen«, wende ich ein. »Dann wäre es sicherer.«

»Das geht nicht. Bei Leuten, die wir kennen, ist die Gefahr von Komplikationen viel größer. Diese zwei müssen wir nie wiedersehen. Wie sollten wir das bei Leuten, die wir kennen, überhaupt anstellen? ›Hey, Dean und Evie, habt ihr Lust auf einen flotten Vierer mit uns? Nein? Gut, kein Problem. Wo sollen wir heute Abend essen gehen?‹ Siehst du? Das geht nicht. Und ich weiß, dass du auf Dean stehst, aber ich finde eigentlich nichts an Evie. Nicht in diesem Sinne.«

»Ich stehe nicht auf Dean.«

»Lügnerin! Natürlich stehst du auf ihn. Dafür schuldest du mir einen Schluck Wein.«

Ich gebe ihm mein Glas.

»Frisch mal meine Erinnerung auf – was wollen wir dadurch noch mal erreichen?«, frage ich.

»Das haben wir doch mit Sonya besprochen«, sagt er achselzuckend.

Während dieser Sitzung hatten wir beide zugegeben, dass wir den Wunsch hegen, Sex mit anderen Leuten zu haben. Hinterher haben Zander und ich uns darauf geeinigt, dass wir dieses Verlangen nicht ignorieren sollten und es besser wäre, es in einer sicheren Umgebung auszuleben. Und so sind wir auf die Idee mit dem »flotten Vierer« gekommen. Danach könnten wir einfach unser Leben weiterleben. Sonya hatte uns gesagt, dass viele Paare die verschiedensten Dinge ausprobieren, um ihr Sexleben aufzupeppen. Wir wären also nicht die Ersten, aber mir ist trotzdem mulmig, jetzt, wo die Aussicht darauf besteht, es wirklich zu tun.

»Findest du nicht, wir sollten Sonya fragen, was sie davon hält?«, sage ich.

»Sie könnte auch nichts weiter sagen. Sie würde uns lediglich fragen, wie wir uns dabei fühlen. Lass es uns einfach mal versuchen: Wenn es uns nicht gefällt, brauchen wir es nie wieder zu tun. Es ist eine einmalige Sache. Nur heute Abend.«

Wir haben es schon mehrmals durchgesprochen. Vielleicht hat Zander recht. Es könnte uns guttun, die Idee in die Tat umzusetzen. Gut für ihn und gut für mich. Danach kehren wir wieder zu unserem normalen Leben zurück.

»Okay. Machen wir es«, sage ich.

Er sieht mich mit einem ungläubigen Lächeln an, fast als hätte er nie damit gerechnet, dass ich schließlich doch zustimme.

»Aber nur, wenn du dir sicher bist …«

Ich höre ein leises Klirren hinter mir. Es läuft mir kalt über den Rücken.

»Was war das?«, frage ich, da ich nicht hinsehen will.

»Etwas ist vom Baum gefallen«, antwortet er gleichmütig und liest gleich darauf vom Display ab: »Schickt uns eine E-Mail oder ruft uns an, Kontaktdaten siehe unten. SMS und Anrufe mit unterdrückter Rufnummer werden ignoriert.«

»Ruf sie an«, sage ich.

Er legt das iPad auf den Couchtisch und greift mit zitternder Hand nach seinem Telefon. »Mein Akku ist leer«, sagt er.

Er greift nach meinem Handy, entsperrt es mit dem geheimen Zickzackcode und wählt die Nummer, wobei er mich nicht aus den Augen lässt. Als auf der anderen Seite abgenommen wird, steht er auf und geht in die Küche. Ich höre ihn leise sprechen, während ich auf den Kranz aus frischen Stechpalmenzweigen über dem Kamin starre. Wir haben ihn erst heute gekauft. Wie lange die Beeren wohl prall und rot bleiben? Bis Weihnachten werden sie bestimmt ausgetrocknet sein. Auf dem Kaminsims steht ein Foto von Zander und mir an unserem Hochzeitstag. Zwei Worte sind auf den Rahmen graviert: Oben steht »VEREINT« und unten »FÜR IMMER«. Zander hat es mir an unserem ersten Hochzeitstag geschenkt. Es ist kitschig, ich weiß, aber ich liebe es trotzdem.

Ich sehe mich weiter im Zimmer um: Zander hat über unsere Bilder Glitzergirlanden gehängt. Irgendwie sind sie alle asymmetrisch. Das eine Ende der Girlanden hängt tiefer als das andere. Vielleicht war es keine wirklich gute Idee, Zander auch den Teil der Dekoration übernehmen zu lassen, die keinen Strom braucht. Dann fällt mein Blick auf den Weihnachtsbaum.

Das Einhorn ist weg. Mit einem Gefühl des Unbehagens gehe ich zu Zander in die Küche. Er steht in der Ecke wie ein ungezogener Schuljunge und spricht im Flüsterton.

»Wie lange? Danke. Okay. Also dann, bis später.«

Mit großen Augen wendet er sich zu mir um. »Sie sind in einer Stunde hier.«

»In einer Stunde? So schnell?«, sage ich.

Ich gehe duschen. Das heiße Wasser prasselt mir auf die Haut. Ich denke an den bevorstehenden Abend, und mein Magen macht einen kleinen Satz. Romeos Gesicht schiebt sich vor mein inneres Auge. Er sieht aus wie ein jüngerer Jude Law, damals, bevor ihm die Haare auszufallen begannen. Ich stelle mir vor, wie sein gestutzter Bart rhythmisch gegen meinen Hals reibt oder gegen die Innenseite meiner Schenkel. Ich denke daran, wie meine Hände auf seinem straffen Sixpack liegen, während ich vor ihm knie. Ein Schauer überläuft mich. Vielleicht ist das Wasser zu heiß.

Ich ziehe mich an: mein rotes, knielanges Lieblingskleid und dunkle Strümpfe. Ich greife nach meinen Zehn-Zentimeter-Stilettos. Als ich mir den ersten über den Fuß streife, sehe ich auf die Uhr: Es ist bereits Mitternacht. Unser langes Zögern hat uns in Verzug gebracht – immerhin ist morgen ein Arbeitstag. Dennoch frage ich mich, ob wir die Entscheidung nicht überstürzt getroffen haben. Das lange Duschen hat mich ernüchtert, und allmählich dämmert mir, dass dieses Vorhaben keine allzu gute Idee ist, sondern meine Beziehung zu Zander beschädigen wird. Dessen bin ich mir jetzt fast sicher. Zander war derjenige, der uns dazu gedrängt hat, obwohl ich ihm bereitwillig gefolgt bin. Doch manchmal mangelt es ihm an Urteilsvermögen – er ist oft zu impulsiv, und ich bin die Vernünftigere in unserer Beziehung.

Ich ziehe den Schuh aus und renne auf Strümpfen ins Wohnzimmer. Zander geht vor der Terrassentür auf und ab. Er hat seine Paul-Smith-Samtjacke angezogen. Sie sitzt ziemlich eng.

Wir starren einander an.

»Was ist los?«, fragt er.

»Können wir noch absagen?«

Er zögert einen Moment und nimmt mich dann fest in die Arme.

»Ich will es mir noch mal überlegen, Zed.«

»Ist schon in Ordnung.« Er küsst mich zart auf die Stirn, dann greift er nach meinem Handy und wählt, unsere Blicke bleiben in Kontakt. Schließlich verzieht er das Gesicht. »Hi, wir haben vor einer Dreiviertelstunde telefoniert, wegen eures Besuchs. Könnt ihr uns zurückrufen? Wir schaffen es doch nicht. Tut uns leid.« Er beendet die Verbindung und zuckt die Achseln. »Mailbox.«

»Versuch's weiter«, sage ich.

Er drückt auf Wiederwahl. Kurz darauf sieht er mich erneut achselzuckend an.

»Versuch's noch mal, Zed.«

Er wählt ein weiteres Mal. Schüttelt den Kopf.

Der durchdringende Ton unserer Sprechanlage lässt mich aufschrecken, mir stockt das Herz.

Zander meldet sich.

»Oh, hey, Haraldo …«

Das ist seine »Ich bin ganz locker«-Stimme. Der »Alles cool«-Tonfall. Haraldo ist einer der tatkräftigen, überhöflichen Concierges, die den Eingang zu unserer Wohnanlage bewachen. Nichts und niemand kommt ins Haus hinein oder aus ihm heraus, ohne dass Haraldo und seine Leute es registrieren.

»Ja? Okay. Ich komme runter.«

Er hängt den Hörer auf und sieht mich an, einen Ausdruck des Bedauerns in den Augen. »Sie sind da.«

ARABELLA

Montag, 2. Dezember, kurz nach Mitternacht

Ich sehe auf die Uhr. Es ist erst fünf Minuten nach Mitternacht. »Sie sind eine Viertelstunde zu früh dran.«

»Ich hole sie lieber ab. Wir wollen ja nicht, dass Haraldo mit ihnen spricht«, sagt Zander.

Die Vorstellung, dass die beiden Escorts zur Rezeption gehen und mit Haraldo sprechen, ist mir unangenehm. Was haben wir uns nur dabei gedacht, als wir sie angerufen haben?

»Bring sie bloß nicht hier rein. Du kannst sie auf dem Flur bezahlen«, sage ich.

»In diesem Haus hängen überall Kameras. Wir wollen doch nicht, dass ich dabei gefilmt werde, wie ich sie bezahle. Wir können ihnen ihr Geld geben und sie dann wegschicken. Alles kein Problem.«

»Okay.«

Er nimmt seine Schlüssel aus der Schale in der Diele und verlässt die Wohnung. Ich schenke mir noch ein Glas Puligny ein und trinke es halb aus. Da fällt mir etwas Kleines, Weißes auf dem Fußboden unter dem Baum auf. Ich gehe hinüber, hebe das zerbrochene Einhorn auf und verspüre einen scharfen Stich. Ich lasse es wieder fallen, betrachte meinen blutigen Finger, eile ins Bad und lasse Wasser darüberlaufen. Anschließend klebe ich ein Pflaster auf die Wunde. Fast bin ich schon wieder draußen, als ich die Blutspritzer im Waschbecken sehe. Mechanisch hole ich das Reinigungsspray und einen Lappen heraus und wische das Becken gründlich sauber, bis auch der letzte Tropfen Blut verschwunden ist.

Im Schlafzimmer will ich mich gerade bettfertig machen, als ich Zanders sonore Stimme aus dem Wohnzimmer höre, gefolgt von einer weicheren, schleppenden Männerstimme. »Wow, das ist ja eine coole Wohnung! Ihr müsst echt reich sein!«

Einen Augenblick zögere ich, doch dann überprüfe ich den Sitz meines Kleides und gehe hinüber. Alle drei drehen sich zu mir um.

»Und das ist Arabella«, sagt Zander in diesem Moment.

Mir steigt das Blut in die Wangen. Ich kann nicht fassen, dass er meinen echten Namen benutzt. Weshalb benutzt er nicht auch Aliasnamen wie die beiden? Beatrice und Benedikt beispielsweise? Irgendetwas Intelligentes, Geistreiches. Doch spielt das wirklich eine Rolle? In wenigen Minuten werden sie ohnehin wieder weg sein. Desdemona ist groß und dünn und im Gothic-Stil gekleidet, mit schwarzer Lederjacke und Jeans sowie schenkellangen Lederstiefeln – mehr d'Artagnan als Desdemona. Sie hat leuchtend blaue Augen und wirkt mürrisch.

Romeo trägt enge Jeans und ein weißes Hemd. Er hat bereits die Jacke abgelegt und sich aufs Sofa geworfen, nun lächelt er mich aus magnetischen Augen an.

Ich schaue zu Zander hinüber und hebe auffordernd die Brauen.

»Passt auf, Leute«, sagt er, »wir haben es uns anders überlegt. Es tut mir wirklich leid.«

Desdemona zuckt mit den Schultern.

»Warum?«, fragt Romeo. »Gefallen wir euch nicht? Ihr wirkt nett, und eure Wohnung ist super. Wir würden gerne bleiben – sehr gern.« Sein Akzent klingt wie eine seltsame Mischung aus Russisch und Italienisch.

»Warte, bis sie sich auszieht!«, fügt er hinzu und zeigt auf Desdemona. Sie zieht den Reißverschluss ihrer Jacke auf und öffnet sie, sodass wir freien Blick auf ihre üppigen Brüste haben.

»Das ist es nicht«, sagt Zander. »Wir haben das nur einfach noch nie gemacht und haben es uns anders überlegt.«

»Hey, aber wir sind jetzt den ganzen Weg hierhergekommen, wisst ihr. Es ist weit«, entgegnet Romeo.

»Ich weiß«, sage ich. »Wir bezahlen euch ja auch …«

»Die kompletten fünfhundert?«, fällt mir Romeo ins Wort.

Zander sieht mich an, und ich nicke.

»Wir können darüber reden, was angemessen wäre«, sagt Zander.

»Aber ihr wollt nichts machen?«, fragt Romeo und wirft Desdemona einen Blick zu.

»Warum denn nicht?«, hakt sie nach. »Würde doch Spaß machen.« Ihr Akzent ist schwer und dunkel wie Lakritz. Sie schwenkt die Hüften aufreizend in Zanders Richtung.

»Ja, warum nicht?«, fragt nun auch Romeo und nimmt seinen Blick nicht von mir. Ich registriere, wie schmal seine Taille ist. Unter seinem Hemd wölben sich die Bizepse. Er tätschelt ein Kissen auf dem Sofa neben sich und lädt mich zu sich ein. Er sieht wirklich aus wie eine grünäugige, jüngere Version von Jude Law.

»Hör mal, es steht nicht zur Debatte, Freundchen. Ich gebe euch das Geld, und damit hat sich's«, erklärt Zander und streckt die Brust heraus.

»Gibt es wenigstens noch einen Drink, bevor wir gehen? Wir haben eine lange Fahrt hinter uns und sind echt durstig«, fragt Romeo mit gespielt flehentlichem Blick.

»Nur einen Drink?«, fragt Desdemona mit gerolltem »r«.

Zander sieht mich wieder forschend an.

»Geht in Ordnung«, sage ich, wobei ich mich gleichzeitig frage, ob ich strenger sein sollte. Der vielsagende Blick, den die beiden dabei wechseln, entgeht mir nicht.

»Arabella, komm, setz dich doch und trink was mit uns«, sagt Romeo. Sein Blick saugt sich wie der eines Schlangenbeschwörers an mir fest. Es ist angenehm, sich von einem so attraktiven Mann begehrt zu fühlen. Meine Entschlossenheit lässt merklich nach, und plötzlich ertappe ich mich dabei, wie ich hinübergehe und mich zu ihm setze. Vielleicht ließe sich ja irgendwann in der Zukunft etwas mit diesem Paar anstellen, denke ich, während ich den zitronig-scharfen Duft von Romeos Aftershave wahrnehme. Dann, wenn Zander und ich die Sache eingehender besprochen haben.

»Darf ich dir die Jacke abnehmen?«, wendet sich Zander in diesem Augenblick an Desdemona. Gleich darauf wirft Romeo ihr einen Satz in einer fremden Sprache zu. Sie zieht die Lederjacke aus, wackelt in einer Art von Striptease-Parodie mit den Schultern und zeigt unter einem mit einem Slogan bedruckten T-Shirt ihren Riesenbusen.

Wieder ein paar Worte von Romeo in dieser fremden Sprache. Es klingt zurechtweisend. Wie ein gescholtenes Kind zieht sie an ihrem T-Shirt und setzt sich. Wie alt sie wohl ist? Mitte Dreißig, wie ich, schätze ich. Aber sie benimmt sich wie ein Teenager.

»Was hast du zu ihr gesagt?«, frage ich Romeo.

»Ich habe ihr gesagt, dass sie dieses Shirt nicht hätte anziehen sollen. Es ist vulgär.«

»Ich finde es witzig«, sagt Zander.

Desdemona setzt sich auf und zieht das T-Shirt so zurecht, dass ich den Text lesen kann: »Die Brüste sind echt, aber das Lächeln ist falsch.«

»Ah, verstehe«, sage ich. Aber ihre Brüste sind eindeutig falsch, und gelächelt hat sie bisher noch kein einziges Mal.

Desdemona lässt sich auf ihrem Sessel zurückfallen und leidet offenbar noch immer unter Romeos

Zurechtweisung. Was für eine Art von Beziehung sie wohl miteinander haben? Auf ihrer Website hieß es, sie seien ein echtes Paar, doch das bezweifle ich. Sie strahlen etwas aus, das dem widerspricht. Es ist ein Mangel an spürbarer Zuneigung. So als wären sie Geschäftspartner, kein Liebespaar.

Zander trifft eine klare Entscheidung, indem er drei Gläser Puligny einschenkt, während er sich selbst noch eine Dose Budweiser genehmigt. Ein paar Sekunden lang macht sich betretenes Schweigen breit, während Romeo und Desdemona sich noch einmal eingehend in unserem Wohnzimmer umsehen. Dabei fällt Romeos Blick auf unseren Weihnachtsbaum. »Das ist ein schöner Baum. Der kleine Fuchs gefällt mir.« Er zeigt auf eines der ausgefalleneren Figürchen. Ich weiß nicht, wer ihn uns geschenkt hat, aber er gehört schon seit einigen Jahren zu unserer Sammlung.

»Wie wäre es mit ein bisschen Musik?«, fragt Zander, vielleicht in der Hoffnung, die Atmosphäre aufzulockern.

»Ich glaube nicht …«, sage ich.

»Ja, bitte, Zander«, unterbricht Romeo mich, »Musik wäre toll. Desdemona tanzt gern, nicht wahr?«

Sie gibt ihm keine Antwort, sondern sieht zu, wie Zander mit dem iPod herumfummelt. Ein paar Sekunden später erfüllt das Pulsieren von beruhigendem Chillout den Raum. Romeo prostet in die Runde, während Zander plötzlich dabei ist, die Reste der zerbrochenen Einhornfigur aufzuheben. Weil er sie auf die Schnelle nirgends entsorgen kann, lässt er sie in die Tasche seiner Samtjacke gleiten. Typisch. Anschließend trinken wir schweigend. Ich leere meinen Wein mit wenigen Schlucken. Ich glaube, wir sind alle nervös, sogar Romeo. Mir fällt auf, wie er den Stiel seines Weinglases umfasst: mit der Faust, als hielte er einen Hammer.

Schließlich fragt Zander: »Woher kommt ihr beiden?«

»Kannst du uns das Geld geben?«, sagt Romeo und spart sich die Antwort.

»Ich dachte, ihr wollt etwas trinken?«, entgegnet Zander.

Romeo und Desdemona wechseln erneut einen Blick – sie scheinen ein ununterbrochenes stilles Gespräch zu führen. Sie schürzt die Lippen, und er zwinkert ihr zu.

Romeo hat seinen Wein bereits ausgetrunken. »Sorry, kann ich noch Wein haben?«

Zander holt die Flasche und schenkt erst Romeo nach, dann mir.

Ich höre, wie Zander eine neue Flasche entkorkt. Er stellt sie auf den Couchtisch und öffnet die nächste Dose Bier.

»Also, woher kommt ihr?«, fragt Zander erneut.

»Ich bin aus Italien …«, sagt Romeo.

»Er lügt!«, fällt ihm Desdemona ins Wort und lächelt zum ersten Mal. »Er ist aus Albanien.« Seinem finsteren Blick begegnet sie mit einem Achselzucken.

»Und du?«, fragt Zander Desdemona.

Sie beugt sich vor und fragt leise und provokant: »Wo *soll* ich denn herkommen?« Zander lacht amüsiert, worauf Desdemona ihm gleich die nächste Frage stellt: »Sag mal, was machst du eigentlich beruflich?« Es folgt eine Geste in den Raum hinein. »Die Wohnung sieht teuer aus.«

»Es ist nicht meine, sondern ihre«, sagt Zander und zeigt auf mich. »Sie verdient das ganze Geld, sie arbeitet in der Finanzbranche.«

Romeo und Desdemona sehen mich mit großen Augen an, offenbar erstaunt. Ich wünschte, Zander würde aufhören, ihnen Dinge über mich zu erzählen. Ich versuche, das Thema zu wechseln. »Und was macht ihr beruflich? Ich meine, abgesehen von dem hier …«, frage ich.

»Romeo glaubt nicht an Jobs, er ist Kommunist«, sagt Desdemona.

»Ich bin kein Kommunist, ich bin Unternehmer«, korrigiert Romeo und sieht sie erneut finster an.

Doch sie schüttelt hartnäckig den Kopf. »Nein. Er ist Kommunist.«

»Ich bin kein Kommunist. Ich glaube nur, dass alles fair sein sollte. Wie kann es fair sein, wenn manche Leute viel haben und andere nichts? Wir sollten doch alle gleich sein, oder?«

»Klingt, als *wäre* er Kommunist«, stimmt Zander Desdemona zu, die sich zurücklehnt und bekräftigend nickt.

»Was für ein Unternehmer bist du denn?«, frage ich.

Romeo zuckt die Achseln. »In unserem Land gibt es eine Redewendung«, sagt er. »Wenn du keine Arbeit hast, musst du an der Tür rütteln. Versteht ihr?«

»Ich glaube, da geht durch die Übersetzung etwas verloren«, sagt Zander.

»Und ihr zwei, woher kommt ihr?«, fragt Romeo.

»Ich bin aus Colorado in Amerika, und Arabella kommt aus Berkshire.«

»Bartsha?«, fragt Romeo nach und kämpft dabei mit der Aussprache. Zanders transatlantisches Näseln scheint ihm Schwierigkeiten zu bereiten. Es ist ein klein wenig charmant.

»Nein, BARK-SHIRE. Das ist eine Grafschaft westlich von London«, sagt Zander, wobei mir nicht entgeht, wie er auf Desdemonas Busen späht.

Romeo wendet sich mir zu.

»Ist es schön, dieses Bark-shire?«, fragt er und schaut mir tief in die Augen. Ich werde rot. Zander bemerkt es nicht, weil er nach wie vor Desdemonas Brüste mustert.

»Ja, es ist schön. Nahe bei London, aber auf dem Land.«

»Auf dem Land? Ich liebe das Land«, erwidert er mit einem wölfischen Lächeln. Er spricht das Wort »Land« mit einem anzüglichen Unterton aus.

Ich schaue zu Zander hinüber, fange seinen Blick auf. Er sieht schuldbewusst drein. Nippt an seinem Bier.

Romeo hat den Blick nicht von mir genommen. Mein Gesicht brennt. Ich leere das ganze Glas Wein in einem Zug. Aus dem Augenwinkel sehe ich, wie Romeo lächelt. Zander und Desdemona ziehen sich gegenseitig mit Blicken aus, doch es stört mich überhaupt nicht.

Romeo schenkt mir Wein nach. Er füllt das Glas, bis der Wein auf die gläserne Tischplatte läuft. Ich sage nichts, sondern verfolge, wie die Pfütze sich ausbreitet wie ein blassgelber See. Der Abend entgleitet uns, doch es kümmert mich nicht. Meist bin ich diejenige, die alles unter Kontrolle hält. Es ist ein gutes Gefühl, ausnahmsweise mal loszulassen.

Romeo schenkt sich selbst nach und leckt den Hals der Weinflasche ab. »Damit sie nicht tropft«, erklärt er, was mir seltsam erscheint, denn soeben hat er mein Glas auf den Tisch überlaufen lassen. Desdemona nachzuschenken hat er vergessen. Sie murmelt leise etwas Unverständliches vor sich hin. Dann rutscht sie vor an die Sesselkante, näher zu Zander, und spielt mit ihrem langen dunklen Haar. Sie wickelt sich die Strähnen um den Finger. Ihre blutroten Nägel sind spitz zugefeilt wie Krallen.

Zander lehnt sich noch näher zu ihr hin.

Romeos Hand streift meine Schulter. Obwohl ich mich dagegen wehre, läuft mir ein Prickeln über den Rücken. Sein Blick bohrt sich in meinen, dann stellt er mir mit leiser Stimme eine Frage: »Ihr wart noch nie mit anderen zusammen?«

»Nein. Nie.«

Doch die Idee kommt mir jetzt nicht mehr so bizarr vor wie vor ein paar Stunden. Ja, sie erscheint mir fast vernünftig. Na gut, nicht unbedingt vernünftig, aber plausibel. Jetzt, wo die beiden in unserer Wohnung sind und wir sie kennengelernt haben, wirkt alles wesentlich weniger beängstigend als zuvor.

Er stützt die Ellbogen auf die Sofalehnen und berührt erneut wie zufällig meinen Arm, und wieder verspüre ich das gleiche Kribbeln.

»Es ist schön. Es *wäre* wirklich schön.«

Und ich denke, dass er recht haben könnte – es könnte schön sein. Der Sex mit Zander ist nicht mehr das, was er einmal war, also vielleicht könnte uns das helfen und unserem Liebesleben neuen Auftrieb geben. Tief drinnen weiß ich allerdings, dass das alles Unsinn ist und mich dieser attraktive Fremde erregt – das ist das Einzige, was mich momentan interessiert. Er fährt mir mit der Hand durchs Haar und dann über den Hals und sendet weitere elektrische Impulse über meinen ganzen Körper.

Ich trinke noch ein paar Schlucke Wein. Mein Kopf fühlt sich benebelt an. Alles ist weich und mild. Romeos Finger liegen warm in meinem Nacken. Ich spüre, wie ich mich gehen lasse, immer weiter. Ich sehe ihn an und lache.

»Was ist so lustig?«, fragt er.

»Du. Dein Gesicht. Du siehst aus wie ein Fuchs.«

Er lächelt mit sehr weißen Zähnen. Seine Hand rutscht von meinem Hals und gleitet meine Wirbelsäule hinab.

»Füchse sind niedliche Tiere, oder?« Seine Hand bleibt oberhalb meines Pos liegen.

»Manche. Die in der Stadt nicht. Die auf dem Land sind niedlich.«

»Finde ich auch. Ich mag Landfüchse.« Da ist wieder dieser anzügliche Unterton. Mein Gesicht glüht. Ich sehe zu Zander hinüber. Er hat die Hände auf Desdemonas Brüste gelegt, als wollte er sie auf ihre Festigkeit prüfen.

»Keine Angst, sie zeigt ihm nur, dass sie sich echt anfühlen. Das macht sie immer.«

»Sind sie echt?«

»Nein. Aber sie fühlen sich echt an«, erwidert er, während seine Hand über meinen Schenkel gleitet.

Ich drehe mich zu ihm um. Sein Gesicht ist nur Zentimeter von meinem entfernt. Ein Gefühl, als kämpfte ich gegen eine magnetische Kraft an. Seine Augen sind jetzt mehr grün als bernsteinfarben, mit braunen Flecken: Sie glänzen. Ich registriere, wie sie mit dem Licht die Farbe wechseln. Es hat etwas Gefährliches. Ich merke, wie sich meine Lippen auf einen Kuss vorbereiten. Es scheint unausweichlich. Doch Desdemona unterbricht uns. Wieder ein Satz in dieser fremden Sprache. Er macht sich von mir los.

»Desdemona gibt eine Vorstellung für uns.«

»Eine Vorstellung? Was für 'ne Vorstellung?« Mir fällt auf, dass ich undeutlich spreche. Ich führe das Glas an die Lippen, doch es ist schon wieder leer.

»Füll mein Glas, Mr Fox«, sage ich in kehligem Ton.

Desdemona löscht die Lichter und geht hinaus. Es ist dunkel, abgesehen vom Leuchten des Weihnachtsbaums und dem Licht, das vom Flur hereinfällt.

»Was ist los, Zed?«, rufe ich zu ihm hinüber. Er ist nur ein paar Meter von mir entfernt, doch es fühlt sich an, als wäre er meilenweit weg.

Er ist abgelenkt und wartet auf Desdemonas Rückkehr.

»Sie hat gesagt, sie will für uns tanzen«, sagt Zander, ehe er einen kurzen Blick in meine Richtung wirft und verstohlen einen Schluck aus Desdemonas Weinglas trinkt.

»Tut dir das gut, Wein zu trinken, Zed? Willste nich lieber beim Bier bleiben?«

»Es ist doch nur ein Abend«, sagt er, ohne mich anzusehen.

»Lass ihn trinken. Es tut ihm gut, sich zu entspannen«, sagt Romeo und winkt gelassen ab. Seine Hand landet wieder auf meinem Schenkel, mit der anderen reicht er mir das neu gefüllte Glas.

»Du hast eine lange Nase, wie eine Schnauze«, sage ich.

»Eine Schnauze? Was ist das?«, fragt er und streichelt mir den Schenkel. Seine Hand bewegt sich nach oben und schlängelt sich unter mein Kleid.

»Füchse haben das, als Nase«, erkläre ich.

Er lacht, und ehe ich mich versehe, liegt seine Hand ganz oben auf meinem Schenkel, und er streichelt mich durch die Unterwäsche. »Das ging ja schnell. Du vergeudest nicht viel Zeit …«, sage ich.

»Ein Fuchs muss schnell sein, wenn er eine Gelegenheit wittert.«

Die Musik wechselt zu einem krachenden Rocksong, den ich nicht kenne.

Desdemona kommt übertrieben posierend hereinstolziert. Sie hat ihre Jeans ausgezogen, trägt aber nach wie vor ihr langes T-Shirt und die schenkellangen Stiefel. Irgendjemand hat einmal zu mir gesagt, dass Stiefel, die höher reichen als bis zum Knie, als »FMS« gelten – Fick-mich-Stiefel.

Sie stellt sich breitbeinig über Zanders Sessel und lässt die Hüften kreisen – seine Beine zwischen ihren. Ihre Schenkel sind lang und sehnig. Sie streift ihr Top ab und präsentiert einen schwarzen Spitzen-BH und einen String. Zander fallen fast die Augen aus dem Kopf, als sie sich über ihn beugt und ihm die Brüste vors Gesicht hält. Dann weicht sie etwas zurück und zieht den BH aus. Ihre Brüste vibrieren wenige Zentimeter vor seinen Augen. Er streckt die Hände aus und umfasst sie beide, während sie sich zur Musik bewegt.

Sie schlägt ihm ins Gesicht – fest, was ihn sichtlich schockiert. Ärger blitzt aus seinen Augen. Mein ganzer Körper spannt sich an. Ich weiß nicht, wie er reagieren wird. Zander kann jeden Moment die Beherrschung verlieren.

Dann lächelt sie, streckt die Arme nach seinen Händen aus und legt sie sich langsam wieder auf die Brüste. Ein ehrfürchtiger Blick zieht über seine Miene. Es ist surreal, als würde man einen Film anschauen. Ist das wirklich mein Ehemann, der das tut?

Es wundert mich, dass es mich nicht zu stören

scheint. Verwirrt mich. Vor ein paar Jahren wäre das hier noch für uns beide undenkbar gewesen. Vielleicht liegt Zander nicht mehr so viel an mir wie früher. Vielleicht liegt mir nicht mehr so viel an ihm. Das passiert vielen Paaren. Trotzdem weiß ich, dass wir uns nach wie vor lieben.

Dann fühle ich, wie einer von Romeos Fingern in mich gleitet. Er dreht den Kopf, um mein Gesicht zu studieren.

»Sie tanzt gut, nicht wahr?«

Wir küssen uns. Sein Mund und seine Zunge sind weich und warm, und sein Bart kratzt mich im Gesicht. Als ich die Augen öffne, sehe ich, wie Desdemona Zander an der Hand nimmt und in Richtung Schlafzimmer führt. Sie sieht aus wie die Schuljungenfantasie einer Sexgöttin: High Heels, lange schwarze Haare und große Brüste.

Romeo macht sich los und folgt meinem Blick.

In diesem Augenblick höre ich eine Stimme sagen: »Komm, wir gehen mit.« Dann begreife ich, dass es meine Stimme ist.

Romeo nimmt meine Hand, wir nähern uns dem Dunkel des Schlafzimmers. Und auch wenn mir vollkommen bewusst ist, dass alles falschläuft, beende ich es nicht. Es ist mir ein Rätsel, warum.

ARABELLA

Montag, 2. Dezember, 06:00 Uhr

Als der Wecker klingelt, schrecke ich hoch.

Zander hängt halb im Bett, halb draußen und ist splitternackt. Keine Spur von dem T-Shirt und den Shorts, die er normalerweise nachts trägt. Ich stolpere mit pochenden Kopfschmerzen ins Badezimmer. Als ich auf der Toilette sitze, beginnt sich alles um mich herum zu drehen, und der kalte Schweiß bricht mir aus. Die letzte Nacht kommt mir vor, als läge sie Wochen zurück. Die Erregung, die in mir nachwirkt, wird von einem Gefühl der Reue oder vielleicht auch der Scham durchzogen. Ich versuche, diese Gedanken aus meinem Kopf zu verbannen.

Als ich zur Dusche stolpere, wird mir schlecht, und ich fühle mich schwach. Meinen Gliedern fehlt jede Kraft, und ich wünschte, ich könnte eine Woche lang schlafen. Der Druck in meinem Kopf ist unerträglich. Ich drücke drei Tabletten aus der Paracetamol-Packung, lasse sie aber ins Waschbecken fallen, als ich einen starken Würgereiz verspüre. Als nichts kommt, will ich die Sache forcieren und stecke mir einen Finger in den Hals. Galle schießt hervor und verbrennt mir den Mund.

Sowie ich mich ein bisschen stärker fühle, stelle ich mich unter die Dusche. Das heiße Wasser belebt mich. Das erinnert mich an den vergangenen Abend und an Romeo. Wie Zander wohl über die Ereignisse denkt? Es war alles ganz schnell gegangen. Ein Bild kommt mir immer wieder in den Sinn und beunruhigt mich.

Ich liege auf dem Rücken, Romeo ist in mir. Zander neben uns und Desdemona, die ihn reitet. Es ist, als würden sie uns vögeln, nicht umgekehrt. Und dann geben Romeo und Desdemona einander High five.

In dem Moment fand ich es amüsant, doch rückblickend erscheint es mir verschwörerisch und unheimlich.

Ich verlasse die Dusche und schminke mich. Die dunklen Schatten unter meinen Augen kaschiere ich mit Concealer und meinen bleichen Teint mit dem falschen Glanz einer Foundation. Während ich mich anziehe, überkommt mich ein Gefühl der Erleichterung. Es ist ein ganz normaler Wochentag, und ich kann ins Büro gehen und muss Zander nicht begegnen. Ich brauche ein bisschen Zeit ohne ihn. Ich muss verarbeiten, was passiert ist. Vor allem aber muss ich diesem Gefühl der Scham entkommen. Im Büro steht außerdem Wichtiges an: Morgen wird der neue globale Chef in London erwartet. Ich ziehe mich sorgfältig an: eine anthrazitfarbene Chanel-Jacke über einem perfekt geschneiderten grafitgrauen Kleid. *Fifty Shades of Grey*, wie ich ironisch registriere. Als ich Momente später durchs Schlafzimmer gehe, liegt Zander bäuchlings quer auf dem Bett. Ich lege ihm eine Hand auf den Rücken, woraufhin er sich mir entzieht und hektisch mit Armen und Beinen um sich schlägt.

»NEIN, NEIN, NEIN!«, schreit er mit verwaschener Aussprache.

»Zed«, flüstere ich, »alles gut, ich bin's.«

Er kauert sich gegen das Kopfteil des Bettes, die Augen schreckgeweitet.

»Alles in Ordnung, Schatz«, sage ich.

»Du hast mich erschreckt«, stößt er schwer atmend hervor.

Ich stehe ein paar Sekunden nur da und warte, bis er sich gefangen hat.

»Ich muss jetzt zur Arbeit. Kommst du klar?«

Er legt sich wieder hin und zieht die Decke über sich. »Ja, alles gut.«

»Vergiss nicht, deine Pillen zu nehmen, und trink heute Abend nichts.« Wir küssen uns auf die Lippen. Er schmeckt süß und leicht klebrig, nicht wie der gewohnte Zander.

»Bis später«, stöhnt er matt.

Ich nehme die Central Line von Notting Hill Gate bis Liverpool Street Station und gehe zu Fuß zu unserem Bürogebäude. Wir sind eine der wenigen Finanzmaklerfirmen, die ihren Sitz noch in der alten Londoner City haben; die meisten sind längst in die Canary Wharf gezogen.

Ich ziehe meine Karte durch die automatische Sicherheitskontrolle und sehe auf die Uhr, während sich der Lift mit Männern füllt. Vor mir steht eine hohe Wand aus dunkel bekleideten Schultern. Wie üblich bin ich die einzige Frau. Es ist Viertel nach sieben, dreißig Minuten nach meiner gewohnten Ankunftszeit. Stockwerk für Stockwerk leert sich der Lift, bis er in der neunten Etage hält. Sowie sich die Türen voneinander lösen, entdecke ich meine Assistentin Ashley. Normalerweise ist sie die Ruhe selbst, heute jedoch wirkt sie angespannt.

»Kurt ist hier. Er wartet im Konferenzraum auf Sie.«

»Was, jetzt?«

»Er ist einen Tag früher gekommen ... Vielleicht um uns unvorbereitet zu erwischen ...«

»Was ist mit Maxim?«, frage ich.

»Er ist schon drinnen.«

»Mist!«

Ich gehe direkt in den Konferenzraum, ohne zuerst den Handelssaal aufzusuchen, klopfe an und trete ein. Kurt und Maxim sitzen im rechten Winkel zueinander am oberen Ende des Konferenztischs. Kurt hat sogleich den Vorsitz eingenommen. Beide sehen auf. Maxims Gesicht verzieht sich zu einem breiten zufriedenen Grinsen, begleitet von einem forschenden Blick aus zusammengekniffenen Augen.

»Ah, Arabella, wir haben schon ohne Sie angefangen«, sagt Kurt und erhebt sich. Er hat grau melierte Haare, ist schlank und leicht gebräunt. Vielleicht ist die Bräune auch Fake.

»Tut mir leid, ich dachte, das Meeting sei morgen«, sage ich.

»Ich habe einen früheren Flug bekommen.«

Offensichtlich.

»Okay«, sage ich und registriere Maxims Vergnügen an meiner Verlegenheit. »Normalerweise komme ich immer deutlich vor sieben, aber ich habe schlecht geschlafen.«

»Du siehst ziemlich krank aus«, sagt Maxim mit seinem mitteleuropäischen Akzent.

Ich schüttele Kurts Hand. Sie ist trocken und stark. Er bedeutet mir, mich zu ihnen ans Tischende zu setzen.

»Ich habe Max hier gerade von unserer Entscheidung unterrichtet.«

»Wegen der Beförderung? Sie haben sich entschieden?«, falle ich ihm ins Wort. Ich weiß nicht, warum ich das tue. Normalerweise würde ich einen so hohen Vorgesetzten nicht unterbrechen.

Maxim lächelt mich von der Seite an, während er seine dicke Brille höher schiebt.

»Ich habe Max gesagt, dass wir zu keinem eindeutigen Entschluss gekommen sind«, sagt Kurt.

Darauf breitet sich Schweigen aus, als müsste ich verstehen, was er damit meint. Kurt streicht sich die Haare aus der Stirn. Er erinnert mich an einen grauhaarigen Robert Redford mit Sonnenbräune.

»Wir haben beschlossen, es Ihnen beiden zu überlassen.«

Maxims Lächeln breitet sich darauf über sein ganzes Gesicht aus, während ich mir wünsche, mein Kopf würde endlich aufhören wehzutun. Ich hätte zu dem Paracetamol noch ein paar Ibuprofen nehmen sollen. Der Tisch vor mir schwankt.

»Die Entscheidung uns zu überlassen?«, entgegne ich und versuche, Kurts rätselhaften Satz zu begreifen.

»Genau das«, sagt Kurt und erhebt sich. »Maxim erklärt Ihnen alles Weitere.«

Wir stehen auf, und Kurt lässt uns allein zurück.

»Was soll das, Maxim? Was meint er damit?«

Maxim setzt sich am Kopfende des riesigen Konferenztischs auf den Stuhl, den Kurt soeben geräumt hat.

»Tja, wenn du früher hier gewesen wärst, hättest du es alles aus erster Hand gehört …«

»Spar dir den Schwachsinn, Max, und erzähl mir, was er gesagt hat.«

Er schnaubt verächtlich.

»Tja, wenn du es mir nicht sagen willst, gehe ich zu Kurt und sage ihm, dass du die Kooperation verweigerst.«

Sein Blick taxiert meinen Körper und macht mich noch wütender.

»Einfach ausgedrückt, meine Liebe, sie können sich nicht entscheiden, wer geschäftsführender Direktor werden soll. Sie haben Angst, dass derjenige, der verliert, die Firma verlässt. Deshalb wollen sie, dass wir eine gemeinsame Lösung finden. Ein für beide Seiten zufriedenstellendes Arrangement.«

Mir dreht sich erneut der Kopf. Ich bereue, dass ich

die Unmengen von Wein, die mir Romeo aufgedrängt hat, nicht abgelehnt habe.

»Was für eine gemeinsame Lösung? Wir können einander nicht ausstehen«, sage ich.

»Sicher. Und das wissen sie auch. Die Herausforderung besteht darin abzuchecken, ob wir gemeinsam eine Lösung finden können, eine Lösung, bei der wir beide einwilligen zu bleiben.«

»Aber wie könnte die aussehen?«, frage ich.

Mein Telefon summt. Eine SMS von einer unbekannten Nummer ist eingetroffen. Sie lautet: GEILER VIERER! Mir schießt das Blut ins Gesicht, und einen Moment lang vermischt sich das Gefühl der Scham mit dem der Demütigung. Was habe ich letzte Nacht nur getan? Und vor allem: Warum???

Ich blicke orientierungslos zu Maxim, der den Text auf meinem Display zu erspähen versucht. Ich drehe es von ihm weg und verspüre erneut Übelkeit. Ich stehe auf. »Okay, dann lass uns bald mal brainstormen«, sage ich und steuere die Tür an.

»Gestern Abend ganz schön gebechert, was? Das sieht dir gar nicht ähnlich.« Seine Stimme trieft vor Hohn.

Ich renne zur Toilette.

Um 19 Uhr nehme ich meinen Termin bei Dr. Asllani wahr. Ich erzähle ihm von den Ereignissen des Vorabends, ohne irgendetwas auszulassen. Wie gewohnt zeigt er wenig Reaktion. Ich blicke mich in seinem gedämpft beleuchteten Zimmer um, während er sich auf seinem Block Notizen macht. Hunderte von Büchern stehen ordentlich in Reih und Glied in den Regalen. Wir sitzen uns auf bequemen Stühlen gegenüber. Zwischen uns steht eine Holzkiste mit flachem Deckel und Ledergurten. In seinem Zimmer riecht es immer, als hätte gerade erst jemand sämtliche Holzoberflächen eingesprüht und poliert. Es ist ein beruhigender Geruch.

Er sieht zu mir auf und wartet, was ich ihm sonst noch anvertrauen werde. Aber ich habe ihm bereits erzählt, was passiert ist, und warte nun auf seine Reaktion. Er ist der einzige Mensch, dem ich dieses Geständnis machen konnte. Sein breites, bärtiges Gesicht ist unbewegt und zeigt keine wertende Miene.

Schließlich sage ich: »Die Escorts waren aus Albanien … Ich erinnere mich, dass Sie einmal gesagt haben, Ihre Eltern kämen aus Albanien.«

»Ja, stimmt«, antwortet er stirnrunzelnd. Es scheint ihm nicht zu behagen, dass ich eine Verbindung zwischen den Escorts und seinen Eltern herstelle.

Nach kurzem Schweigen hakt er nach. »Und warum haben Sie dann doch eingewilligt, mit den beiden Sex zu haben?«

»Wir haben uns beide dafür entschieden. Ich glaube, Zander hat es zuerst nur im Scherz gesagt. Damals nach unserer Paarberatung – nach dieser Sitzung, in der wir beide zugegeben haben, dass wir gern mit anderen schlafen möchten. Und dann haben wir angefangen, ernsthafter darüber zu diskutieren. Aber auch wenn ich eingewilligt habe, war Zander mehr von der Idee angetan als ich.«

»Und weshalb haben Sie letztendlich doch eingewilligt?«

»Ich weiß nicht.«

Er mustert mich durch eine Brille mit dickem Gestell, so wie ein Lehrer einen Schüler ansieht – ein Blick, der sagt: »Du weißt die Antwort. Wir haben dieses Thema schon durchgenommen. Denk nach.«

»Sie glauben, ich hatte tiefere Beweggründe?«, frage ich.

»Das habe ich nicht gesagt. Aber mich würde interessieren, warum Sie das sagen …«

Das ist seine Methode: Er lässt mich die ganze Arbeit machen, und ich bezahle ihm hundertfünfundzwanzig Pfund die Stunde dafür, dass er einfach dasitzt. Immerhin ist das nur ein Viertel des Honorars, das Romeo und Desdemona fordern.

Wir sitzen eine Minute oder so schweigend da, ehe er erneut das Wort ergreift. »Als Sie den Begriff ›tiefere Beweggründe‹ benutzt haben – was haben Sie damit gemeint?«

»Ich weiß, worauf Sie hinauswollen.«

»Worauf will ich hinaus?«

»Ich wäre wirklich froh, wenn sie mir einmal eine Antwort gäben, statt immer nur Fragen zu stellen«, sage ich in schärferem Tonfall als beabsichtigt.

Er legt seinen Stift und den zugeklappten Schreibblock auf die kleine Truhe zwischen uns.

»Aber ich habe keine Antworten. Nur Sie haben die Antworten. Ich habe lediglich gefragt, was Sie mit dem Begriff ›tiefere Beweggründe‹ gemeint haben.«

Er sieht mich bedeutungsschwanger an und greift erneut nach Stift und Block.

»Ich weiß, dass ich es gesagt habe, aber ich glaube, Sie wollten mich zu dem Geständnis verleiten, dass ich beim Sex zu viert mitgemacht habe, um irgendwie unsere Beziehung zu sabotieren – dass ich es unbewusst getan habe, um einen Bruch mit Zander zu forcieren …«

Ohne den Blick zu heben, nickt er mir aufmunternd zu und kritzelt weiter auf seinen Block.

»Und haben Sie versucht, die Beziehung zu sabotieren?«, fragt er, ohne aufzusehen. »Warum sollte Sex zu viert zu einer Trennung führen? Es ist zwar unkonventionell, aber nicht völlig abwegig, oder?«

»Haben Sie nicht gesagt, es *könnte* dazu führen, dass Zander und Sie sich trennen?«

»Nein, ich habe gesagt, dass Sie das vielleicht denken. Vielleicht war es riskant. Aber wir haben einen Punkt in unserer Beziehung erreicht, an dem einem verzweifelte Maßnahmen vernünftig vorkommen. Weil wir verzweifelt darum ringen, unsere Ehe zu retten, obwohl wir beide unglücklich sind. Aber nichts wird etwas daran ändern, dass ich Zander liebe. Und er mich.«

»Definieren Sie, was Sie mit Ihrer ›Liebe‹ zu ihm meinen.«

Ich frage mich, ob ich seinen Job machen könnte –

natürlich sind wir am Ende eines langen Tages. Er genauso wie ich. Aber er tut nichts anderes, als mich bei jedem Satz, den ich äußere, zu fragen, was ich damit meine. Allerdings weiß ich, dass es besser ist, weiter mit ihm zu arbeiten; deshalb bin ich ja hier. Und obwohl es schwierig ist, versuche ich nun doch meine Gefühle für Zander zusammenzufassen.

»Ich liebe ihn einfach. Er ist der Fixpunkt in meinem Leben. Meine Familie sehe ich kaum, weil sie in Devon lebt, und ich arbeite viel, also treffe ich nicht allzu oft andere Leute. Aber Zander ist immer da. Und ich werde nie vergessen, wie sehr ich auf ihn bauen konnte, damals, als ich erfahren habe, dass ich keine Kinder bekommen kann. Er hat mich keine Sekunde allein gelassen. Ich liebe ihn einfach für seine Loyalität. Und das macht mich auch loyal ihm gegenüber.«

»Trotzdem waren sie beide gestern Abend untreu?«

»Wir waren zusammen untreu, also war es in meiner Vorstellung eher so wie treu sein. Aber Loyalität und Treue sind ja sowieso nicht das Gleiche, oder?«

»Sie sagen also, Sie lieben Zander … aber zuvor haben sie mir gesagt, dass sie mit ihm nicht mehr glücklich sind. Wie bringen sie diese beiden Aussagen miteinander in Einklang?«

»Ich weiß nicht, wie ich sie miteinander in Einklang bringe. Deshalb bin ich ja hier. Deshalb bezahle ich Ihnen ja hundertfünfundzwanzig Pfund die Stunde plus Mehrwertsteuer.«

»Mein Stundensatz steht hier nicht zur Debatte, das

wissen Sie, Arabella. Versuchen Sie sich auf Ihre widersprüchlichen Bemerkungen zu konzentrieren, dass Sie Zander lieben und trotzdem nicht mehr glücklich mit ihm sind …«

»Ich kann sie nicht miteinander in Einklang bringen, das habe ich doch gerade gesagt. Außerdem ist er abhängig von mir, also bin ich für ihn verantwortlich. Er wäre aufgeschmissen ohne mich.«

»Und was wären Sie ohne ihn?«

»Ich weiß nicht«, sage ich und versuche es mir auszumalen. »Es ist unmöglich, es mir vorzustellen, undenkbar. Zander ist das Beste in meinem Leben … aber auch das Schlimmste.«

Anschließend gehe ich zu Fuß nach Hause. Der Weg von Holland Park in die Kensington Church Street ist baumgesäumt. Das Grün beruhigt mich, während ich mir Dr. Asllanis Fragen noch einmal durch den Kopf gehen lasse. Wie immer empfinde ich sein Nachbohren als anstrengend, aber wirkungsvoll. Mit meiner Beziehung zu Zander stimmt etwas nicht, aber weder er noch ich kommen dahinter, was es ist. Wir lieben uns, sind jedoch gleichzeitig frustriert voneinander. Es ist, als gäbe es in unserer Beziehung eine juckende Stelle, von der wir beide nicht wissen, wie wir sie kratzen sollen. Ich dachte, dass uns vielleicht der Sex zu viert bei der Suche nach dieser Stelle helfen könnte, doch das war nicht der Fall – zumindest nicht bei mir. Vielleicht hat es bei Zander funktioniert. Ich muss ihn fragen, sofern er bereit ist, darüber zu reden, was ich allerdings bezweifle. Dennoch widerstrebt mir Dr. Asllanis Unterstellung, dass ich durch meine Zustimmung zu einem flotten Vierer versucht haben soll, auf eine Trennung hinzusteuern: Ich liebe Zander, und ich weiß, dass er mich liebt. Allerdings gibt es da eine lästige Stimme in meinem Kopf, die mir sagt, dass Dr. Asllani meistens recht hat.

Als ich gegen 21 Uhr zu Hause eintreffe, checke ich mein Handy und sehe, dass ich nur 8375 Schritte getan habe. Mein Ziel sind mindestens zehntausend am Tag. Zander lümmelt auf dem Sofa und verfolgt die besten Szenen des Kricketmatchs England gegen Australien. Ich sehe ihm an, dass er getrunken hat. Seine Bewegungen sind langsam, sein Blick fahrig.

Er steht auf und umarmt mich. »Hey, Schönheit.«

Ich mache einen meiner Lieblingssalate: Ofengemüse mit Couscous. Als ich das Essen ins Wohnzimmer bringe, hat Zander die Beine auf den Glastisch gelegt. Jedes Mal wenn er das tut, habe ich Angst, dass seine schweren Füße und Waden durch die Glasplatte brechen könnten, verkneife mir jedoch, ihn zurechtzuweisen.

»Wie war dein Tag?«, fragt er.

»Okay. War ein bisschen gerädert.«

»Ja, ich auch. Was ist mit der Beförderung?«

Ich schüttele den Kopf. »Läuft noch. Kurt ist schon heute gekommen, einen Tag früher als geplant.«

»Wie war er?«

»So weit ganz in Ordnung. Er hat uns für Freitag zum Abendessen eingeladen. Bist du damit einverstanden?«

Zander ist von dem Kricketspiel gefesselt, bei dem England gerade zwei schnelle Wickets verliert.

»Zed?«, hake ich nach.

»Sicher«, sagt er, während sein Blick zwischen mir und dem Bildschirm hin und her wandert.

Auf dem Couchtisch liegt ein blassrosa Mobiltelefon.

»Ist das ein neues Handy?«

»Einer der beiden hat es gestern Abend hier liegen lassen. Es muss ihres sein. Aber es hat niemand darauf angerufen.«

Ich esse meinen Salat auf. Nach wie vor ist mir übel. Ich spüre noch immer die Nachwirkungen des Alkohols.

»Zed«, einen Moment lang zögere ich. »Ist bei dir alles klar? Ich meine wegen gestern Abend?«

Er sieht mich an und setzt sich auf: »Ja.« Sein Gesicht wird rot. »Bei dir auch?«

»Ja – es war okay.« Ich weiß nicht, ob ich ihm erzählen will, dass ich es genossen habe. »Hätte schlimmer sein können«, füge ich mit einem kleinen Lächeln hinzu.

Zander sieht einen Moment lang nachdenklich drein, und seine Züge verdüstern sich.

»Es hat dir doch nichts ausgemacht, ihn mit mir zu sehen?«, frage ich.

Sein ganzer Körper scheint sich zu verspannen – sein Blick flackert zwischen Fernseher und Kaminsims hin und her. Ob er nun unser Hochzeitsbild ansieht? Schließlich mustert er mich von der Seite.

»Tja, ich war ja dabei … weißt du. Deshalb war es okay«, sagt er und widmet sich wieder dem Bildschirm.

Offenbar möchte er nicht weiter darüber reden, aber ich will ihn unbedingt verstehen. Früher war er immer eifersüchtig, ist ausgerastet, wenn ein anderer Mann auch nur freundlich zu mir war. Es war lästig, aber zugleich auch tröstlich. Es hieß, dass ihm etwas an mir lag. Und nun scheint es ihn völlig kaltzulassen, dabei zuzusehen, wenn ein anderer Mann mit mir schläft. Ja, er hatte die Sache sogar selbst arrangiert.

»Wenn du dabei bist, ist es also in Ordnung, aber wenn du nicht dabei bist, dann nicht?«

Er wendet sich mit verdrossener Miene zu mir um. »Ja, schon. Das habe ich doch gesagt.«

»Aber früher bist du noch richtig eifersüchtig geworden, wenn …«

»Es ist kompliziert. Können wir ein andermal darüber reden? Es ist schon spät, weißt du?«, unterbricht er mich.

Ich kapituliere und nicke. Sein massiver Oberkörper lockert sich und fällt zurück in die Sofapolster.

Ein paar Minuten lang sitzen wir schweigend da.

Dann dreht er sich zu mir und sagt: »Was?« Seine Miene wirkt erstaunt.

»Ich habe nichts gesagt«, erwidere ich und mustere ihn eingehend. Er hat einen Moment lang den Faden verloren.

»Entschuldige, ich hab mich auf das Kricketspiel konzentriert.«

Ich frage mich, wie viel er getrunken hat, bevor ich nach Hause gekommen bin. Vermutlich sollte ich nachhaken. Doch die Erfahrung hat mich gelehrt, dass der Morgen eine bessere Zeit ist, um dieses spezielle Thema anzuschneiden.

Wir schrecken beide hoch, als ein nervtötendes Geräusch ertönt. Eine groteske Mischung aus Glocken, Panflöten und Drumcomputer. In Zanders Augen flackert es beklommen, während wir beide auf das fremde Handy starren, das mit seinem durchdringenden Gebimmel auf unserem Glastisch herumeiert. Keiner von uns regt sich.

Dienstag, 3. Dezember, Nachmittag

Maxim hat einen Tisch in der Ecke gefunden.

»Ein doppelter Espresso und zweimal Zucker.« Ich habe Kaffee geholt und reiche ihm seine Tasse. Das Starbucks ist brechend voll, wie jeden Nachmittag. Ich erkenne mehrere Männer aus dem Handelssaal, die sich ihre Koffeindosis gönnen. Die Fenster sind beschlagen, und aus den Lautsprechern klingen Weihnachtslieder. Schon wieder Dean Martin, während Maxim mir unverhohlen auf den Busen starrt. Meinen warnenden Blick erwidert er mit einem selbstzufriedenen Lächeln.

Mein grüner Tee schmeckt bitter. Was haben sie damit angestellt? Ich widerstehe dem Drang, ihn zu zuckern, denn das würde Maxim nur mit Wonne kommentieren. Irgendetwas in der Richtung, dass auch ich beeinflussbar sei und somit schwach.

Zu Psychospielchen gehören immer zwei. Also beschließe ich, zuerst auf ihn zu schießen.

»Willst du nicht den Mantel ausziehen? Du schwitzt«, sage ich.

Er rückt ein Stück von mir ab und wischt sich die

Stirn. Als er den Schweiß an seinen Fingern registriert, zuckt er zusammen. Er sieht mich mit einem Blick an, als wäre das meine Schuld, und macht Anstalten, seinen Mantel auszuziehen. Dann überlegt er es sich anders.

»Kein Problem. Alles gut.« Er schiebt die dicke Hornbrille höher auf die Nase und fährt sich durch das lockige Haar.

Runde eins geht an mich.

Ich habe bereits darüber nachgedacht, ob ich meinen Vorschlag zuerst präsentieren oder mir zuerst seine Idee anhören soll. Ein Grund, den ersten Schritt zu tun, ist der mögliche Vorteil des Ankereffekts: Bei Verhandlungen haben Leute die Tendenz, dem ersten Vorschlag zuzustimmen, ganz egal, wie abwegig er ist. Dieses Prinzip wurde in wissenschaftlichen Untersuchungen nachgewiesen. Der Nachteil ist, dass man dem Gegner seine Position offenlegt und daran nichts mehr ändern kann. Außerdem gibt es dem Konkurrenten die Möglichkeit, die gegnerische Strategie zu kritisieren, bevor er selbst die Karten auf den Tisch gelegt hat. Nachdem ich das Für und Wider abgewogen habe, glaube ich, dass es in meiner Lage günstiger ist, den ersten Schritt zu tun, und sage, was gesagt werden muss.

»Hör zu, Maxim«, beginne ich. Doch er unterbricht mich und versucht, mir seinen Vorschlag zu erläutern. Ich boxe mich durch. »Also, folgendermaßen«, fahre ich fort.

»Ich wollte dir gerade einen Vorschlag machen«, sagt er, indem er seinerseits versucht, sich den Ankereffekt zunutze zu machen.

»Nein. Nach mir. Ich habe angefangen«, sage ich und reiche ihm eine Serviette. »Hier. Wisch dir die Stirn.« Das bringt ihn aus dem Konzept.

Er nimmt die Serviette und reibt damit über sein rotes Gesicht, wie ein Tennisspieler zwischen den Punkten in Wimbledon.

Ich presche weiter voran. »Okay, also meines Erachtens könnten wir folgendermaßen vorgehen. Ich glaube, damit wäre auch Kurt einverstanden.«

Er nickt und will unbedingt mehr hören. Ein Schweißtröpfchen hängt an seiner Nasenspitze.

»Arabella!«, sagt eine seltsam vertraute Stimme hinter mir. In Maxims Schweinsäuglein macht sich ein frustrierter Ausdruck breit. Er ist enorm gespannt auf meinen Vorschlag.

Wir sehen beide auf. Der Mann hinter mir unterscheidet sich von allen anderen Männern im Lokal. Alle tragen Mäntel, Schals und Anzüge, doch dieser Mann trägt eine Lederjacke und eine wollene Beanie und taxiert mich mit bohrendem Blick.

»Wie geht es dir? Was für eine Überraschung, dich hier zu sehen!«, ruft er aus.

Er bückt sich und küsst mich auf die Wange.

Ich kann es nicht fassen und spüre, wie mir das Blut aus dem Gesicht weicht.

Maxim schaut mich voller Ungeduld an. Er stellt seine Tasse ab und nimmt sie dann wieder auf. Die Unterbrechung ist eine Qual für ihn.

Der Mann streckt Maxim seine Hand entgegen und

beginnt, mit seinem seltsamen ausländischen Akzent zu sprechen. »Hi, ich bin ein Freund von Arabella – mein Name ist Romeo.«

Maxim schüttelt ihm die Hand, zunächst noch desinteressiert. Doch als er den Namen hört, spitzt er die Ohren.

»Romeo?«, fragt er skeptisch.

»Ja, Romeo«, bestätigt er. »Und wie heißen Sie?«

»Maxim.« Ein Lächeln bildet sich um seine Lippen. Er registriert mein Unbehagen. Es wird Zeit, dass ich einschreite.

»Romeo ist ein Freund von mir«, sage ich und versuche dabei, gelassen dreinzusehen. Doch es ist zu albern. Wer zum Teufel heißt schon Romeo?

»Was für ein ungewöhnlicher Name«, entgegnet Maxim prompt.

»Ihrer aber auch. Woher kommen Sie, Maxim?«, fragt Romeo lässig und selbstsicher.

Maxim ignoriert die Frage und stellt selbst eine. »Und sind Sie auch ein Freund von Zander, Romeo?«

Jetzt wird mir heiß.

»Ja, Zander kenne ich auch.«

Er wendet sich nun an mich. »Arabella, ich war eben wie vereinbart am Empfang deines Büros, um das Handy dort abzuholen. Leider hatten sie es aber nicht. Du musst es vergessen haben. Kann ich heute Abend vorbeikommen und es abholen?«

»Ah! Das war wohl an dem Tag, als du zu spät gekommen bist und so verkatert warst, Arabella?«, mischt sich nun Maxim wieder ein. Ich nicke hilflos. Allmählich entgleitet mir die Kontrolle. Maxims Augen glitzern lebhaft, er kann mein Unbehagen spüren. Auch Romeo genießt, wie ich mich winde. Ich sehe es ihm an.

»Na, jedenfalls muss ich jetzt weiter. Schön, dich wiederzusehen, Arabella, ich rufe dich später an.« Ich spüre das Kratzen seines Barts, als er mich auf die Wange küsst.

Maxim steht auf. »Bleiben Sie doch noch, und trinken Sie einen Kaffee mit uns. Wir besorgen einen Stuhl für Sie.«

»Nein, ich muss los. Vielleicht ein andermal. Schön, Sie kennengelernt zu haben.«

Sie schütteln sich die Hände, als wären sie die besten Freunde.

»Sehr nett, Sie kennenzulernen, Romeo«, sagt Maxim.

Romeo zwinkert mir beim Gehen zu, worauf mir ein kalter Schauer über den Rücken läuft.

»Du siehst aus, als hättest du ein Gespenst gesehen«, sagt Maxim, und ich fühle mich inzwischen nicht nur von ihm bedrängt.

Der Mief des Lokals, all diese Menschen auf so engem Raum. Beschlagene Fenster. Darüber dieser nervtötende Klangteppich aus Weihnachtsliedern.

»Ich habe noch nie jemanden kennengelernt, der Romeo heißt«, höre ich Maxim sagen.

»So ungewöhnlich ist das nicht«, rappele ich mich nun auf, »einer der Beckham-Söhne heißt Romeo.«

»Ja, aber das sind ja nun kaum normale Leute«, kontert Maxim, nutzt meine Verwirrung aus und bleibt am Ball. »Pass auf, ich beschreibe dir mal meinen Vorschlag.«

Ich hingegen muss immer noch an Romeo denken. Was hatte er hier zu suchen? Ich will ihn heute Abend nicht sehen. Dass ich das Handy am Empfang hinterlegen wollte, hatte ich total vergessen. Ein dummer Fehler. Was mache ich nun? Ich will nicht, dass er noch einmal in unsere Wohnung kommt und mit Haraldo oder einem der anderen Concierges spricht. Gott weiß, was er denen erzählen würde – auf mich wirkt er wie eine tickende Zeitbombe. Wie er mich wohl in diesem Starbucks in der Nähe meines Arbeitsplatzes ausfindig gemacht hat? Vermutlich war er am Empfangstresen in meinem Büro, um das Handy abzuholen, und als es nicht da war, kam er hierher, um einen Kaffee zu trinken. Es ist plausibel, kommt mir aber verdächtig vor.

Unterdessen legt mir Maxim seinen Vorschlag dar. Er nutzt den Ankereffekt, und ich lasse es geschehen. Ich höre nicht einmal auf das, was er erzählt. Die Besprechung wird allmählich zu einem Desaster, und meine Hoffnung auf Beförderung gleitet immer weiter in die Ferne. Ich muss realistisch sein; die Störung durch Romeo hat mich aus der Bahn geworfen. Ich beschließe, die Besprechung zu vertagen, sobald Maxim geendet hat, um mir Zeit zu nehmen, mich wieder zu orientieren. Ich muss abwarten und den Kampf an einem anderen Tag erneut aufnehmen.

Als ich nach Hause komme, liegt Zander schlafend auf dem Sofa und sieht aus wie ein Bär, der sich überfressen hat. Er kann alles wegschlafen. Ich weiß noch, wie wir einmal auf einem Nachtflug aus Denver zurückkamen. Über dem Atlantik hatte es entsetzliche Turbulenzen gegeben. Zander hatte zum Abendessen mindestens eine Flasche Wein getrunken. Das Flugzeug hüpfte auf und ab wie ein Jo-Jo, doch Zander schlief einfach ungerührt weiter. Als wir am Morgen landeten, sagte ich: »Wir hatten letzte Nacht richtig schlimme Turbulenzen.«

»Ja?«

»Ich hatte echt Angst. Ich dachte schon, es wäre aus mit uns.«

»Warum hast du mich nicht geweckt?«, fragte er.

»Wollte ich ja.«

»Warum hast du es dann nicht getan?«

»Ich hatte Angst, du würdest ausrasten.«

Ich sehe auf die Uhr. Es ist schon spät, und meine Nerven sind angespannt wie Drahtseile. Ich stupse ihn an.

»Zed. Es ist schon fast halb zwölf.«

»Was?«, fragt er erschrocken und mit weit aufgerissenen Augen.

»Ich habe gesagt, es ist schon fast halb zwölf. Und es ist niemand gekommen, um das Handy abzuholen.«

Zander seufzt und stemmt sich hoch. »Was soll ich deiner Meinung nach tun?«

»Warum rufst du ihn nicht an? Ich habe keine Lust, mit ihm zu reden.«

»Wir könnten das Handy doch auch einfach an der Rezeption hinterlegen.«

»Das geht nicht, Zed. Ich habe dir doch gesagt, dass der Typ total redselig ist. Er ist problematisch. Wer weiß, was er Haraldo erzählt?«

Zander seufzt erneut und schüttelt den Kopf. »In dieser Wohnung lebt man wie in der Scheiß-DDR. Die Stasi ist immer da und beobachtet dich.«

»Und was wollte er überhaupt in dem Starbucks nahe bei meinem Büro?«

»Keine Ahnung. Vielleicht ist er wirklich dort gelandet, nachdem er bei euren Sicherheitsleuten das Handy nicht gekriegt hat. Vielleicht arbeitet er dort in der Nähe.«

»Es ist verdächtig, Zed, findest du nicht? Was, wenn er mir heute früh auf dem Weg zur Arbeit gefolgt ist …«

»Das wissen wir nicht. Werd jetzt nicht paranoid. Wahrscheinlich ist es Zufall. Soll ich ihn anrufen?«

Zander greift nach seinem Handy und drückt auf Wiederwahl. Romeos Nummer hat er inzwischen gespeichert.

»Hallo? Ist dort Romeo? Zander hier. Wann holst du das Handy ab? Oh, klar. Sicher. Super.« Er legt auf und sieht mich an.

»Sie sind in fünfzehn Minuten da.«

»Sie? Wer sind *sie*?«

»Keine Ahnung. Hab ich nicht gefragt. Es ist auch egal, weil ich das Handy runter an den Empfang bringe, okay? Ich ziehe mich lieber mal an.«

»Du kannst doch so gehen«, sage ich.

»Ich gehe nicht in Shorts und T-Shirt runter an den Empfang. Wie sähe das denn aus?«

Er geht ins Schlafzimmer. Seit wann hat es Zander je gekümmert, wie er aussieht? Zehn Minuten später kommt er in Jeans und Hemd wieder heraus und duftet nach Aftershave. Die Haare hat er sich auch gekämmt. Vor ein paar Minuten lag er noch halb bewusstlos auf dem Sofa, und jetzt wirkt er, als ginge er gleich in einen Club.

»Was ist das für ein Geruch?«, frage ich.

»Ich habe mich bloß umgezogen.«

»Du bringst sie aber nicht nach oben, Zed?«

»Nein, natürlich nicht!«

Sein Telefon klingelt. »Sie sind da«, sagt er.

Das durchdringende Klingeln der Sprechanlage gellt los.

Zander nimmt den Ruf an. »Ja, Haraldo. Okay. Ich komme runter.« Er dreht sich zu mir. »Ich bin gleich wieder da.«

Ich stehe auf und schenke mir ein Glas Puligny ein. Mir ist unwohl mit Romeo im Haus. Es war ein Fehler von uns, sie erneut hierherkommen zu lassen. Wir hätten uns auf neutralem Boden treffen sollen. Irgendwo im West End – zwischen unserer Wohnung und meinem Büro, aber weit genug von beidem entfernt.

Ich setze mich aufs Sofa und starre auf den Stechpalmenzweig und schenke mir dann Wein nach. Ich brauche Zeit, um über Maxims Vorschlag bezüglich einer Zusammenarbeit nachzudenken. Wahrscheinlich habe ich bestenfalls die Hälfte davon aufgenommen, aber irgendwie werden wir uns zusammensetzen und es noch einmal durchsprechen müssen. Ich kann mir einfach nicht vorstellen, dass wir die Gruppe gemeinsam leiten. Wir sind schon so lange Rivalen. Und wenn er mich ansieht, mit dem Ausdruck dieses lüsternen Hasses in seinen Augen, schüttelt es mich regelmäßig vor Ekel. Ich leere ein weiteres Glas Wein.

Als die Tür aufgeht, höre ich Stimmen. Zander lacht. Er kommt herein, gefolgt von Romeo und Desdemona. Ich mustere sie kalt.

»Ich musste die beiden mit hochbringen. Desdemona hat ihre Ohrringe verloren und möchte nach ihnen suchen.«

Romeo lächelt mich mit triumphierendem Achselzucken an. Heute Abend hat er massenhaft Gel im Haar und scheint sich den Bart gestutzt zu haben. Er sieht schicker aus als zuvor.

Sie haben dieselben Sachen an wie letztes Mal; offenbar ist das ihre Escort-Kluft. Ich trage eine weite Jeans und ein altes T-Shirt. Mir wird bewusst, dass ich mich schon abgeschminkt habe.

»Hast du irgendwelche Ohrringe herumliegen sehen?«, fragt Zander.

»Nein, natürlich nicht. Das hätte ich dir doch gesagt«, sage ich.

Romeo und Desdemona sehen sich an. Sie steht in ihren Musketier-Stiefeln breitbeinig da, die Hände in den Taschen ihrer Lederjacke vergraben.

»Kann ich euch etwas zu trinken anbieten?«, fragt Zander.

»Ein Glas Wein bitte, Zander«, antwortet Romeo und lächelt mich erneut an.

»Zander, kann ich dich kurz sprechen?«, frage ich.

Er kommt zu mir herüber. »Was gibt's?«

»Ich dachte, wir waren uns einig, dass du sie nicht mit nach oben bringst.«

»Ich weiß, aber Desdemonas Ohrringe …«

Romeo fixiert uns mit seinem Blick.

»Ihre Ohrringe sind mir scheißegal«, zische ich leise. »Schaff die beiden schleunigst hier raus.«

»Okay, mach ich. Aber lass sie wenigstens noch einen Schluck trinken.«

Zander geht an die Bar und schenkt jedem von uns ein großes Glas Wein ein. Ich erkenne die List sofort, und so greife ich nach Desdemonas rosa Telefon und drücke es ihr in die Hand.

»Tut mir leid, aber jetzt ist es zu spät, um zu suchen. Ich kann morgen nachsehen. Ihr müsst jetzt gehen.« Damit scheuche ich Desdemona und Romeo aus dem Zimmer.

»Arabella!«, ruft mir Zander nach.

Doch ich dränge sie weiter in den Flur. Schließlich bleibt Romeo wie angewurzelt stehen und hebt die Hand.

»Stopp, Arabella!«, sagt er. »Die Ohrringe haben Desdemonas Großmutter gehört …«

»Nein«, sage ich. »Bedauere, aber nicht jetzt. Ich suche morgen nach ihnen.«

Zander gesellt sich im Flur zu uns, sein Weinglas in der Hand. »Sei nicht so zickig, Arabella! Das ist unhöflich«, sagt er, was mich gleich noch wütender macht.

»Ja, sei nicht zickig«, wiederholt Desdemona mürrisch.

»Arabella«, hebt Romeo an, »ihr seid reich, und wir nicht. Aber wir sind auch Menschen, und wir haben Gefühle. Wir sind keine Gegenstände, die ihr kaufen und dann wegwerfen könnt. Diese Ohrringe haben Desdemonas Großmutter gehört. Sie sind für Desdemona von großem Wert. Bitte, lass uns nachschauen.«

In Romeos grünen Augen glitzern Tränen. Ich frage mich, wie echt sie sind. Doch wie auch immer, mein Gewissen regt sich.

»Na, komm. Gib ihnen zehn Minuten«, fügt Zander hinzu.

»Okay, aber nur zehn Minuten«, sage ich.

Gemeinsam gehen wir zurück ins Wohnzimmer, wo Romeo auf die Terrassentür zusteuert.

»Es ist sehr schön beleuchtet da draußen. Gehört das euch?«, fragt Romeo.

»Ja, die Terrasse gehört uns«, sagt Zander.

»Und was ist das, dort die Treppe hoch?«

»Auf der Plattform? Das ist ein Whirlpool«, antwortet Zander.

»Ein was?«, fragt Romeo.

»Ein Whirlpool.«

»Was ist das?«

»Willst du ihn mal sehen?«

Zander zieht die Glastüren auf und führt Romeo auf die Terrasse hinaus.

Desdemona steht da, eine Hand in der Jackentasche, in der anderen das Weinglas.

»Sollen wir nach deinen Ohrringen suchen?«, frage ich sie.

»Zuerst will ich Whirlpool sehen.«

Sie marschiert den beiden Männern hinterher. Ich bleibe allein im Wohnzimmer zurück, nach wie vor wütend darüber, dass Zander mich eine Zicke genannt hat. Inzwischen ist er mit Romeo oben beim Whirlpool. Der Deckel ist weg, und Dampf steigt von der Wasseroberfläche auf, beleuchtet von den Lampen in den Holzbohlen. Nun gehe ich auch nach oben.

»Darf ich reingehen?«, höre ich Romeo Zander fragen.

»Heute nicht«, sage ich.

»Okay. Wenn du willst«, Zander lacht und widerspricht mir damit kurzerhand.

»Und das Wasser ist wirklich heiß?«

»Ja, einhundertundvier Grad.«

»Das ist ja kochend heiß«, sagt Romeo.

»Er meint hundertvier Grad Fahrenheit. Das sind vierzig Grad Celsius«, sage ich, da ich mir nicht verkneifen kann, das klarzustellen.

Romeo reißt sich die Jacke vom Leib und zieht binnen Sekunden den Rest seiner Kleidung aus. Wir alle sehen schweigend zu. Dann nimmt er sein Glas und steigt in den Whirlpool.

»Ja, das ist schön. Sehr schön, prost«, sagt er. Dabei hebt er sein Glas und grinst mich mit strahlend weißen Zähnen an.

Ich schaue auf das Haus auf der anderen Seite der Campden Hill Road hinüber. In keiner der Wohnungen auf unserer Höhe oder darüber scheint Licht zu sein. Sie sind die Einzigen, die gesehen haben könnten, wie sich Romeo splitternackt ausgezogen hat. Die Beleuchtung auf der Terrasse ist allerdings nicht besonders hell. Auf Zanders Miene liegt ein Lächeln. Romeo sagt etwas zu Desdemona, und sie beginnt sich auszuziehen. Zanders Augen werden groß.

»Zed, ich dachte, wir wollten nach den Ohrringen suchen?«

»Das wir machen in zehn Minuten. Zuerst wir trinken was im Whirlpool«, sagt Desdemona und legt alles ab, bis auf einen roten BH und den dazu passenden String. Das Weinglas in der Hand, erklimmt sie die Stufen. Mit offenem Mund sieht Zander zu, wie sie in den Whirlpool steigt. Zum ersten Mal heute Abend sehe ich auch sie lächeln. Sie sagt etwas auf Albanisch zu Romeo. Jetzt lachen beide.

»Kommt rein, setzt euch zu uns«, sagt Romeo und mustert mich.

»Komm in Wasser!«, sagt Desdemona im Befehlston zu Zander.

Zander sieht mich achselzuckend an. Meinen warnenden Blick ignoriert er. Stattdessen streift er die Schuhe ab und steigt in voller Montur in den Whirlpool, wo alle drei sich mit High fives begrüßen, und ich muss an den ersten Abend denken, als sie zu uns kamen.

»Kennt ihr den Witz schon?«, fragt Romeo. »Ein Mann erwischt seine Frau mit einem anderen im Bett. Fuchsteufelswild packt er ihn und wirft ihn aus dem Fenster. ›Bist du verrückt?‹, sagt die Frau. ›Wir wohnen im zehnten Stock.‹ Der Mann schaut sie ungerührt an. ›Wer vögeln kann, kann auch fliegen.‹«

Alle lachen außer mir, und ich frage mich, ob Romeo dieser Witz eingefallen ist, weil ich Zander mit einem so tödlichen Blick bedacht habe.

Erneut geben sich alle drei High fives. Plötzlich bin ich die Außenseiterin.

»In Amerika«, sagt Zander, »sagt man, die Ehe bedeutet, ein Haus für jemanden zu kaufen, den man hasst ...«

»Warum?«, fragt Romeo verwirrt.

»Weil einen bei einer Scheidung die Gerichte zwingen, für das Haus seiner Frau zu bezahlen!«

Die beiden kapieren es immer noch nicht.

»In unserem Land«, sagt Romeo, »sagen wir, der Mann ist der Kopf, aber die Frau ist der Hals.«

Desdemona nickt zustimmend.

»Und was heißt das?«, will Zander wissen.

»Das heißt«, erklärt Desdemona, »dass der Mann ist Chef, aber nicht ohne Hilfe von Frau.«

»Klingt für mich sexistisch«, sage ich.

»Ja«, sagt Zander, »Arabella ist eindeutig der Chef bei uns.«

Wieder lachen alle.

»Das ist nicht sexistisch. Ein Mann muss das Sagen haben. Steig in den Whirlpool, Arabella!«, ruft Romeo in gespieltem Befehlston.

»Ja, komm rein, Arabella!«, schreit Zander, indem er Romeos Tonfall nachahmt. »Und kannst du vielleicht noch Wein mitbringen?«

Desdemona legt einen Arm um Zander und drückt ihm einen Kuss aufs Gesicht. Seine Wange ziert nun ein großer, roter Fleck.

»Lady, bitte bring mehr Wein!«, sagt Desdemona zu mir. Und schon lachen sie alle wieder, wie Kinder in der Badewanne.

»Lady? Bist du aus Amerika?«, fragt Zander. Sie fangen alle an zu kichern, doch sie lachen über verschiedene Dinge.

Das war nicht geplant: Dass Zander wie ein Renaissancekönig mit einer großbusigen Kurtisane im Whirlpool herumturtelt und ich die Dienstmagd bin, die die Getränke serviert.

»Hol Wein und komm zu uns rein. Es ist so heiß hier drin«, bettelt Romeo mit einem weiteren breiten Grinsen, während er seine Brustmuskulatur spielen lässt. »Ich halte einen Platz für dich frei.«

Alle drei verstummen und warten auf meine Antwort. Ich weiß, worauf das Ganze hinausläuft, aber ohne meine Zustimmung läuft nichts. Wenn ich Nein sage, ist damit alles beendet. Doch zum ersten Mal gestehe ich mir ein, wie sehr ich den gemeinsamen Abend genossen habe. Ich habe es Dr. Asllani nicht gesagt, aber es war der beste Sex seit Jahren. Beim Gedanken daran verspüre ich erneut Erregung. Das Verlangen wird allmählich stärker als mein Verdruss, und eine Stimme in meinem Kopf sagt: Warum nicht? Es spricht doch nichts dagegen. Und mein Körper lechzt danach.

»Okay«, sage ich, und die anderen jubeln. Es verblüfft mich immer wieder, dass Erwachsene, wenn man sie ins Wasser steckt, unweigerlich wie Kinder werden.

Ich gehe ins Schlafzimmer und ziehe meinen Bikini an – den teuren schwarzen, der meine Brüste betont. Dann entkorke ich eine weitere Flasche Puligny und gehe wieder hinaus. Romeo sieht zu, wie Desdemona Zander küsst. Als er mich sieht, legt er einen Finger auf die Lippen und bedeutet mir so, dass ich die beiden nicht stören soll. Ich habe eine Gänsehaut, so kalt ist es draußen.

Romeo macht mir ein Zeichen, dass ich zu ihm in den Whirlpool steigen soll. Fröstelnd komme ich seiner Aufforderung nach. Das Wasser ist heiß und blubbert wie in einem Hexenkessel. Endlich wird mir warm. Die beiden anderen küssen sich noch immer selbstvergessen. Das erinnert mich an das erste Mal, als Zander und ich uns küssten. Wir standen unter den illuminierten Trossen der Albert Bridge, und Zander sagte: »Ich will niemals wieder eine andere küssen, im ganzen Leben nicht!«

Damals fand ich den Satz banal – lieb, aber ein bisschen kitschig. Später fand ich allerdings heraus, dass er es wirklich so meinte. Auch wenn er zu theatralischen Äußerungen neigt, ich weiß, dass er damals aus ganzem Herzen daran glaubte. Wie sich doch alles verändert hat. Romeo nimmt mir den Wein ab und füllt unsere Gläser. Wir stoßen schweigend an. Ich weiß nicht, warum ich das Gefühl habe, rücksichtsvoll still sein zu müssen, während mein Mann gerade eine Andere küsst, aber ich füge mich. Der Anblick lässt mich kalt.

Der grünäugige Jude Law legt mir eine Hand auf den Schenkel. Wir trinken wieder, und ehe ich mich versehe, küssen wir uns. Ich denke an unsere Nachbarn auf der anderen Straßenseite. Wenn einer von ihnen ein Fernglas hätte, könnte er sehen, was im Whirlpool vor sich geht. Die Vorstellung erregt mich. Romeo schiebt zwei Finger in mich. Unsere Gesichter lösen sich voneinander, und er starrt mir in die Augen, während er mich streichelt.

Nach ein paar Minuten erhebt sich Desdemona nackt aus dem Wasser. Die langen Haare kleben ihr an Schultern und Brüsten. Auch Zander steht auf, sein Hemd ist tropfnass. Sie steigen aus dem Whirlpool, gehen die Stufen zur Terrasse hinunter und verschwinden.

Romeos Finger sind immer noch in mir. »Lass uns hierbleiben«, sagt er, »ich will dich für mich allein haben.«

Wieder küssen wir uns.

»Ich will in dir sein«, sagt er nach einer Weile.

»Nicht ohne Kondom«, sage ich. »Und es läuft auch nicht im Whirlpool.«

Einen Moment lang sieht er enttäuscht aus, dann küssen wir uns wieder. Kurz darauf hören wir laute Stimmen aus der Wohnung und dann den Schrei einer Frau.

ARABELLA

Mittwoch, 4. Dezember, 00:17 Uhr

»Was war das?«, frage ich Romeo.

»Nichts.«

Er versucht erneut, mich zu küssen.

»Ich habe einen Schrei gehört.«

»Das ist nichts. Sie spielt gern Spielchen«, sagt er.

Zander erscheint in Shorts und T-Shirt unten an der Plattform. »Lass meine Frau los!«

Wir erstarren beide angesichts seines Tons.

»Zed, was ist los?«

»Ich habe gesagt, lass meine Frau los!«

Zander steigt die Stufen zu uns hinauf. Ich versuche, Romeo wegzuschieben, doch er rührt sich keinen Millimeter und hält nach wie vor seinen Arm fest um mich geschlungen.

»Lass uns fertig machen, okay, Zander?«, sagt Romeo, ruhig und gelassen.

Ich weiß nicht, was ich tun soll. Streit liegt in der Luft. Ich sehe es Zander deutlich an.

»Lass mich los«, fordere ich Romeo schließlich auf.

»Lass uns einfach fertig machen«, wiederholt er an

Zander gewandt, lächelnd und cool, als wäre es ein Spiel. Ich weiß, dass es ein Spiel ist, das er nicht gewinnen wird.

»Was fertig machen? Wir haben überhaupt nicht angefangen«, sage ich.

»Wenn du meine Frau nicht sofort loslässt«, droht Zander, »komme ich zu euch rein …«

Romeo ruft etwas auf Albanisch. Desdemona kommt nackt die Treppe heraufgestapft.

»Was ist denn los, Zed?«, frage ich.

»Ich bin ins Bad gegangen, und als ich herauskam, hab ich sie dabei erwischt, wie sie deine Handtasche durchwühlt hat. Und als ich sie zur Rede gestellt habe, hat sie mir eine geklebt. Dann hab ich sie weggeschubst.«

»Er lügt! Er konnte mich nicht ficken!«, sagt sie.

Romeo scheint sie in ihrer Sprache zurechtzuweisen.

»Fick dich selbst, du Scheißnutte!«, sagt Zander.

Desdemona spuckt Worte aus, die wie ein Fluch klingen. Ihre Hand wandert zu Zanders Gesicht, und ihre scharfen Nägel bohren sich in sein Fleisch. Zander zuckt zurück, schnappt nach Luft und streckt einen Arm aus, um sie abzuwehren.

Die Wucht von Zanders Stoß lässt sie rückwärtsstolpern: einen, zwei, drei Schritte, die Augen vor Erstaunen weit aufgerissen. Bei jedem Schritt sieht sie aus, als könnte sie nicht fassen, dass sie nicht stehen bleiben kann. Ihr Kopf und ihre Schultern beginnen nach hinten zu kippen, und ihre Arme wandern nach oben, suchen nach einem Halt, den es nicht gibt. Ihre Füße schleifen langsam an der Kante der obersten Stufe entlang, und sie bewegt wie in Zeitlupe die Arme, während sie ins Wanken gerät. Sie fixiert mich mit panischem Blick, und ihre Lippen verziehen sich zu einer entsetzten Grimasse. Als ihr Kopf nach hinten fällt, schießt ihre rechte Hand hoch in die Luft, und ihre Finger verbiegen sich verzweifelt zu einer Kralle. Und dann ist sie plötzlich weg.

Für den Bruchteil einer Sekunde herrscht völlige Stille, die sich minutenlang hinzuziehen scheint. Niemand reagiert. Ich rechne damit, dass sie sich wieder aufrappelt und erneut die Treppe heraufkommt. Die Stille wird von einem widerlichen Knacken durchbrochen – das Geräusch von etwas Hartem, das zerbricht. Und im darauffolgenden Moment schockierten Schweigens begreife ich, dass sie mit dem Kopf auf den steinernen Blumentrog unten auf der Terrasse geprallt ist.

Zander rennt die Treppe hinunter, und Romeo springt aus dem Whirlpool. Ich steige ebenfalls heraus und bleibe oben auf der Plattform stehen.

Romeo kniet sich neben Desdemonas Körper und faselt irgendetwas auf Albanisch. Zander steht über ihnen und sieht zu. Eine schwarze Flüssigkeit rinnt aus ihrem Kopf – es sieht aus wie eine kleine Ölpfütze, die sich über unsere Terrasse ausbreitet.

Romeo schreit sie an und schüttelt sie an den Schultern.

»Check ihren Puls!«, schreit Zander. »Check ihren Puls!«

»Wie macht man das?«, fragt Romeo.

Zander schiebt Romeo beiseite und befühlt mit dem Daumen ihr Handgelenk.

»Was ist?«, fragt Romeo.

»Ich spüre etwas«, sagt Zander. »Ich glaube, sie lebt noch!«

Ich fühle etwas wie Erleichterung. »Bist du sicher?«, frage ich. »Du nimmst den Daumen. Es könnte dein eigener Puls sein.«

Zander legt ihr seine Finger aufs Handgelenk. Nach ein paar Sekunden blickt er zu mir auf und schüttelt den Kopf.

»O fuck, fuck, fuck!«, flucht Romeo. Er geht auf und ab und hält sich die Hände vors Gesicht.

Ich renne die Stufen zur Terrasse hinunter und lege die Finger auf ihr Handgelenk. Dann berühre ich ihren Hals, doch nirgends finde ich einen Puls.

»Was?«, fragt Romeo.

»Nichts«, sage ich. Panik durchflutet meinen Körper. »O mein Gott. O mein Gott. Ruf einen Krankenwagen. Zed.«

»Wozu einen Krankenwagen, wenn sie scheißtot ist?«, sagt Romeo.

»Wir müssen einen Krankenwagen rufen, es hat einen Unfall gegeben«, sage ich.

»Keine Polizei«, sagt Romeo. »Auf gar keinen Fall.« Er rennt die Stufen hoch und zieht sich an.

Ich folge ihm. »Es hat einen Unfall gegeben, und jemand ist umgekommen. Wir sind alle Zeugen.«

Romeo zeigt auf Zander. »Du hast sie umgebracht! Du hast sie ermordet! Du musst ins Gefängnis!«

Auf Zanders Gesicht zeichnet sich blankes Entsetzen ab.

»Nein, muss er nicht. Es war ein Unfall, und wir müssen jetzt Hilfe holen«, sage ich.

Zander starrt auf Desdemonas nackten Körper. Er hält sich eine Hand an die Wange, wo sie ihn gekratzt hat.

Romeo zieht seine Jacke an. »Er hat sie gestoßen. Und sie ist gestorben. Er muss ins Gefängnis. Ich weiß, wie die Polizei arbeitet.«

»Das stimmt nicht, es war ein Unfall. Niemand muss wegen eines Unfalls ins Gefängnis. Nicht in Großbritannien«, sage ich, während ich auf ihren reglosen Körper herabschaue und wünschte, sie würde aufstehen oder wenigstens die Augen öffnen. Aber etwas daran, wie ihr Arm verdreht und abgespreizt ist, sagt mir, dass sie tot sein muss. Ich weiß es einfach.

»Doch«, beharrt Romeo.

Zander dreht sich zu mir. »Möglich ist es«, sagt er, die Augen voller Furcht.

»Warum, Zed? Wir können alle zu deinen Gunsten aussagen.«

»Es ist noch ein Jahr von meiner Bewährungsstrafe offen. Schau nur, was sie mit meinem Gesicht gemacht hat.« Er nimmt die Hand von der Wange und enthüllt drei tiefe rote Kratzer. »Sie werden sagen, das war die Provokation.«

»Genau, Provokation. Und dann stecken sie ihn in den Knast, bumm!«, sagt Romeo.

»Totschlag, A. Willst du, dass ich wegen Totschlags vor Gericht komme?«

»Was ist die Alternative? Wir müssen etwas für sie tun. Ich meine, schau sie doch mal an!«, sage ich.

Ich gehe die Stufen wieder hinunter. Sie liegt auf dem Rücken, den Kopf zur Seite gedreht. Ihr auf den Holzbohlen liegender nackter Körper ist perfekt. Einen Arm hat sie zur Seite abgespreizt, der andere ist grotesk am Ellbogen verdreht. Ich will sie zudecken, also knie ich mich neben ihre Schulter und fühle erneut nach einem Puls. Dabei erwarte ich, dass ihr Körper angesichts seiner Leblosigkeit bereits kalt ist. Doch das ist er nicht.

»Da ist kein Puls, Arabella, ich hab's doch gecheckt«, sagt Zander, der nervös auf und ab geht.

Ich befühle sie überall am Hals, unter dem Kinn und neben dem Schlüsselbein, auf beiden Seiten. Nach wie vor keine Spur von einem Puls. Ich lege den Kopf neben ihren Mund, um gegebenenfalls ihren Atem zu spüren. Im Grunde habe ich keine Ahnung, was ich da mache.

Ich blicke zu Zander auf. »Wir müssen die Polizei rufen. Es ist eine Straftat, es zu unterlassen.«

»Eine Straftat? Jemanden umbringen, das ist eine Straftat!«, sagt Romeo. Er kommt die Stufen von der Plattform herunter, inzwischen vollständig angezogen.

»Ich verstehe nicht recht. Was ist denn die Alternative?«, frage ich.

»Ich kann euch helfen. Ich kann für euch die Leiche wegschaffen«, sagt Romeo. Er mustert Desdemonas Körper von Kopf bis Fuß, taxiert sie, als würde er sich fragen, ob sie in einen Koffer passt. Ich folge seinem Blick zurück zu ihrem Körper und wünsche mir erneut, sie würde sich bewegen – aber mehr um unseretwillen als um ihrer selbst willen.

»Was? Das ist deine Freundin, über die du da sprichst«, sage ich.

»Sie war nicht meine Freundin. Sie war eine Sexarbeiterin aus Albanien. Kein Mensch wird sie vermissen. Kein Mensch weiß, dass sie überhaupt hier war. Ihre Familie hat keine Ahnung, dass sie in London ist. Die Polizei wird es nie herausfinden.«

»Warum bist du so scharf darauf, die Polizei aus dem Spiel zu lassen?«, frage ich.

»Weil ich nicht legal hier bin, okay? Wenn wir die Polizei rufen, werden sie mich vernehmen und nach Papieren fragen, und dann schicken sie mich wieder nach Hause. Ich will aber hierbleiben.«

Zander hat den Kopf in die Hände gestützt.

»Zed, alles okay?«

»Ich glaube, mir wird schlecht.« Er verschwindet wieder in der Wohnung.

Ich folge ihm und wende mich noch einmal zu Romeo um. »Fass nichts an.«

»Was soll ich denn verflucht noch mal anfassen?«, fragt er und lässt sich auf die Stufen fallen.

Ich gehe durchs Schlafzimmer und höre Zander nebenan im Bad würgen. Als ich hineinspähe, kniet er mit dem Kopf über der Toilettenschüssel auf dem Boden.

»Zander? Alles okay?«

»Ja«, röchelt er.

Ich warte vor der Badezimmertür, bis ich den Wasserhahn laufen höre. Kurz darauf kommt er heraus, so weiß wie unsere Badezimmerfliesen. »Besser?«, frage ich.

»Ich kann nicht glauben, dass sie tot ist.« Er setzt sich aufs Bett, stützt erneut den Kopf in die Hände und wiegt sich vor und zurück.

»Was glaubst du, was wir tun sollen?«, frage ich.

»Keine Ahnung.«

»Hast du das mit dem Totschlag ernst gemeint? Können wir das checken?«, frage ich.

»Wie denn? Bei einem Anwalt?«, sagt er.

Romeo erscheint in der Schlafzimmertür. »Habt ihr ein Laken – um sie zuzudecken?«

»Ja, du hast recht«, sage ich. »Wir sollten sie nicht so liegen lassen.«

»Einer eurer Nachbarn könnte sie sonst sehen«, sagt er.

»Das habe ich nicht gemeint. Egal. Hier entlang.«

Ich gehe mit Romeo in die Wäschekammer, wo wir die frische Bettwäsche aufbewahren, und reiche ihm ein Laken.

Er sieht es an. »Hast du nichts Dunkleres?«, sagt er.

Ich durchforste unsere Bettwäsche, doch alles ist entweder cremeweiß oder eierschalenfarben.

Als ich ins Schlafzimmer zurückkomme, liegt Zander gekrümmt wie ein Embryo auf dem Bett.

»Zed? Zed?«

Er antwortet nicht. Ich gehe zu ihm hinüber und rüttele an seiner Schulter.

Er setzt sich auf und sieht mich verängstigt an.

»Zed, alles gut. Ich bin's.«

Seine Augen sind weit und treten fast aus den Höhlen.

»Zed, ich bin's.«

Er lässt sich wieder aufs Bett sinken.

»Was sollen wir machen, Zed? Wegen der Frau?«

Er sieht mich an. »Wenn die Polizei kommt, wandere ich ins Gefängnis. Totschlag. Und du könntest deinen Job verlieren, wegen des Medienrummels. Und was ist mit meiner Rolle in dem Spionagefilm? Unsere beiden Leben wären ruiniert.«

»Aber ich bin mir gar nicht sicher, ob es überhaupt Totschlag war«, sage ich. »Es war ein Unfall.«

»Sollen wir mal auf Wikipedia nachsehen?«, schlägt er vor und zeigt auf das iPad auf dem Nachttisch.

Einen Augenblick lang erscheint es mir wie ein grotesker Vorschlag, doch dann erkenne ich, dass dem gar nicht so ist. Wir haben keine andere Wahl, denn es gibt niemanden, den wir anrufen oder mit dem wir gefahrlos sprechen könnten. Ich nehme das iPad und googele Totschlag. Aus dem Augenwinkel sehe ich, wie sich Zander auf dem Bett zusammenrollt und ein Kissen an sich drückt. Ich überfliege den Eintrag und werde nicht schlau daraus.

Fahrlässige Tötung liegt vor, wenn der Beschuldigte nicht den Tod oder eine schwere Verletzung eines anderen beabsichtigt hat, jedoch durch Leichtfertigkeit oder grobe Fahrlässigkeit den Tod eines Menschen verursacht hat … Grobe Fahrlässigkeit wird definiert als eklatante Missachtung der Gefährlichkeit einer bestimmten Situation … Beispiel … einen Ziegelstein von einer Brücke zu werfen … und ihn zu töten. Da nicht die Absicht besteht, das Opfer zu töten … fällt der für Mord erforderliche Tatvorsatz weg, weil die Tat nicht darauf abzielt zu … Wenn jedoch durch den Wurf des Ziegelsteins die Wahrscheinlichkeit besteht, jemanden zu verletzen, gilt dies als grob fahrlässig. Diese Form der Tötung … »rechtswidrige Handlung« oder »widerrechtliche« Tötung.

Ich kann nichts davon aufnehmen, das Display bebt in meinen Händen. Ich versuche nachzudenken. War Zander »grob fahrlässig«, als er Desdemona von der Treppe gestoßen hat? Er war eindeutig provoziert worden. Aber war er »grob fahrlässig«? Sie hat ihm das Gesicht zerkratzt, also hat er nach ihr geschlagen. Es war ein Unfall.

»Was steht da?«, fragt Zander mit Kinderstimme.

»Es ist kompliziert. Wir müssen mit einem Anwalt reden, wenn wir es richtig verstehen wollen.«

»Wir können keinen Anwalt anrufen … Der müsste uns anzeigen.«

»Hier steht, wenn man jemanden durch grobe Fahrlässigkeit tötet, ist das widerrechtliche Tötung.«

»Was heißt das – ›grob fahrlässig‹?«

»Ich weiß es nicht, Zed. Weiter habe ich nicht gelesen. Ich habe nicht verstanden …«

»Es war Notwehr. Sie hat mich angegriffen, und ich habe sie weggestoßen. Es war ein Reflex, eine automatische Reaktion. Ich wollte sie nicht töten. Ich will nicht ins Gefängnis. Das halte ich nicht aus. Es gibt auf der ganzen Welt nicht genug Medikamente, die mich das durchstehen ließen. Dann mache ich lieber gleich ganz Schluss …«

»Denk nicht so was. Wir müssen jetzt pragmatisch sein. Was machen wir mit der Leiche?«, frage ich.

»Romeo hat gesagt, er kann sie fortschaffen.«

»Lass mich mit ihm reden.« Ich lege das iPad beiseite und gehe auf die Terrasse hinaus.

Als ich näher komme, sehe ich das Laken über der Toten. Ich habe bereits aufgehört, sie Desdemona zu nennen. Es sieht definitiv so aus, als läge eine Leiche darunter. Jemand, der vom Haus gegenüber herschaut, könnte das erkennen.

Als ich hinaustrete, erwarte ich, Romeo auf einer der Stufen zur Plattform sitzen zu sehen, doch er ist nicht da. Auch die Terrasse ist leer. Eilig, aber ergebnislos durchquere ich das Wohnzimmer. Mit klopfendem Herzen renne ich den Flur entlang. Ich reiße die Türen zum Esszimmer auf, zur Küche, zum Gästezimmer, zur Wäschekammer. Dann laufe ich zurück ins Schlafzimmer und bleibe in der Tür stehen. Der Raum dreht sich um mich, und ich sinke auf die Knie. Zander steht auf.

»A, was ist los?« Er geht neben mir in die Hocke und legt mir seinen schweren Arm um die Schultern.

»A, was ist denn? A?«

Ich sehe in seine gequälte Miene. »Er ist weg.«

»Wer? Romeo?«, fragt Zander mit schockiertem Blick. Er steht auf. »Er kann nicht einfach gehen. Ich finde den Scheißkerl«, sagt er und geht ins Wohnzimmer.

Ich erhebe mich. »Zed, Zed, warte!«

Er ist im Flur und wühlt in der Schale nach den Schlüsseln.

Er hört mich nicht.

»Zed!« Ich lege ihm eine Hand auf die Schulter und spüre, wie er wieder zusammenzuckt. »Was hast du vor?«

»Ich suche ihn!«

»Wir können nicht hinter ihm herlaufen. Mehrmals das Haus verlassen und wieder reingehen – das wirkt verdächtig. Du weißt schon, falls irgendwann jemand die Sicherheitskameras auswertet.«

Er wirft die Schlüssel wieder in die Schale. »Verdammter Mist! Es ist, als würde man in einem Hochsicherheitsgefängnis leben!«

»Sollen wir vielleicht unten am Empfang anrufen? Haraldo fragen, ob unser männlicher Gast gegangen ist?«

»Aber das wirkt doch seltsam. Warum sollten wir das tun?«

Ich nicke. Zermartere mir das Hirn. »Ich weiß: Ich

sage, er hat etwas hier vergessen, und wir wollten ihn noch erwischen, bevor er weg ist.«

Zander überlegt und greift dann schließlich zum Hörer der Sprechanlage. »Hey, Haraldo, ist unser männlicher Gast schon gegangen? Ach? Wie lange ist das her? Er hat etwas liegen lassen. Ja, schon wieder. Er vergisst andauernd etwas. Ja, genau wie seine Frau. Nein, sie ist noch da. Er hat etwas anderes vergessen. Okay. Bye.«

Zeds Gesicht wird noch bleicher. »Er ist schon lange weg. Fünf Minuten.«

»Was war das über seine Frau?«, frage ich.

»Dieser verdammte Haraldo weiß, dass sie noch hier oben ist!« Zander tigert durchs Wohnzimmer, greift nach seinem Handy und drückt die Wiederwahltaste. Dann sieht er mich an und zuckt mit den Schultern. »Es geht direkt auf die Mailbox.«

Er marschiert hinaus auf die Terrasse. Ich folge ihm.

»Was?«, frage ich.

Er zeigt auf das Haus gegenüber. »Siehst du das?«

Ich folge seinem Finger zu einem Fenster auf der anderen Straßenseite. Es brennt Licht, und eine Gestalt scheint hinter dem Fenster auf und ab zu gehen.

»Scheiße! Glaubst du, die haben was gesehen?«, frage ich.

»Ich weiß nicht, wann das Licht angegangen ist.«

Ich blicke auf die zugedeckte Leiche. Das cremeweiße Laken hat dort, wo der Kopf ist, einen dunklen Fleck.

»Bringen wir sie lieber rein«, sagt Zed.

»Aber wir haben doch noch gar nicht entschieden, ob wir die Polizei rufen wollen oder nicht«, sage ich.

»Bringen wir sie erst rein und entscheiden dann.«

»Nein, das geht nicht. Wenn wir die Polizei rufen, dann dürfen wir nichts berühren oder verändern. Wir müssen absolut ehrlich zu ihnen sein.«

»Das können wir nicht machen …«, sagt Zander. Er dreht den Kopf erneut zu dem beleuchteten Fenster gegenüber. Auch ich hebe den Blick und erkenne dort jetzt zwei schemenhafte Gestalten.

»Bringen wir sie rein. Dann können wir entscheiden. Wir können ja sagen, dass wir uns nicht sicher waren, ob sie tot ist.«

»Aber was, wenn uns jemand sieht? Die Leute dort oben«, sage ich.

»Das merkt kein Mensch, wenn wir es jetzt machen. Jetzt gleich.« Zander geht zu der Toten hinüber und fasst sie an den Schultern. »Komm schon, nimm ihre Füße.«

»Ich weiß nicht, Zed.«

»Okay, dann mach ich es verdammt noch mal allein!« Er beginnt, die Tote mitsamt dem Laken rückwärts davonzuschleppen. Als er sie über die Schwelle zieht, bleibt das Laken am Blumentrog hängen und löst sich von ihr. Ihr Kopf fällt zur Seite wie bei einer Marionette.

»Zieh das mal wieder drüber!«, sagt Zed. Doch das Laken hat sich komplett von ihr gelöst, und nun schleift er eine nackte Tote über unseren Wohnzimmerfußboden. Ich hebe das Laken auf und mache mir dabei die Hände blutig. Dann blicke ich zu dem Fenster gegenüber: Eine dunkle Gestalt steht dort. Schaut der- oder diejenige zu uns herüber? Ich kann es nicht beurteilen und gehe wieder hinein.

Zander schleppt die schlaffe nackte Tote durch den Flur, wobei ihre Füße über die hölzernen Dielen poltern und Blutströpfchen spritzen. Ich gehe in die Küche und werfe das Laken in die Wäsche. Dann schrubbe ich meine Hände mit Seife und kehre ins Wohnzimmer zurück, wo ich die Terrassentüren schließe und die Vorhänge zuziehe.

Indem ich der Blutspur folge, finde ich Zander im Gästebad. Er hat die Tote in die Badewanne gelegt und starrt auf sie hinab. Ihre Augen sind offen und scheinbar auf ihn gerichtet. Beinahe anklagend.

»Hol ein frisches Laken«, sagt er.

In der Wäschekammer versuche ich erneut, etwas Dunkleres zu finden, jedoch vergeblich.

Zander deckt ihren Körper zu und wäscht sich anschließend die Hände.

Zurück im Wohnzimmer, schenke ich uns beiden ein Glas Brandy ein. Wir sitzen nebeneinander auf dem Sofa. Zanders Blick ist verschwommen, er starrt ins Nichts.

»Wir müssen die Terrasse putzen. Das Blut. Bevor es hell wird«, sagt er mit erloschener Stimme.

»Vielleicht sollten wir warten, bis auf der anderen Straßenseite alle Lichter ausgegangen sind.«

Er nickt.

»Und, haben wir uns entschieden? Sind wir uns sicher, dass wir nicht die Polizei rufen sollen?«, frage ich.

»Lass uns darüber schlafen«, sagt er.

»Nein, Zed, wir müssen uns jetzt entscheiden. Uns läuft die Zeit davon. Je länger wir es aufschieben, desto schlechter sieht es für uns aus.«

»Ich kann das jetzt nicht entscheiden!« Er steht auf. »Ich bin durcheinander. Ich weiß nicht, was ich tun soll.«

»Okay, Zed. Sprich leiser. Denk an die Nachbarn …«

»Ich schaffe das nicht, A. Ich muss mich hinlegen. Gib mir nur eine Stunde.«

Er geht in Richtung Schlafzimmer und lässt seinen Brandy auf dem Couchtisch stehen. Ich kippe meinen hinunter. Der Alkohol brennt mir in Hals und Nase. Ich beschließe, Zander eine Stunde zu geben, um sich zu sammeln. Dann nehme ich sein Glas und trinke es aus. Dann muss auch ich eingeschlafen sein, denn ich erwache von einem Summen und greife nach meinem Handy. Es ist zehn nach sieben. Auf dem Display erscheint eine SMS von einer unbekannten Nummer. Sie lautet: KEINE SORGE. ICH HABE PLAN.

ARABELLA

Mittwoch, 4. Dezember, 07:11 Uhr

Der grauenhafte Horror von letzter Nacht greift erneut nach mir. Nichts von dem, was vorgefallen ist, erscheint mir real – doch ich weiß, wenn ich unser Gästebad betrete, wird Desdemona noch immer da sein und mit gebrochenem Schädel in der Wanne liegen.

Ich laufe ins Schlafzimmer. Zander liegt auf dem Rücken und hat die Decke weggestrampelt. Ich berühre ihn sacht an der Schulter. Er zuckt zusammen. Hellwach, panisch.

»Was?«

»Ich bin's, Zed.«

Er beruhigt sich.

»Ich habe gerade eine Nachricht von ihm bekommen.«

»Von wem?«

»Romeo. Er sagt, er hat einen Plan.«

»Ruf ihn an!«, sagt Zander. »Wie viel Uhr ist es?«

»Schon nach sieben.«

»Scheiße!«

Ich wähle die Nummer, doch der Anruf geht sofort

auf die Mailbox, die nicht eingerichtet ist. Ich lege auf.

»Hast du ihm eine Nachricht hinterlassen?«, fragt Zed.

»Was soll ich denn sagen? Er weiß, dass wir ihn sprechen müssen.« Ich füge Romeos Rufnummer zu meiner Kontaktliste hinzu.

»Was ist mit der Arbeit?«, fragt Zed.

»Ich schicke Ashley eine Nachricht und sage, ich sei krank.«

»Und der Blutfleck auf der Terrasse?«, fragt Zander.

»Das machen wir lieber nicht tagsüber.«

»Ja. Ich decke ihn in der Zwischenzeit mit irgendwas ab. Was ist mit den Putzleuten?«

»Ich schicke Phyllis eine SMS. Schreibe ihr, dass ich unpässlich bin und sie heute nicht kommen sollen. Zieh dich an, Zed. Ich setze Kaffee auf.«

Auf dem Weg durchs Wohnzimmer fällt mein Blick wieder auf die Blutspur, die Desdemonas Leiche hinterlassen hat. Noch immer fühle ich mich benebelt, fliege jedoch nach wie vor auf Autopilot, gehe in die Küche und mahle Kaffeebohnen. Dann löffele ich das Pulver oben in die Espressokanne, fülle das Unterteil mit Wasser und stelle das Ganze auf den Herd. Gleich darauf klingelt mein Telefon erneut. Eine SMS von Romeo: BLEIB HEUTE ZU HAUSE. ES KOMMEN VIER MÄNNER. Was zum Teufel faselt er da? Warum zieht er vier andere Personen mit hinein? Wer sind sie? Wahrscheinlich werden sie die Leiche wegbringen. Es fühlt sich an, als wären wir Marionetten, und Romeo zieht die Strippen.

Ich gieße Milch in eine Tasse und mache sie in der Mikrowelle warm. Ich muss unbedingt meine Morgenrituale einhalten. Den normalen Verrichtungen des Alltagslebens nachzugehen ist irgendwie einfacher, als es nicht zu tun. Ich versuche, unsere gestrige Begründung dafür, nicht die Polizei zu rufen, noch einmal durchzugehen: Die Entscheidung wurde in einem Zustand aus Panik, Angst und Verwirrung getroffen. Es war keine rationale Entscheidung, sondern eine emotionale, in erster Linie befeuert durch Zanders Grauen vor dem, was er getan hatte, und dessen Konsequenzen.

Die Espressokanne beginnt zu blubbern, und ich gieße Kaffee in die heiße Milch. Der Rest des Kaffees kommt zusammen mit drei Stückchen Zucker in ein Glas für Zander.

Im Wohnzimmer sind die Vorhänge offen, und die Terrassentüren stehen auf. Zander zieht gerade die Abdeckung des Whirlpools über den Blutfleck. Er schiebt sie zurecht und sieht mich an. Sein Gesicht ist bleich. Meines vermutlich auch. Ich habe es heute Morgen nicht gewagt, mich im Spiegel anzusehen.

Er zündet sich eine Zigarette an und schnippt die Asche auf die Dielen. Normalerweise würde ich ihn ermahnen, einen Aschenbecher zu benutzen.

Ich setze mich aufs Sofa und nippe an meinem Milchkaffee.

Was Romeo wohl im Schilde führt? Es wäre noch nicht zu spät, die Polizei zu rufen. Wir könnten behaupten, Romeo habe uns gesagt, er werde sie verständigen.

Wir hätten auf ihn gewartet und seien dann eingeschlafen. Es klingt albern, ist aber wahrscheinlich die sicherste Option. Vieles hängt davon ab, in welchem Zustand sich Zander befindet und ob ich mit ihm diskutieren kann. In Krisensituationen kann er manchmal ruhig und besonnen sein, in den meisten Fällen ist er aber unvernünftig und streitlustig. Zander kommt von der Terrasse zu mir, trinkt einen Schluck Kaffee.

»Ich habe noch eine SMS von Romeo bekommen«, sage ich und reiche Zander mein Telefon.

Er liest sie mit gerunzelter Stirn. »Was soll das heißen?«

Ich zucke die Achseln.

»Warum vier Männer? Warum erzählt er noch mehr Leuten davon? Das ist ja verrückt. Nicht zu fassen, dass er das gemacht hat. Warum hat er das getan?«

»Ich weiß es nicht. Vielleicht sind es Freunde von ihm. Er reagiert nicht auf meine Anrufe, also kann ich ihn nicht fragen. Ich will ihm auch keine SMS schicken, das könnte später als Beweis für irgendwas dienen.«

»Nein, nein, nein«, sagt Zander. »Da hast du recht. Schick ihm keine SMS.«

»Weißt du, was ich mir überlegt habe?«, sage ich. »Es ist noch immer nicht zu spät, um die Polizei zu rufen. Wir können ja sagen, dass uns Romeo getäuscht hat, dass er gesagt hat, er würde sie holen …«

»Jetzt ist es zu spät. Wir würden total schuldig aussehen.« Er kippt den Kaffee hinunter und wischt sich mit dem Handrücken über den Mund.

»Aber er hat es vier anderen Leuten gesagt …«, wende ich ein.

»Warten wir einfach auf Romeos Männer. Hoffentlich nehmen sie die Tote mit. Wir dürfen nicht vergessen, dass er genauso schuldig ist wie wir. Er wird also nichts Dummes machen. Ich finde übrigens, dass du lieber zur Arbeit gehen solltest. Wir sollten unsere Routine nicht verändern, sondern alles so normal wie möglich weiterlaufen lassen. Und es ist besser, wenn du nicht da bist … Du weißt schon, wenn sie kommen. Ich krieg das schon hin. Es ist besser, wenn sie dich nicht sehen. Und ich mache hier sauber. Versuche, das Blut wegzuschrubben.«

»Nein, ich glaube, es ist besser, wenn ich hierbleibe.«

»Ich komm schon klar, A. Geh du jetzt zur Arbeit. Meld dich lieber nicht krank, wenn Kurt da ist. Benimm dich normal.«

»Normal? Wir haben ein totes Escort-Girl in unserer Badewanne liegen. Wie können wir da normal sein?«

Ich stütze den Kopf auf die Hände, mir ist mit einem Mal schwindlig.

»Na, komm.« Er setzt sich hin und legt einen Arm um mich. Ich lasse den Kopf auf seine Schulter fallen.

»Keine Angst. Wir kriegen das hin. Ich versprech's dir«, sagt er.

»Ich schaffe das nicht. Ich schaff's nicht.«

Er küsst mich mehrmals auf den Kopf. »Wir schaffen das. Wenn wir stark sind. Wir stehen das durch.«

»Ich will sie nicht in meiner Wohnung haben. Zed, es

ist falsch. Falsch für uns und falsch für sie. Was ist mit ihrer Familie?«, sage ich und wische mir die Tränen von den Wangen.

»Wir müssen eben tun, was wir können … Das ist alles. Pass auf, geh zur Arbeit. Wenn du nach Hause kommst, ist sie weg, ich garantiere es dir.«

An diesem Abend komme ich spät von der Arbeit nach Hause. Kurt hatte ein Meeting aller Abteilungsleiter einberufen, das bis nach 21 Uhr dauerte. Ich habe es bis zum Schluss ausgesessen, ohne ein einziges Wort von dem aufzunehmen, was gesprochen wurde, da ich unablässig auf die digitale Zeitanzeige auf meinem Handy starrte. Als ich unser Haus betrete, sehe ich Haraldo hinter dem wuchtigen Eichenholztresen am Empfang sitzen. Er steht auf und kommt zu mir herüber. Seine Uniform mit dem grauen Frack und dem weißen Hemd ist so tadellos wie immer.

»Hallo, Madam«, sagt er. »Heute Nachmittag sind Lieferanten gekommen.«

»Oh, okay. Danke, Haraldo«, sage ich, außerstande, ein Grinsen zu unterdrücken, während mein Herz schneller schlägt.

Er lächelt mich an und neigt den Kopf. Dann verfolgt er, wie ich zum Lift hinübergehe. Ich spüre noch immer seinen Blick in meinem Rücken, als ich in die Kabine trete. Wie von Zander angewiesen, habe ich mein Handy den ganzen Tag nicht benutzt. Er hat mir eingeschärft, ihn nicht zu kontaktieren, außer im Notfall.

Als ich die Tür zu unserer Wohnung öffne, schlägt mir der beißende Geruch von Chlorbleiche entgegen. Im Wohnzimmer türmen sich haufenweise Pappe und andere Verpackungsmaterialien, vermengt mit Streifen von schwarzem Isolierband. Ich registriere, dass die Blutspur verschwunden ist. Und unser cremefarbener Teppich ist weg.

»Zander?«, rufe ich.

Ich gehe auf die Terrasse hinaus. Der Whirlpool steht nach wie vor auf dem Blutfleck, Dampf steigt von seiner Oberfläche auf. Ich gehe ins Schlafzimmer. Zander liegt ausgestreckt und reglos auf dem Bett.

»Zander, Zander?«, rufe ich und rüttele an seiner Schulter.

Er scheint nicht zu atmen.

»Zander!«, rufe ich wieder und versuche hilflos, ihn wachzuschütteln.

Sein Gesicht ist ausdruckslos und seine Augen geschlossen. Dann nehme ich den Geruch von Alkohol wahr. Zander atmet schwer aus.

»Zander? Wach auf! Was ist denn passiert?«, frage ich.

»Lass mich schlafen. Lass mich schlafen.« Er dreht mir den Rücken zu, und ich gebe auf.

Zurück im Wohnzimmer, sehe ich mich nach weiteren Hinweisen um. Doch ich schiebe das Unvermeidliche bloß auf. Der nächste Schritt liegt auf der Hand.

Schlotternd schleiche ich durch den Flur, zurück zum Gästezimmer. Die Tür ist geschlossen. Zitternd drehe ich am Türknauf. Nach kurzem Zögern hole ich tief Luft und mache Licht. Desdemona ist weg. Keine Spur mehr von ihr. Und auch keine Blutflecken. Alles ist sauber, der Raum ist erfüllt vom frischen Geruch eines Putzmittels. Alles ist wieder normal. Erleichtert atme ich auf, gehe zurück ins Wohnzimmer, lege mich aufs Sofa und schlafe auf der Stelle ein.

ZANDER

Dienstag, 31. Dezember

Wenn man ertrinkt, läuft das ganze Leben wie ein Film vor dem inneren Auge ab.

Das ist nicht nur Altweibergeschwätz, sondern ein brutal krasser Fakt. Die Zeit steht still, und man durchlebt noch einmal jeden kleinsten Moment der wichtigsten Tage seines Lebens. Das wird mir klar, als sich das eisige Wasser in meine Lunge presst. Mein Leben läuft wie eine Rückblende in meinem Kopf ab. Es beginnt mit dem vergangenen Morgen.

Das Rauschen der Dusche im Badezimmer weckt mich. Mein Schädel dröhnt, und meine Zunge fühlt sich rau wie Sandpapier an. Was zum Teufel ist passiert?

Ich versuche mich zu erinnern. Es ist klar, dass ich am Vorabend getrunken haben muss. Viel getrunken. Aber was und mit wem? Ich weiß es nicht mehr. Nicht mit Arabella, das steht fest. Mein innerer Sherlock Holmes lässt mich an dieser Stelle eindeutig im Stich. Mühsam öffne ich die Augen. Graues Morgenlicht sickert durch den Schlitz zwischen den Vorhängen ins Zimmer.

Wo zum Teufel bin ich?

Der baumwollene Kissenbezug ist samtweich, die Matratze richtig dick und bequem. Arabella hätte nie eine derart nachgiebige Matratze geduldet. Ich bin also definitiv nicht zu Hause. Kleider liegen über den Fußboden verstreut, dazwischen Schnapsfläschchen – ein richtiges Chaos. Arabella würde ausrasten. Doch das erklärt den Kater: Wir müssen die Minibar geplündert haben.

Wir? Wer ist wir? Die Geräusche aus dem Badezimmer beunruhigen mich.

Ich setze mich auf und zünde mir eine Zigarette an. Meine Hände zittern – vor Nervosität oder vom Alkohol? Der Raum um mich scheint zu schwanken, als wäre ich auf See. Ich bin immer noch betrunken – unglaublich. Ist das ein Nichtraucherzimmer? Ich weiß es nicht mehr. Sollen sie mich doch verklagen. Ich schnippe Asche in ein Whiskyglas auf dem Nachttisch. In der Luft hängen noch die Ausdünstungen von Schnaps, gemischt mit etwas Säuerlichem – das bin ich. Ich muss dringend duschen. Das Rauschen hört auf, und ich starre zur Tür. Dahinter herrscht unheilvolle Stille. Wenn ich nicht solche Kopfschmerzen hätte, würde ich sie einfach eintreten. Ich konnte Spannung noch nie gut aushalten.

Langsam dreht sich der Knauf; er bleibt stehen, und die Tür blockiert – sie geht nicht auf.

Schließlich das Geräusch eines Riegels, der aufgezogen wird. Der Knauf dreht sich erneut, und nur zögerlich öffnet sich die Tür.

Wer ist da drinnen? Eine Neunzigjährige?

Nein. Es ist eine junge Frau. Jetzt fällt es mir wieder ein. Die Blondine von gestern Abend mit den hohen Wangenknochen und den tiefliegenden Augen. Wie war noch ihr Name? Ihr enges schwarzes Kleid reicht bis zur Mitte ihrer Schenkel. Auf der verlegenen Miene in ihrem blassen Gesicht zeigt sich ein angedeutetes Lächeln.

»Hallo«, sagt sie.

»Hey.«

Sie macht den Schrank auf. Kleiderbügel schrammen über die Stange, und das Geräusch lässt mich zusammenzucken.

»Was suchst du denn?«, frage ich.

»Meinen Mantel. Du hast ihn gestern Abend hier reingehängt«, sagt sie mit einem Akzent, der mich an Gulasch erinnert. Gleich darauf schreit sie gellend auf, zeigt auf ein weißes Hemd, das im Schrank hängt. Mein Hemd. Sie reißt die Augen auf und weicht zurück, während sie am Ärmel ihres Mantels zerrt, doch der hat sich am Kleiderbügel verhakt. Sie nimmt den Blick nicht von mir und zerrt weiter an dem Ärmel. Vergeblich. Ich mustere das Hemd: Es ist über und über mit roten Flecken bedeckt.

»Schon gut«, sage ich. »Es ist nicht mein Blut.«

Falscher Kommentar.

Ihre Augen quellen fast hervor, sodass sie Ähnlichkeit mit einer Comicfigur hat.

»Kann ich dir helfen?«, frage ich und mache Anstalten aufzustehen.

»Nein. Alles gut«, sagt sie und hält eine Hand in die Höhe, um mich zu stoppen.

Erneut reißt sie an dem Ärmel. Der Mantel löst sich abrupt, woraufhin der Kleiderbügel herunterfällt und über den Fußboden hüpft. Vor meinen Füßen bleibt er liegen. Ein Dreieck aus poliertem Holz. Muss ein nobles Hotel sein.

»Ich muss los.« Sie sammelt ihre Schuhe auf, ohne mich aus den Augen zu lassen, ehe sie auf Strümpfen zur Tür geht. Sie hat einen hübschen Po.

Und ehe ich mich versehe, ist sie weg.

Ich stehe auf und gehe zum Schrank. Ich weiß, dass ich das Hemd wegschmeißen müsste. Es ist ein Beweismittel. Ich zwinge mich, konzentriert zu denken. Es handelt sich schließlich um eine Straftat. Dann fällt mir wieder ein, dass es egal ist.

Ich ziehe die untere Schublade des Schranks auf und falte ein flauschiges weißes Handtuch auseinander, das sorgfältig mehrmals zusammengelegt worden ist. Irgendwann beim Aufwickeln wird es dunkelrot. Als es ganz offen ist, entdecke ich eine hellrote Stelle. In der Mitte liegt der Schlagring. Er ist schwer und furchteinflößend. Ein kleines Stück Haut hängt an einem der Zacken. Dann fällt mir wieder ein, von wem es stammt: das verfluchte Arschloch. Allein beim Anblick des Schlagrings tun mir die Fingerknöchel weh. Ich brauche Ibuprofen – für meinen Kopf und meine Hände. Was sagt Arabella immer? Man kann Ibuprofen und Paracetamol zusammen einnehmen. Das ist genau der Cocktail, den ich brauche. Dann denke ich an eine andere Art von Cocktail und beschließe, mich anzuziehen.

Erneut mustere ich den Schlagring. Ich habe ganze Arbeit geleistet und für Gerechtigkeit gesorgt.

Ich bin Batman. Der Dark Knight.

Ich lege das Handtuch in die Schublade zurück und sammle anschließend meine Kleider vom Boden auf. Irgendwo in meinem Kopf ertönt Arabellas mahnende Stimme: Nimm deine Medikamente. »Wozu?«, sage ich laut. Hoffentlich sehe ich sie am Abend von Angesicht zu Angesicht. Schließlich ist Silvester. Doch zuerst muss ich auftanken.

Ich gehe runter in die Bar. Dort steht wieder derselbe Kellner mit dem gegelten Haar und den glänzenden Knöpfen.

»Darf ich Ihnen etwas bringen, Sir?«

»Ja. Eine Spicy Bloody Mary.«

Er blinzelt. Das sollte er eigentlich unterlassen, denn das hier ist ein Luxushotel. Na gut, es ist noch vor elf Uhr morgens, aber manche Leute trinken Bloody Mary zu ihren Cornflakes, Herrgott noch mal. Zumindest habe ich das einmal mit meinen Fußballkumpeln vom College gemacht; es war ziemlich grässlich.

»Darf es auch etwas zu essen sein, Sir?«, fragt er mit einem leicht vorwurfsvollen Unterton.

Glaubt der Typ, er sei meine Mutter?

»Haben Sie Donuts?«

»Ähm, nein, Sir. Bedauere.«

Zu nobel für Donuts. Selber schuld, wenn ich in so einem Schuppen absteige.

»Ich kann Ihnen Toast bringen. Oder möchten Sie einen Blick auf die Brunchkarte werfen?«

»Toast und Butter wären gut.«

Er wieselt davon; ein Leichtgewicht in seinen Halbschuhen. Vielleicht ist das aber auch nur seine noble Ausbildung.

»Und Marmelade!«, rufe ich ihm nach.

Er dreht sich um und nickt in meine Richtung. Vermutlich bin ich nicht sein Lieblingsgast.

Kurz darauf kehrt er mit dem Toast und der Bloody Mary zurück.

»Mr Clayton, wollen Sie nach wie vor heute bei uns zu Abend essen? Ein Tisch für zwei um 20 Uhr?«

»Ja«, sage ich, nach wie vor unsicher, ob Arabella es schaffen wird oder nicht.

Ich greife nach dem eiskalten Drink. In meiner heißen Hand fühlt er sich gut an. Ich presse mir das Glas gegen die Stirn und rolle es hin und her. Dabei stelle ich mir vor, dass mein glühender Kopf die Eiswürfel im Glas verdampfen lässt. Ich sauge den würzigen Cocktail durch den Strohhalm wie ein Kind einen Himbeer-Milkshake. Binnen Minuten werden die scharfen Kanten in meinem Kopf weicher.

Der Konterschnaps.

In Wirklichkeit habe ich alles durcheinandergetrunken: Louis Roederer, Puligny-Montrachet, Châteauneuf-du-Pape, Dow's, Captain Morgan und irgendeinen obskuren Schnaps aus der Minibar – ich brauche also alle möglichen Konteralkoholika. Mein Gott, das Mädchen war aber auch trinkfest. Eine Ungarin. Wahrscheinlich war sie die letzte Frau, mit der ich geschlafen habe – je nachdem, ob die Albaner mich noch vor der Polizei finden. Nicht dass ich wirklich mit ihr »geschlafen« hätte. Der Deal war: trinken, abendessen, trinken, dann schlafen. Kein Sex, nur Gesellschaft für die ganze Nacht. Schließlich bin ich ein verheirateter Mann.

Ich habe mich einsam gefühlt, weil ich mich verstecken musste wie Sundance Kid, nur ohne einen Butch Cassidy, der mich bei Laune gehalten hätte. Ich brauchte einfach etwas menschliche Gesellschaft. Außerdem hat sie mir erzählt, sie sei bei einer renommierten Agentur mit einer schicken Website und allem. Gebranntes Kind und so weiter. Außerdem hätte ich es gar nicht mit ihr treiben können, selbst wenn ich gewollt hätte – nicht nach den Unmengen von Alkohol. Mein alter Lümmel hatte längst im Koma gelegen.

Ich streiche Butter auf den Toast und Marmelade darüber. Zucker ist mein zweites Geheimmittel gegen Kater. Also löffele ich noch einen Klecks rote Süße darauf und schlinge es hinunter. Durch die Zuckerzufuhr fühle ich mich sofort erfrischt. Wenn es doch nur ein Donut gewesen wäre. Ich nehme mir vor, später bei Harrods vorbeizugehen und mir eine Schachtel Krispy Kremes zu kaufen. Was soll's? Ich muss nicht mehr auf mein Gewicht achten – so nahe, wie ich dem Ende meiner Tage bin.

Als ich mich umblicke, sehe ich die üblichen Knightsbridge Emirati – dicke Kinder in hässlichen Poloshirts mit ihren überfürsorglichen Müttern und ihren auffällig geschminkten Schwestern. Die karamellfarbenen Wände und die goldgeränderten Spiegel lassen den Raum gemütlich, exklusiv und sicher erscheinen. Doch das ist eben nur der Anschein. Ich weiß, dass ich nicht sicher bin.

Ich schicke Dean eine SMS, um mich zu erkundigen, ob er etwas von Arabella gehört hat. Was Neues?

Die Antwort kommt postwendend: Nein. Du?

Null, tippe ich.

Der ursprüngliche Plan war, dass Arabella sich bei ihrem Vater in Devon aufhalten sollte, bis es mir gelungen war, »alles zu bereinigen«. Falls ich das nicht konnte und die Dinge in die Binsen gingen, würde ich die Schuld auf mich nehmen, und sie könnte mich für alles verantwortlich machen. Arabellas Beteiligung wäre dann die Folge des durch mich ausgeübten Zwangs: Ich würde behaupten, dass ich meine Medikamente abgesetzt hätte, sie bedroht hätte und handgreiflich geworden wäre. Ich könnte auch die psychotische Depression ins Feld führen – ich besitze ärztliche Atteste, die das belegen.

Zum ersten Mal wird sich meine Bewährungsstrafe einmal tatsächlich als nützlich erweisen. Doch der Knackpunkt des Plans ist, dass wir keinen Kontakt zueinander haben dürfen: Es muss aussehen, als wäre sie nach Devon durchgebrannt, um vor dem Brutalo

Zander zu fliehen, dem kranken, gewalttätigen Schläger. Diese Rolle kann ich spielen und sie den Cops präsentieren, kein Problem: Schließlich bin ich immer auf diese Rolle eingestellt. Unser Plan B, für den Fall, dass sich die Sache nicht bereinigen ließ, bestand darin, sich an Silvester im Berkeley Hotel zu treffen: ein passender Zeitpunkt für eine Versöhnung oder eine Lösung. Wie in einer trashigen Fernsehserie.

Allerdings wurde die Sache nicht bereinigt. Nicht so, wie wir es wollten.

Ich verlasse das Hotel und mache mich auf den Weg zu Harrods hinüber und kaufe schließlich eine Schachtel mit überteuerten gemischten Gourmet-Donuts. Es kommt mir vor wie eine Henkersmahlzeit. Dann begebe ich mich in die Abteilung mit dem Weihnachtsschmuck und suche nach dem vierten Gegenstand auf meiner To-do-Liste. Der Ausverkauf hat längst begonnen, und es geht zu wie verrückt, die Schnäppchenjäger rasen im Laden herum wie Wahnsinnige. Und dann ganz plötzlich entdecke ich das, wonach ich suche. Es liegt zusammen mit anderen kleinen Glasfiguren in einer Vitrine: ein bemaltes weißes Einhorn mit einer Krone um den Hals, glänzend und rein. Meine Augen werden feucht. Das gleiche Stück habe ich vor ein paar Jahren für Arabella gekauft. Dann ist es zerbrochen. Doch hier ist es wieder, als wäre es ein Zeichen – ein Hoffnungsstrahl, die Botschaft, dass Erlösung möglich ist.

Vorsichtig nehme ich es und trage es zum Bezahlen an die Kasse. Es liegt so zerbrechlich und wertvoll in meiner Hand, als könnte ich es zerstören, ohne es überhaupt zu bemerken. Der junge Mann an der Kasse mustert mich argwöhnisch. Ich sehe ihm an, dass er fragen möchte, ob alles in Ordnung sei, aber vermutlich fürchtet er eine peinliche Szene oder eine schrille Antwort – er muss ein echter Londoner sein. Als Londoner lernt man, in seinen unsichtbaren Abteilen zu leben und keine Fremden hereinzulassen. Ich nenne das die »Londoner Etikette«. Arabella und ich haben *zwei* Fremde hereingelassen und schwer dafür gebüßt. Der Verkäufer verpackt das Einhorn in Luftpolsterfolie und reicht es mir mit einem matten Lächeln, jedoch fast ohne Blickkontakt. Eine weitere Lektion aus dem Leben in London: Vermeide Blickkontakt mit Fremden. Ich stecke das Päckchen in die Brusttasche meiner Jacke und gehe hinaus. Spontan steige ich in ein Taxi und nenne dem Fahrer die Adresse unserer Wohnung. Ich weiß, dass es ein verflucht irres Risiko ist. Wahrscheinlich warten dort die Cops auf mich.

Ist die Luft rein?, simse ich Dean.

Es kommt keine Antwort. Er will sich nicht hineinziehen lassen. Ich kann es ihm nicht verdenken, schließlich muss er seine Juristenethik beachten. Er hat bereits wesentlich mehr für uns getan, als er müsste. Dabei ist mir klar, dass es ihm dabei ausschließlich um Arabella und seine Gefühle für sie geht. Nicht um mich. Bei der Ankunft bitte ich den Taxifahrer, vor der Tür zu unserem Haus zu warten. Nirgendwo ist eine Uniform in Sicht.

Ich haste hinein und sehe Haraldo hinter dem schweren Eichentresen stehen.

»Ah, Mr Clayton, alles in Ordnung?«

Keine Spur von Furcht oder Nervosität. Die Polizei kann ihn noch nicht verständigt haben. Falls doch, ist er ein ziemlich guter Schauspieler.

»Ich war auf Reisen. Haben Sie meine Frau in letzter Zeit gesehen?«

Er sieht verständnislos drein, als wollte er sagen: »Was reden Sie denn da für einen Stuss?«

»Ich habe mein Handy verloren«, sage ich, indem ich nach einer plausiblen Erklärung suche.

»Ich habe sie vor ein paar Tagen gesehen …«, sagt er unsicher.

»Vor wie vielen Tagen?«

Auf seinen Wangen zeichnen sich rote Flecken ab, während er verlegen an den Knöpfen seiner Jacke dreht. Dies ist eine Herausforderung an seine sonst so perfekten Dienste.

»Also, es war nach Weihnachten, vielleicht vor drei oder vier Tagen … oder fünf.«

»Okay, danke.« Ich lasse ihn vom Haken.

Er sieht mir nach, als ich in den Aufzug steige. Vielleicht haben die Bullen ihn doch schon befragt. Vielleicht gibt er ihnen schnurstracks Bescheid, sowie ich außer Sichtweite bin.

Die Luft in der Wohnung ist stickig und abgestanden. Es ist offensichtlich, dass seit Tagen niemand mehr hier war. Alles fühlt sich still und leer an. Ich gehe in die Küche, ziehe ein scharfes Messer aus dem Messerblock und schlitze die Verpackung des kleinen Einhorns auf. Vorsichtig nehme ich es heraus und hänge es an einen vertrockneten Zweig unseres Weihnachtsbaums. Der Boden ist von Nadeln übersät, der Baum verdorrt und vernachlässigt. Ich überlege, ob ich ihn gießen soll, doch Weihnachten ist vorbei, also spare ich mir die Mühe. Es ist beruhigend zu wissen, dass das Figürchen wieder am Baum hängt. Als sein Vorgänger an dem Tag, als Romeo zum ersten Mal hier war, heruntergefallen und zerbrochen ist, war es mir wie ein schlechtes Omen erschienen, und genauso ist es gewesen. Ich muss mich umziehen. Seit Tagen schon trage ich dieselben Sachen. Sowie ich das Schlafzimmer betrete, weiß ich, dass etwas faul ist. Die Schranktüren stehen offen. Arabellas Koffer fehlt. Zurückgelassene Kleidungs- und Wäschestücke liegen über das Bett verstreut: Sie stammen alle von Arabella. Und dann sehe ich es, auf meinem Nachttisch: ein unregelmäßig abgerissener Fetzen Papier. Darauf Arabellas Handschrift.

Mein geliebter Zed,
ich muss fort. Ich hab's versucht. Ich hab's wirklich versucht, aber es war zu viel für mich. Ich brauche einfach ein bisschen Zeit für mich allein – weg von dem Ganzen. Ich gehe ins Ausland – ich weiß noch nicht, wohin. Das entscheide ich am Flughafen. Ich glaube, wir sollten nicht zusammenbleiben. Ich will es alleine versuchen. Ich melde

mich, ich versprech's. Pass auf dich auf. Ich liebe dich. Es tut mir leid.

Küsse, A

Arabella bewahrt ihren Pass immer in der unteren Schublade ihres Nachttischs auf. Ich ziehe sie auf. Der Pass ist weg. Sie nimmt nie den großen Koffer mit, wenn sie zu ihrem Vater fährt, weil sie ihre Landklamotten dort hat. Wo zum Teufel ist sie hingefahren? Ich habe keinerlei Ahnung. Ich will auch nicht darüber nachdenken. Ich bin wie betäubt.

Ich rolle mich neben Arabellas abgelegten Kleidern auf dem Bett zusammen und weine mich in den Schlaf.

Als ich aufwache, ist es dunkel. Ich sehe auf die Uhr – halb acht Uhr abends.

Zum Silvesterdinner kehre ich ins Hotel zurück. Allein. Ist das jetzt die neue Normalität? Tja, die Ereignisse werden mich garantiert einholen, bevor ich Zeit habe, mich daran zu gewöhnen.

Als ich die Hotelhalle betrete, bleibe ich erschrocken stehen. Diese eisblauen Augen, die mich fixieren.

Desdemonas Schwester lehnt mit verschränkten Armen an einer Wand.

Ich gehe zu ihr. »Was machst du denn hier?«

»Ich wollte dich warnen. Sie wollen dich heute Abend schnappen.«

»Wer?«

»Ich darf mich da nicht einmischen. Aber sie sind heute Nachmittag bei mir aufgetaucht und haben mir eine Menge Fragen gestellt. Ich glaube, sie werden hierherkommen. Sei vorsichtig. Ich muss jetzt gehen.«

Sie schiebt sich an mir vorbei, doch ich packe sie am Arm.

»Warte.«

Sie fährt herum. Ich sehe, wie einer der Securitys argwöhnisch in unsere Richtung schaut.

»Lass dir wenigstens die zwanzig Riesen von mir geben …«

»Nein, nein. Ich kann nicht. Ich will das Geld nicht. Das ist mir jetzt zu riskant.« Sie zieht ihren Arm weg und sieht mich an. »Sei einfach vorsichtig.«

Ich erkenne Desdemona in ihren Gesichtszügen und erschauere. Warum will die junge Frau mir helfen? Ich habe ihre Schwester getötet, Herrgott noch mal. Es ist nett von ihr, mir zu sagen, dass sie hinter mir her sind.

Sollen sie kommen.

Ich betrete das Marcus-Wareing-Restaurant im Hotel, wo ich reserviert habe. Der Raum ist stimmungsvoll eingerichtet und matt beleuchtet und von reichen Touristen aus dem Ausland bevölkert, wahrscheinlich Hotelgäste. Es wirkt teuer. Ein hübsches Lokal für meinen Abgang.

Der Oberkellner kommt an meinen Tisch. »Erwarten Sie noch jemanden?«

»Nein. Ich bin allein.«

»Ah, aber wir haben ein festes Silvestermenü für zwei Personen, Sir«, sagt er mit skeptischer Miene.

»Tja, meine Frau hat mich soeben verlassen. Was soll ich Ihrer Meinung nach dagegen tun?«

Er wirkt so schockiert, als hätte ich ihn ins Gesicht geschlagen. »Das tut mir sehr leid, Sir.«

Mit einem Nicken zieht er sich zurück. Ich sehe, wie er einem der anderen Kellner etwas zuflüstert, woraufhin dieser sich eilig in Bewegung setzt und Teller sowie Besteck vom Platz gegenüber entfernt. Mir ist wieder zum Heulen zumute.

Ein anderer Kellner kommt mit einem Glas Champagner. Er stellt es feierlich vor mir ab und verschwindet wortlos. Es ist, als fühlten sie alle den Verlust meiner Frau mit.

Das Abendessen ist eine Abfolge winziger, aufwendig zubereiteter Köstlichkeiten – ein Mahl, das eines Zaren würdig wäre. Mir wäre allerdings ein T-Bone-Steak mit getrüffelten Pommes frites und viel Ketchup lieber gewesen. Ich leere eine ganze Flasche Château Palmer – mein Lieblingsrotwein. Doch ich bin immer noch nicht betrunken. Also bestelle ich zwei Margaritas, um mich abzufüllen. Klassisch, mit Salzrand (wie immer). Damit klappt es.

Um zwanzig vor elf bin ich fertig und beschließe, zur Albert Bridge zu fahren. Ich verlasse das Hotel und lasse mich in ein Taxi fallen. Als ich die Autotür schließe, erkenne ich drei der Albaner, die neben dem Eingangsbereich des Hotels herumhängen. Als ich an ihnen vorbeifahre, winke ich ihnen zu und muss mich beherrschen, dabei nicht die Zunge herauszustrecken.

Das Taxi setzt mich an der Nordseite der Brücke ab. Beim Überqueren erinnere ich mich an diese Nacht, in der ich mit Arabella hergekommen war. Zuvor waren wir uns im Grenadier Arms zum ersten Mal begegnet. Die Brücke war damals von unzähligen weißen Lämpchen an den Trossen beleuchtet gewesen, was magisch auf mich wirkte. In der Mitte sind wir stehen geblieben, ich habe Arabella angesehen und gewusst, dass ich sie heiraten will. An genau dieser Stelle stehe ich nun auch. Es ist kalt und windig, ich vergrabe meine Hände in den Taschen meines Jacketts und zucke mit der rechten zurück. Etwas hat mich gestochen. Vorsichtig taste ich mich heran und ziehe es schließlich hervor: Es ist das zerbrochene Einhorn. Ich hatte es an jenem Abend in die Jackentasche gesteckt. Einen Moment lang denke ich an den Ersatz, der nun an unserem Baum hängt, dann lasse ich die Überreste des Figürchens über das Geländer fallen. Sie tauchen lautlos in die schwarze Oberfläche des Wassers und verschwinden.

Und dann entdecke ich sie. Die drei Albaner, die vor dem Hotel gestanden hatten. Sie sind mir gefolgt und kommen näher. Entschlossen bleibe ich stehen. Ich habe das Kämpfen satt. Alles, was ich bisher versucht habe, hat unsere Lage noch schlimmer gemacht. Und jetzt will ich nicht mehr. Ich sehe auf die Uhr: eine Stunde vor Mitternacht am Silvesterabend. Meine Zeit ist beinahe abgelaufen. Ich werde weder das neue Jahr erleben noch Arabella jemals wiedersehen.

Auf der anderen Seite erblicke ich die karge Schönheit der Battersea Power Station. Drei der vier ikonischen Schornsteine sind von den Bauunternehmern bereits abgerissen worden. Nur noch einer ist übrig – und vielleicht wird auch der bald weg sein. Dann bauen sie sie wieder auf, aber ich werde es nicht mehr erleben.

Vier Hände greifen fest nach mir. Ich drehe mich nicht um. Ich frage mich, ob sie es wohl mit einem Messer oder mit einer Schusswaffe tun werden. Zwei weitere Hände packen zu. Ich wehre mich nicht. Dann ein Schlag gegen den Hinterkopf. Halb bewusstlos nehme ich wahr, wie ich hochgehoben werde, höre dabei schweres, schnaubendes Atmen. Und dann hänge ich kopfüber da, meine Arme fassen ins Nichts. Ich gebe keinen Laut von mir, bis ich gegen eine Art Mauer pralle. Eiskaltes Wasser. Ich kann die Beleuchtung der Brücke noch erkennen und denke an Arabella. Dann schließe ich die Augen und lasse den Fluss meine Lunge füllen.

ARABELLA

Donnerstag, 5. Dezember, Morgen

Mein Handywecker klingelt um sechs. Ich stehe auf und stelle ihn aus. Ich habe Schmerzen in Hals und Schultern; die zweite auf dem Sofa verbrachte Nacht. Ich kämpfe mich durch den Wust von Pappe auf dem Fußboden, suche im Schlafzimmer nach Zander, finde ihn aber schließlich in der Küche beim Kaffeemachen.

»Hey.«

Er kommt herüber und nimmt mich in die Arme.

»Wie geht's dir?«

»Schlimme Kopfschmerzen«, sagt er.

»Was ist denn gestern passiert?«

Die Mikrowelle meldet heiße Milch, er nimmt meine Tasse heraus und gießt Kaffee hinzu.

»Zed, was ist passiert?«

Er gießt sich Kaffee ins Glas, gibt drei Würfel Zucker dazu und rührt schweigend um.

»Sind Romeos Leute gekommen? Wie haben sie die Leiche weggebracht?«

Aus blutunterlaufenen Augen sieht er mich an – und geht.

Ich folge ihm. »Zed, was ist los?«

Er geht weiter den Flur entlang und öffnet die Tür zum Gästezimmer.

»Was ist denn?«, frage ich, während ich ein unbekanntes, lautes Brummen vernehme.

Er schaltet das Licht an und zeigt auf einen großen, weißen Quader, der ein merkwürdiges Rattern von sich gibt.

»Sie liegt da drin«, sagt er.

»Was?«

»Sie liegt in der Gefriertruhe.«

»Da drinnen?«, frage ich. »O mein Gott!« Ich weiche einen Schritt zurück.

Zander zieht einen Zettel aus der Tasche seiner Shorts. »Das lag dabei.«

Ein viermal gefaltetes DIN-A4-Blatt. In riesiger, krakeliger Schrift steht da: REINLEGEN.

Ich kann nicht glauben, was ich da lese. Das wuchtige weiße Ding steht mitten im Gästezimmer zwischen dem Bett und der Wand. Es muss etwa einen Meter achtzig lang und neunzig Zentimeter hoch sein.

»Aber warum?«, frage ich.

Zander schüttelt nur den Kopf.

Ich bin entsetzt. Hunderte von Fragen schwirren mir durch den Kopf, doch ich kann nur auf das Ungetüm vor mir starren. An der Vorderseite prangt ein Abdruck von vier blutigen Fingern.

»Wir müssen sie abwischen«, sage ich tonlos und zeige mit einem Finger vage in Richtung der Flecken.

»Ich weiß.«

»Das Ding macht seltsame Geräusche. Funktioniert es überhaupt?«, frage ich.

»Ja. Ich hab's gestern Abend überprüft. Vorne ist eine digitale Anzeige. Es waren minus zwölf Grad Celsius.«

»Ist das die richtige Temperatur – was meinst du?«

»Keine Ahnung, Arabella, ich habe noch nie zuvor eine Leiche eingefroren.«

Zander macht das Licht aus und geht wieder ins Wohnzimmer. Bis ins Mark erschüttert stehe ich da und frage mich absurderweise, ob wir im Internet die korrekte Temperatur recherchieren können. Als ich einen letzten Blick in das nun dunkle Zimmer werfe, kann ich nach wie vor die Umrisse des weißen Quaders erkennen. Sein Brummen wirkt bösartig auf mich. Ein surreales Szenario wie aus einem schrecklichen Traum. Ich kehre zu Zander zurück. Er sitzt auf dem Sofa und starrt in den Kamin.

»Was ist passiert, Zed?«

»Ein paar Lieferanten haben das Ding die Treppe hochgebracht. Ich hatte keine Ahnung, was es ist. Und dann sind sie einfach wieder gegangen. Als ich es ausgepackt habe, habe ich den Zettel gefunden.«

»Aber wer hat das Ding gebracht?«

»Vier Typen in Blaumännern.«

»Haben sie irgendwas gesagt?«

»Kein Wort. Sie haben es abgeliefert und sind wieder gegangen. Ich hatte auch nicht die Absicht, ein

Gespräch mit ihnen anzufangen. Schließlich hatte ich eine Leiche im Gästebad liegen.«

Ich versuche die Konsequenzen abzuschätzen.

»Hast du irgendwas von ihm gehört?«, fragt Zander.

»Von Romeo? Nein. Was glaubst du, was das zu bedeuten hat?«

»Offenbar will er Zeit schinden, bis er einen Weg findet, um die Leiche zu entsorgen. So verwest sie wenigstens nicht …«

Der Gedanke daran, wie sie in dieser Truhe liegt, lässt mich schaudern. »Es ist grässlich, Zed.«

Er nickt. »Wir müssen versuchen, ihn telefonisch zu erreichen. Aber es sieht ganz danach aus, dass er sich nur meldet, wenn ihm danach ist. Wir wissen rein gar nichts über ihn, abgesehen von der Website und seiner Handynummer.«

»Wir können nicht einfach nur herumsitzen und auf irgendein Wort von ihm warten«, sage ich. »Wir sind die mit einer Leiche in der Wohnung.«

»Ich weiß, A. Ich habe sie ja selbst dort reingelegt. Es war der absolute Horror. Aber was können wir sonst schon tun?«

»Es muss eine Möglichkeit geben. Vielleicht sollte ich mit einem Anwalt sprechen, um rauszufinden, ob wir unsere Lage rein rechtlich klären können?«, sage ich.

»Dafür ist es zu spät.«

Er nimmt einen Schluck Kaffee. Seine Schultern hängen herab, ja, sein ganzer Körper sieht gebeugt aus, als würde ihn eine unsichtbare Last herunterdrücken.

Und auch mein eigener Körper fühlt sich verkrampft an.

»Wir müssen einfach abwarten, bis er sich wieder bei uns meldet. Sicher hat er uns die Gefriertruhe nicht ohne Grund geschickt.«

»War an den Lieferanten irgendetwas Besonderes?«

»Nein. Es waren Ausländer. Vielleicht Albaner wie Romeo. Keine Ahnung.«

»Hast du sie gefragt, wer sie sind? Warum sie uns das Ding liefern?«

Mir wird klar, dass ich zu Hause hätte bleiben sollen. Ich bereue, dass ich mich auf Zanders Optimismus verlassen habe.

»Nein, Arabella. Was hätte ich denn zu ihnen sagen sollen? ›Sind Sie gekommen, um die tote Nutte abzuholen?‹ Ich hab mir gedacht, je weniger ich sage, desto besser – für alle Beteiligten. Wahrscheinlich wussten sie nicht mal, was sie geliefert haben.«

»Haben sie dir eine Quittung gegeben oder dich aufgefordert, irgendetwas zu unterschreiben?«

»Nein. Es waren wahrscheinlich Freunde von ihm oder einfach irgendwelche Bekannte.«

»Vielleicht holen dieselben Leute die Gefriertruhe auch wieder ab?«, sage ich hoffnungsvoll.

»Ich nehme an, dass das der Plan ist«, sagt Zander und trinkt seinen Kaffee aus.

»Das wäre clever. Für die Männer unten am Empfang würde es so aussehen, als würden wir die Gefriertruhe einfach an das Geschäft zurückgeben, das sie uns verkauft hat. Auf dem Zettel stand ja, dass wir sie reinlegen sollen. Das klingt logisch.«

»Gut, dann müssen wir wohl einfach darauf warten, dass er sich wieder meldet«, sage ich und erhebe mich. »Du musst die Gefriertruhe abwischen und die Terrasse putzen.«

»Die Gefriertruhe wische ich gleich, aber die Terrasse putze ich lieber erst, wenn es dunkel ist«, sagt er.

»In Ordnung, aber mach es am besten heute noch. Es könnte seltsam wirken, den Whirlpool so offen stehen zu lassen.«

»Ja, ich hab ja gesagt, dass ich es mache. Versuch du noch mal, ihn zu erreichen. Hinterlasse ihm diesmal eine Nachricht.«

Ich nehme mein Handy und drücke auf Wiederwahl. Sofort meldet sich die Mailbox, und ich unterbreche die Verbindung.

»Mailbox«, sage ich.

»Ich dachte, du wolltest ihm eine Nachricht hinterlassen?«

»Ich will meine Stimme nicht auf seinem Telefon hinterlassen. Es könnte als Beweismittel dienen oder so.«

»Beweismittel wofür?«

»Keine Ahnung. Aber ich will keine Nachricht hinterlassen. Wenn wir Glück haben, meldet er sich heute noch bei uns. Dass er die Gefriertruhe geschickt hat, zeigt uns ja, dass er nicht einfach spurlos verschwunden ist. Er hat uns nicht im Stich gelassen.« So absurd es auch ist, die Gefriertruhe ist unser einziger Rettungsanker – unsere einzige Hoffnung darauf, dass Romeo einen Plan hat und wir nicht auf uns allein gestellt sind.

In der Arbeit checke ich unentwegt mein Handy, um zu sehen, ob Romeo eine Nachricht geschickt hat. Selbst wenn ich mit meinen Kunden telefoniere, lege ich es in Sichtweite, für den Fall, dass eine SMS eintrifft. Plötzlich spüre ich eine Hand auf meiner Schulter und zucke zusammen. Als ich mich umdrehe, sehe ich in Maxims rundes Gesicht.

»Hast du mal zehn Minuten?«

»Ich sehe gerade etwas durch.«

»Kurt hat mich um ein Update gebeten, also wäre ich wirklich froh …«, sagt er mit seinem spöttischen Grinsen.

Maxim erinnert mich an diesen Spruch, dass manche Leute ein Gesicht zum Reinschlagen haben. Ich habe die Formulierung nie begriffen, bis ich Maxim kennengelernt habe. Ihn will ich tatsächlich am liebsten andauernd ohrfeigen. Mit Schmackes auf die Schweinebacke, wie Bogart es in diesen alten Schwarz-Weiß-Filmen immer gemacht hat – eine Vorhand, gefolgt von einer Rückhand.

Wir suchen einen der Besprechungsräume neben dem Handelssaal auf und schließen die Tür.

»Bist du dazu gekommen, über mein Angebot nachzudenken?«, fragt er, noch bevor ich mich gesetzt habe.

Er bleibt stehen, als wüsste er, dass die Besprechung nicht lange dauert.

»Noch nicht.«

»Kurt sagt, es ist absolut dringend.«

»Das ist mir klar, aber du musst meinen Vorschlag auch berücksichtigen.«

»Deinen Vorschlag habe ich noch nicht einmal gehört. Du wolltest ihn mir vorlegen, aber dann sind wir durch deinen Bekannten unterbrochen worden. Also, was ist denn nun genau dein Vorschlag? Wir haben nicht ewig Zeit, weißt du?«

»Tja, sollen wir uns vielleicht mal setzen? Ich will das nicht im Stehen diskutieren. Da habe ich das Gefühl, du bist nicht aufmerksam genug.«

Er zieht einen Stuhl heraus und lässt sich darauffallen. »Okay, dann lass mal hören«, sagt er und patscht gebieterisch mit der Handfläche auf den Tisch.

Auf meinem Handy geht eine Nachricht ein. Ich schaue aufs Display. Die Nachricht ist von Romeo und lautet: STARBUCKS SOFORT. DU HAST 3 MINUTEN FÜR DEN WEG.

Ich sehe zu Maxim hinüber. Er fixiert mein Handy.

»Ich muss los, tut mir leid, etwas Dringendes«, sage ich, außerstande, mir das Grinsen zu verkneifen, das sich auf meinem Gesicht breitmacht. Hoffentlich hat Romeo gute Nachrichten.

»Was? Kann das nicht warten? Das hier ist wichtig.«

»Lass es uns verschieben.«

Ich öffne die Tür und lasse Maxim zurück. Ich weiß, dass es günstiger für mich ist, mich zu einem Termin meiner Wahl mit Maxim zu treffen, nicht unter seinen Bedingungen. Man nennt das »temporäres Terrain«, und es stärkt mich, wenn ich den Zeitpunkt bestimmen kann, um über die Beförderung zu diskutieren.

Er ruft mir nach: »Wir müssen das klären. Du kannst es nicht ewig aufschieben.«

Ich schnappe mir Hut und Schal aus dem Schrank und gehe hinaus zum Lift. Als ich einsteige, erblicke ich Maxim, die Hände in den Taschen vergraben. Er beobachtet mich durch die internen Fenster des Handelssaals.

Das Starbucks ist wie immer überfüllt von Finanzleuten in Anzügen. An einem kleinen Zweiertisch in der Ecke sehe ich den Rücken eines Mannes in Lederjacke und gehe zu ihm. Er scheint meine Gegenwart zu spüren, denn er blickt auf. Seine Züge verspannen sich. Ich sehe ihm an, dass er schlechte Neuigkeiten hat. Ein Gefühl von Ärger keimt in mir auf.

»Setz dich«, sagt er.

Ich setze mich. Es stehen keine Kaffeetassen auf dem Tisch.

»Was ist los?«

»Gib mir dein Handy«, verlangt er.

»Warum?«, frage ich.

»Lass es sehen.« Er streckt die Hand aus.

»Du fasst mein Telefon nicht an!«, sage ich. »Du willst wissen, ob es im Aufnahmemodus ist?«

Ich entsperre mein Display, sodass er sehen kann, dass dem nicht so ist. »In Ordnung so?«, frage ich.

Er nickt.

»Dann erzähl mal, warum du mich hierherbestellt hast.«

»Na ja, langsam wird die Sache gefährlich«, sagt er.

»Was meinst du damit?«

»Ihre Schwester stellt Fragen.« Er wirkt beklommen, nervös und sieht sich andauernd um.

»Schwester? Du hast doch gesagt, sie hat keine Verwandten hier.«

»Es gibt eine Schwester. Sie sind zusammen nach England gekommen. Sie fragt mich unentwegt, ob ich weiß, wo sie ist. Natürlich streite ich ab, irgendetwas zu wissen.«

Der Lärm im Lokal dröhnt mir in den Ohren, und es ist viel zu warm. Mir bricht der Schweiß aus. »Warum zum Teufel hast du uns erzählt, sie hätte keine Angehörigen hier?«

»Vergiss es. Wir müssen jetzt schnell handeln«, sagt er. »Ich brauche bis morgen zwanzigtausend in bar.«

»Zwanzigtausend? Wofür?«

»Was glaubst du? Es gibt natürlich Unkosten.«

»Unkosten? Wofür denn?«

Er beugt sich vor, und mir wird mulmig, weil ich weiß, dass er mir gleich etwas Unerfreuliches sagen wird.

»Habt ihr die Lieferung bekommen?«

Ich nicke.

»Und die Anweisungen?«

»Ja.«

»Habt ihr sie befolgt?«

»Zander hat es gemacht.«

»Dann wisst ihr ja, dass es Unkosten gibt. Die Lieferung war nicht gratis. Und die Entsorgung wird auch nicht gratis sein. Kapiert?« Er lehnt sich zurück und mustert mich eingehend.

»Verdammt«, sage ich.

Ich habe Maxim in der Schlange vor dem Tresen entdeckt, wo er sich offenbar einen Kaffee bestellen will. Er sieht sich im Raum um. Mit der Hand schirme ich mein Gesicht ab.

»Schau nicht hin, aber Maxim ist da.«

»Verflucht! Pass auf, morgen musst du mir zwanzigtausend in bar bringen. Wenn du mir das Geld gibst, können wir das Objekt abholen.«

»Hey, da ist ja wieder Romeo«, sagt Maxim, der plötzlich neben unserem Tisch steht. »Darf ich euch auf einen Kaffee einladen? Ihr habt ja gar nichts zu trinken.«

Romeo sieht mich verärgert an – seine Augen lodern vor Wut. Er steht auf. »Heute nicht. Ein andermal.« Er geht.

Maxim schaut ihm nach und dreht sich dann zu mir. »Ein höchst eigenartiger Mann, dein Romeo. Ich hoffe, ich habe nicht … gestört …«

Ich erhebe mich. »Nein, Maxim, dein Timing ist immer perfekt«, sage ich. Sein selbstzufriedenes Grinsen entgeht mir nicht, als ich mich an ihm vorbeidränge.

»Arabella?«, ruft er mir nach.

Ich bleibe stehen und drehe mich um.

»O Romeo, Romeo, warum bist du Romeo?«, deklamiert er mit einem höhnischen Grinsen im Gesicht. »In der Schule in Liechtenstein mussten wir Romeo und Julia lesen. Und weißt du, was, Arabella?«

»Was?«

»Es endet tragisch.«

Ich wende mich ab und eile schnurstracks zu der Privatkundenbank, wo ich meine persönlichen Konten habe. Ich verlange nach dem Filialleiter. Er führt mich in eine winzige Glaskabine mit Jalousien und einem kompakten runden Tisch.

»Wie kann ich Ihnen helfen, Mrs Clayton?«

»Ich muss Bargeld abheben. Eine ziemlich hohe Summe.«

Der junge Mann in seinem grauen Anzug lächelt mich nervös an. Auf seiner Krawatte ist ein kleiner Fettfleck.

»Um wie viel handelt es sich?«

»Zwanzigtausend.«

»Oh, das ist aber ein recht hoher Betrag. Normalerweise genehmigen wir nur Barabhebungen von bis zu fünfhundert Pfund pro Tag.«

»Ich weiß. Deshalb wollte ich Sie ja sprechen. Ich habe so viel Geld auf meinem Konto.«

Er nickt und rückt seine goldgerahmte Brille zurecht. Trägt man so etwas noch? Er sieht keinen Tag älter als vierzehn aus.

»Darf ich fragen, in welchem Zusammenhang?«

»Warum müssen Sie das wissen? Es ist mein Geld.«

»So sind unsere Vorschriften. Sie wissen schon, Geldwäsche, Terrorismus et cetera.«

»Sehe ich aus wie eine Kriminelle oder eine Terroristin? Ich arbeite in leitender Funktion bei einer großen Investmentbank.«

Ich lege meine Visitenkarte auf den Tisch. Er nimmt sie und studiert sie eingehend.

»Um eine so hohe Barabhebung zu genehmigen, brauche ich eine Angabe, wofür das Geld genutzt werden soll.«

»Ich lasse meine Wohnung umbauen und renovieren. Die Arbeiter müssen in bar bezahlt werden, damit sie Material einkaufen können.«

»Haben Sie irgendwelche Unterlagen darüber? So etwas wie eine Rechnung oder einen Kostenvoranschlag? Am besten auf Papier mit dem Briefkopf der beauftragten Firma.«

»Das habe ich nicht dabei. Hören Sie, ich bin praktisch mein gesamtes Erwachsenenleben Kundin dieser Bank. Mein erstes Konto hier habe ich eröffnet, als ich siebzehn war. Ich habe viel Geld auf meinen Konten und bitte lediglich darum, etwas davon abzuheben. Wenn das nicht geht, muss ich mir überlegen, meine Konten auf eine andere Bank zu übertragen.«

Er lässt meine Karte so abrupt auf den Tisch fallen, als hätte ich auf ihn geschossen.

»Lassen Sie mich sehen, was ich tun kann. Warten Sie bitte einen Augenblick.« Er nimmt meine Visitenkarte wieder an sich, marschiert hinaus und schließt die Tür leise hinter sich.

Durch die Jalousie kann ich sehen, wie er telefoniert. Immer wieder schaut er in meine Richtung, als wäre ich eine Verdächtige beim Verhör, die jeden Moment einen Fluchtversuch unternehmen könnte. Der winzige Raum und das grelle Licht zerren an meinen Nerven. Die Kabine ist so zweckmäßig, dass es schon deprimierend ist. Ich denke darüber nach, was ich gerade tue. Will ich Romeo wirklich einfach so zwanzigtausend Pfund in die Hand drücken? Ich war so perplex, dass ich überhaupt nicht darüber nachgedacht habe, ob ich es tun soll oder nicht. Ich muss mit Zander sprechen. Er meinte, wir sollten uns nicht übers Handy austauschen, außer im absoluten Notfall. Ist dies ein Notfall?

Die Tür öffnet sich erneut. »Mrs Clayton?«, sagt der Filialleiter. »Haben Sie einen Lichtbildausweis bei sich?«

»Ist ein Führerschein in Ordnung?«

Als ich am Abend nach Hause komme, ist das Wohnzimmer leer. Ich schaue auf die Terrasse und sehe, dass die Abdeckung des Whirlpools nach wie vor am Boden liegt und den Blutfleck kaschiert. Zander finde ich in der Badewanne vor, mit einem feuchten Waschlappen über dem Gesicht.

Als ich eintrete, fährt er hoch, sodass Wasser auf den Boden spritzt.

»Ach, du bist es. Ich habe geschlafen.«

Er sieht entsetzlich aus. Graugesichtig und furchtsam. Ich gehe zu ihm und küsse ihn auf die Schläfe.

»Gibt's was Neues?«, frage ich.

»Überhaupt nichts. Und bei dir?«

»Ja, schon. Romeo hat mich kontaktiert.«

Zander hebt die Brauen. »Was hat er gesagt?«

»Er hat mir eine lange Geschichte erzählt. Willst du nicht erst dein Bad beenden und dann rüberkommen? Ich bin am Verhungern. Hast du schon gegessen?«

»Ein Sandwich. Mach dir halt schnell was. Das, was er dir erzählt hat … War das gut oder schlecht?«

»Es ist kompliziert. Komm rüber. Und nimm deine Medikamente, okay?«

Ich mache mir in der Küche einen Salat mit Hühnchen, Kresse und Quinoa und esse ihn am Frühstückstresen. Zander gesellt sich kurz darauf zu mir.

Er hat ein Bier in der Hand und ertappt mich dabei, wie ich es mustere.

»Das ist mein Erstes.«

»Du trinkst in letzter Zeit zu viel.«

»Na ja, wir hatten aber auch eine Menge Stress. Also, was hat er zu dir gesagt?«

Zander trinkt sein Bier in kleinen Schlucken, statt es hinunterzukippen. Ein kleines Zugeständnis an meine Bedenken. Er trägt seinen flauschigen weißen Bademantel, in dem er noch stattlicher wirkt als sonst – er sieht aus wie ein Eisbär, der auf den Hinterbeinen steht.

»Setz dich«, sage ich.

»Nein, ich stehe gut.«

»Bitte setz dich, Zander!«, sage ich und lasse Messer und Gabel klirrend fallen. Zander legt seinen Arm um mich und seine Wange an meine.

»Hey, hey, es wird alles gut. Wir kriegen das hin.«

Trostsuchend schmiege ich mich an ihn. Die Breite und Kraft seiner Schultern beruhigen mich. Ich weiß, dass er auf mich aufpasst und dass er sein Leben opfern würde, um meines zu retten.

Er lockert seinen Griff und sieht mich an. »Was ist denn los?«

»Romeo! Dieser Mistkerl.«

»Was hat er denn zu dir gesagt?«

»Er will Geld.«

»Geld? Wofür?«

»Ich weiß es nicht, wir konnten nicht reden. Wir waren im Starbucks, umringt von Menschen. Er hat gesagt, für Unkosten.«

Zander schaut verständnislos und runzelt nachdenklich die Stirn. »Was für Unkosten?«

»Für die Gefriertruhe. Und dann für die Abholung der Gefriertruhe. Für die Arbeit, nehme ich an, und du weißt schon, dafür, sie zu beseitigen.«

Zander denkt nach. Er blickt in die Ferne, als käme ihm ein Gedanke. »Wie viel?«

»Zwanzigtausend.«

»Zwanzig Riesen?«

»Ja.«

»Das ist verrückt. Das ist ja Erpressung!« Er erhebt sich, läuft hinter mir auf und ab. Dann stürzt er den

Rest seines Biers hinunter. »Das ist Erpressung«, sagt er noch einmal.

»Aber er muss die Leute bezahlen, damit sie die Leiche abholen«, sage ich.

»Das kostet keine zwanzig Riesen. Du kriegst einen Killer für weniger als das!«

Mir ist schleierhaft, woher er diese Information hat.

»Ich weiß nicht, Zed. Was ist denn der aktuelle Tarif für die Entsorgung einer Leiche?«

Zander hebt eine Hand, plötzlich alarmiert. »Hast du das gehört?«

»Was?«

Seine Miene verkündet Angst. Er verlässt die Küche. Ich folge ihm.

»Zed, was?«

Er bleibt stehen und legt einen Finger auf die Lippen. Wir stehen beide da und starren uns eine ganze Weile schweigend an. Ich habe keine Ahnung, worauf wir lauschen. Das Einzige, was ich höre, ist das penetrante Brummen der riesigen Gefriertruhe im Gästezimmer.

»Da! Hast du das gehört?«, fragt er mit weit aufgerissenen Augen. »Du hast es gehört, oder?«

Ich habe nichts gehört.

Er steht neben der Tür zum Gästezimmer, den Kopf schief gelegt und mit nervös flackernden Augen.

»Was war …«

»Psst!« Er hält einen Finger hoch und bedeutet mir, still zu sein.

Wir warten weiter und halten den Atem an. Ich höre

meinen Herzschlag in den Ohren. Zanders Panik überträgt sich auf mich. Meine Handflächen werden nass. Wieder frage ich mich, was er wohl gehört haben mag.

»Schau!«, sagt er, reißt die Tür auf und macht das Licht an. Es gibt nichts zu sehen. Nur die Gefriertruhe steht da und brummt schwerfällig vor sich hin. Ich registriere, dass der Blutfleck noch immer nicht von der weißen Außenwand des Geräts abgewischt wurde. Schwer atmend betritt Zander den Raum, neben der Gefriertruhe geht er in die Hocke – den Kopf nahe am Deckel. Dann schaut er mit suchendem Blick zu mir auf.

»Hörst du das nicht?«

»Was denn, Zed? Du machst mir Angst.«

Er atmet nach wie vor tief ein und aus.

»Ich habe etwas gehört. So eine Art Kratzen.«

»Kratzen?«

»Ja. Als käme es von drinnen.« Er schaut auf die Gefriertruhe. Inspiziert ihren Deckel.

Ich weiche langsam aus dem Zimmer zurück.

»Das kann nicht sein.«

»Ich weiß. Aber ich habe etwas gehört.«

Er steht auf und klappt den Deckel der Gefriertruhe auf. Ich sehe weg.

Schreckliche Stille macht sich breit. Ich spähe zwischen meinen Fingern hindurch. Dann schließe ich fest die Augen.

»Sie ist noch da«, sagt er. »Steif gefroren. Das arme Ding. Das arme Ding.«

Krachend lässt er den Deckel fallen, löscht das Licht und verlässt den Raum. Zurück im Wohnzimmer lauschen wir wieder dem Brummen der Gefriertruhe, aber Zander ist verstört und schaut immer wieder in Richtung Gästezimmer.

»Diese Gefriertruhe ist ein verfluchter Schrotthaufen«, sagt er.

»Soll ich ihn bezahlen, Zed? Was meinst du?«

Mit der rechten Hand spielt Zander auf einem imaginären Keyboard, obwohl er gar nicht Klavier spielen kann.

»Hast du deine Tabletten genommen?«

»Noch nicht …«

»Soll ich ihn jetzt also morgen bezahlen?«

»Nein, verdammt noch mal!«

»Aber, Zed, wenn wir ihn nicht bezahlen, was machen wir dann? Und was macht er?«

»Überlass das mir. Ich regele die Sache.«

Wir machen uns bettfertig, und ich sorge dafür, dass Zander seine Tabletten nimmt. Während ich mir die Zähne putze, überlege ich, was ich mit den zwanzigtausend Pfund in meiner Handtasche machen soll. Zwanzigtausend in neuen roten Fünfzigpfundscheinen. Diese Entscheidung muss ich allein treffen. Zander ist heute Abend viel zu aufgeregt, und er wird morgen früh nicht schnell genug fit sein, um klar denken zu können.

Ich muss darüber schlafen.

ARABELLA

Freitag, 6. Dezember, Morgen

Wie gewohnt stehe ich um sechs Uhr auf. Zander schläft wie ein Toter – so ist es immer, wenn er spät nachts seine Medikamente nimmt.

Ich kontrolliere mein Handy, um zu sehen, ob mir Romeo Anweisungen für ein Treffen geschickt hat, doch da ist nichts. Ich nehme die zwanzigtausend aus meiner Handtasche und stecke sie in einen Rucksack. Als ich zur Wohnungstür gehe, höre ich das rumpelnde Brummen der Gefriertruhe, und mir gefriert das Blut in den Adern. Ich bleibe kurz stehen und bilde mir nun ebenfalls ein, ein Kratzen zu hören. Ich gehe zum Gästezimmer und lausche an der Tür. Nichts als das Brummen.

Ich gehe zur U-Bahn, den Rucksack fest in der Hand. Im Abteil herrscht Ruhe – die Passagiere lesen in der Zeitung oder auf ihrem Kindle, und manche hören auch Musik. Alle tun ihr Bestes, um jegliche menschliche Interaktion zu vermeiden. Zander nennt das die »Londoner Etikette«.

Ein Mann setzt sich neben mich und beugt sich kurz darauf zu mir. Ich erstarre.

»Steig an der Station Holborn aus und folge mir«, flüstert er.

Ich wende mich um und erkenne die braungrünen Augen. Die Frau gegenüber, die Musik hört, schaut uns argwöhnisch an. Mir steigt das Blut in die Wangen. Romeo sagt weiter nichts. Schweigend sitzen wir da und starren geradeaus. Ich mustere Romeos Spiegelbild im Fenster gegenüber und stelle fest, dass er das Gleiche mit meinem tut. Mir wird klar, dass er in der U-Bahn-Station auf mich gewartet haben muss oder vielleicht auch vor unserem Haus. Meine Routine ist an jedem Morgen eines Werktags die gleiche. Noch habe ich nicht entschieden, ob ich ihm das Geld gebe. Während die Bahn durch die unterirdischen Tunnels ruckelt und schwankt, überlege ich fieberhaft, wie ich mich Romeo gegenüber absichern könnte. Ich kann jederzeit Zander vorschieben und behaupten, er bestünde darauf, die Zahlung zurückzuhalten, bis der Abtransport vollzogen ist. Zwar bin ich froh, dass sich Romeo endlich gemeldet hat, doch dass ich selbst keinen Plan habe, beunruhigt mich.

Kurz vor der Station Holborn steht Romeo auf und positioniert sich an der Tür. Ich spüre, wie er den Kopf dreht und zu mir hersieht. Ich erhebe mich und verlasse nach ihm den Waggon. Wir schieben uns über den von Menschen wimmelnden Bahnsteig bis zur Rolltreppe. Ich habe es eilig, denn ich will endlich erfahren, was er mir zu sagen hat. Ich ertrage die Spannung kaum. Ich schaue auf die Werbetafeln für Theaterstücke und

Musicals an den Wänden, während uns die Rolltreppe aus dem Bauch Londons ans Licht befördert. Es gibt sogar ein Plakat für Kenneth Branaghs Bühnenproduktion von *Romeo und Julia*.

Ich ertappe mich dabei, wie ich Romeos Hinterteil und seine Schenkel in den engen Jeans vor mir taxiere. Dabei läuft mir ein Prickeln über den Körper, auch wenn ich das gar nicht will.

Endlich kommen wir oben an, und ich folge ihm durch die Sperre. Er biegt nach links auf den Kingsway ab und dann noch einmal nach links in die Gate Street. Von dort aus geht er in eine enge, dunkle Gasse namens New Turnstile. Ich bleibe an ihrer Einmündung stehen: Die Gasse liegt zwischen zwei Hochhäusern und ist genau die Art von Ort, wo Leute ausgeraubt werden. Ich erschauere beim Gedanken daran, wie ich vor vielen Jahren überfallen und bestohlen wurde. Romeo geht ein paar Schritte weiter ins Dunkel, wendet sich dann zu mir um und winkt mich ungeduldig zu sich. Ich bleibe, wo ich bin, und registriere, dass hinter mir Leute reden. Bald werden ihre Stimmen leiser und verstummen schließlich ganz. Romeo gestikuliert erneut hektisch und zeigt auf seine Uhr. Warum hat er es so eilig? Will er mir damit drohen, dass er gleich geht?

Ich gehe ein paar Schritte auf ihn zu und stoße dabei versehentlich gegen eine leere Flasche, die mit hohlem Klirren über den Asphalt rollt. Meine Absätze klacken, als ich auf Romeo zugehe, und es kommt mir so vor, als bedrohten mich die seitlichen Mauern und hielten das

Licht von mir ab. Romeo sieht auf sein Handy. Zander hat mir einmal geraten, sollte ich überfallen werden, meine Tasche gegen Kopf oder Unterleib des Angreifers zu schleudern. Ich umfasse den Griff des Rucksacks fest, bereit, damit zuzuschlagen, wenn es sein muss.

Aus der Nähe erkenne ich, dass Romeos Augen rot und seine Haare zerzaust sind. Er sieht aus wie jemand, der auf der Straße übernachtet hat.

Er streckt die Hand aus. »Zeig mir dein Handy. Entsperr es.«

»Sei nicht albern. Ich nehme das nicht auf – warum sollte ich?«

»Okay. Ist das Geld in dem Rucksack?«

»Nein. Aber ich kann es dir heute Vormittag besorgen«, sage ich. »Was ist der Plan?«

»Was glaubst du, was der Plan ist?«

»Keine Ahnung. Deshalb frage ich ja dich.«

»Ich habe dir gesagt, dass es Unkosten gibt und dass ich das regeln muss. Wenn du nicht bezahlen willst, können wir alles so lassen, wie es ist. Willst du das?« Er mustert meinen Rucksack.

Ich umfasse den Griff fester, bereit, ihm den Rucksack an den Kopf zu schlagen. »Wir brauchen irgendeine Garantie dafür, dass du das Problem für uns regelst.«

»Was für eine Garantie soll ich euch denn geben? Glaubst du, ich will die Situation ungelöst lassen? Es ist besser, die Sache zu regeln. Dann sind wir alle auf der sicheren Seite.«

»Aber wir können nicht einfach nur für ein Versprechen von dir zwanzigtausend rausrücken.« Ich schlinge beide Hände durch den Griff des Rucksacks.

Seine Augen verengen sich. »Du bist lächerlich! Eigentlich sollte ich dich einfach stehen lassen. Wie gefällt es euch denn, mit einer Leiche zusammenzuleben? Schlaft ihr gut? Wie wollt ihr denn eine Leiche aus dem Haus schmuggeln, ohne dass die Sicherheitsleute es sehen? Und selbst wenn, was macht ihr dann mit ihr? Wenn ihr sie nicht richtig entsorgt, lauft ihr Gefahr, dass die Polizei bei euch auftaucht. Ich kann dir sagen, es ist nicht so einfach, eine Leiche verschwinden zu lassen.«

Seine Tirade lässt mich kalt. Ich wusste, dass sie kommen würde, und wahrscheinlich war sie nur halb echt – schließlich habe ich seine kalkulierten theatralischen Ausbrüche schon öfter erlebt.

»Gut«, sage ich. »Ich gebe dir die Hälfte des Geldes heute und den Rest, wenn du die Gefriertruhe weggeschafft hast.«

Er lacht mich aus und schüttelt dabei den Kopf.

»Was ist denn so lustig?«

»Du. Bildest du dir ein, du hättest eine Wahl? Glaubst du, du kannst verhandeln? Du hast keinerlei Verhandlungsbasis.«

»Wie meinst du das?«

»Ich könnte jetzt sofort die Polizei verständigen, und in zehn Minuten steht ein Streifenwagen vor eurem Haus. Und rate mal, was sie bei euch finden würden?«

Das ist natürlich seine Trumpfkarte, und ich wusste,

dass er sie ausspielen würde. Ich muss entsprechend kontern. Er will mir einreden, dass ich nichts zu bieten habe.

»Aber wenn wir erwischt werden, erzählen wir von dir«, entgegne ich also entschlossen.

»Dann bin ich längst weg. Kein Mensch wird mich jemals finden. Ich habe nichts hier in London. In ein paar Stunden kann ich in meinem Heimatland sein. Ihr wisst nicht einmal, wer ich bin. Aber ich weiß, wer du bist. Weißt du, wer du bist?«

»Was soll das heißen?«

»Du bist jetzt meine Bitch. Nichts anderes. Kapiert?«

Er schaut auf den Rucksack herunter und kommt ein paar Schritte näher. Ich weiche nicht zurück.

Er kommt ganz nah heran, sodass ich seinen Atem auf meinem Gesicht spüre, als er spricht. »Warum hältst du denn die Tasche so fest? Gib mir einfach das Geld, dann sind wir alle auf der sicheren Seite. Du bist reich. Du lebst in einer Wohnung, die Millionen von Pfund wert ist. Warum machst du so ein Theater wegen zwanzigtausend? Das ist doch Blödsinn. Leute wie ihr haben alles, und Leute wie ich und Desdemona haben nichts. Willst du mit deinem Mann wirklich wegen zwanzigtausend ins Gefängnis wandern?« Er greift in seine Jackentasche und nimmt ein gefaltetes Blatt Papier heraus. »Hier, schau mal. Ich habe die ganze Geschichte aufgeschrieben. Das gebe ich dann der Polizei.«

Ich nehme das Blatt und falte es auf. Er greift nach unten, schnappt sich den Rucksack und zieht ihn mir aus der Hand. Zu spät versuche ich, die zweite Hand wieder um den Griff zu schlingen. Ehe ich reagieren kann, hat er ihn mir weggerissen und ist schon ans andere Ende der Gasse gerannt.

»Hey!«, rufe ich und setze ihm nach. Doch ich trage High Heels und weiß, dass es sinnlos ist.

Er verschwindet, indem er rechts auf die High Holborn einbiegt. Vorsichtig laufe ich ans Ende der Gasse und sehe mich um, für den Fall, dass er mir auflauert. Die morgendlichen Pendler streifen mich und rempeln mich an.

Ich eile zurück und hebe das Blatt auf, ehe es irgendjemand lesen kann. Als ich es anschaue, sehe ich, dass es unbeschrieben ist. Und jetzt hat er meinen Rucksack.

»Bastard!«, schreie ich.

Mir geht auf, dass meine U-Bahn-Karte und meine Geldbörse in dem Rucksack sind und ich jetzt von Holborn aus zu Fuß in die Arbeit gehen muss. Ich rufe Zander an, ich muss einfach seine Stimme hören.

»Ja?«, meldet er sich heiser.

»Zed.«

»Arabella? Was ist los?«

»Er hat mir das Geld abgenommen.«

»Wer? Romeo?«

»Ja. Er war in der U-Bahn, und ich musste ihm in eine Gasse folgen. Und dann ist er mit meinem Rucksack davongerannt.«

»Dieses Schwein. Ich bring ihn um. Hat er dir wehgetan?«

»Nein. Aber er hat meinen Geldbeutel, meine Kreditkarten, alles.«

»So ein Schwein. Soll ich rüberkommen?«

»Nein, alles gut. Bleib zu Hause, für den Fall, dass er Leute schickt, die das Ding abholen, okay?«

»In Ordnung.«

»Eines noch«, sage ich. »Wir wissen nichts über ihn. Haben keine Beweise dafür, dass er überhaupt existiert. Versuch mal, ob du seine Fotos von der Couples-Encounters-Website ausdrucken kannst.«

»Weshalb?«

»Nur für den Fall, dass wir sie brauchen. Oder noch besser, versuch alles auszudrucken, was auf der Website ist.«

»Aber sollen wir überhaupt noch mal auf die Website gehen? Das bringt uns doch mit den beiden in Verbindung … falls irgendwann mal jemand der Sache nachgeht.«

»Mach's einfach, Zed. Okay?«

Im Büro bekomme ich einen provisorischen Zugangspass. Danach sperre ich als Erstes all meine Kreditkarten. Ich sitze an meinem Schreibtisch und versuche, mich zu fassen, als ich spüre, dass jemand neben mir steht. Es ist Kurt, mit Maxim im Schlepptau.

»Alles in Ordnung, Arabella?«, fragt Kurt.

Mir wird bewusst, dass ich den Kopf in die Hände gestützt habe und schrecklich aussehen muss.

»Ja, alles gut.«

Er sieht mit besorgter Miene auf mich herab. Ein paar silberne Strähnen ringeln sich auf seiner braungebrannten Stirn. Er sieht aus wie Supermans ergrauter Vater.

»Sicher? Sie wirken aufgelöst.«

Maxim nickt eifrig.

»Ich habe nur einen schlechten Tag.« Ich ringe mir ein Lächeln ab, doch es fühlt sich wenig überzeugend an.

Kurt tritt einen Schritt näher zu mir her und senkt die Stimme. »Hören Sie, es geht uns ja nichts an, aber Maxim sagt, Sie werden von einem Mann namens Romeo verfolgt.«

Maxim lächelt mich an.

»Wenn er Sie belästigt ...«

»Nein, er belästigt mich nicht. Er ist ein Bekannter von mir«, fauche ich.

Kurt weicht zurück. Maxims Grinsen wird breiter.

»Mir geht's gut, Kurt. Mir wurde nur gerade im U-Bahnhof die Tasche gestohlen. Ich bin ein bisschen neben der Spur.«

Kurt legt mir eine Hand auf die Schulter. Das Grinsen verschwindet aus Maxims Gesicht.

»Geht es Ihnen einigermaßen gut?«

»Ja. Er hat meine Brieftasche. Deshalb musste ich gerade alle meine Kreditkarten sperren lassen.«

»Also, wenn Sie ein bisschen Zeit brauchen oder sich den Rest des Tages freinehmen wollen, ist das kein Problem«, bietet Kurt an.

»Ich bin etwas angegriffen, aber es geht schon.«

»Und wenn Sie das Abendessen heute absagen wollen, macht das auch nichts«, sagt Kurt.

Angesichts der Ereignisse hatte ich völlig vergessen, dass ich heute Abend mit Kurt und Maxim sowie unseren Ehepartnern zum Essen verabredet bin.

»Ja, lass es lieber sein, Arabella. Du stehst unter Schock«, fügt Maxim hinzu.

»Nein, ich komme gern mit.« Ich werde Maxim nicht die Gelegenheit geben, Kurt einen Abend lang Honig ums Maul zu schmieren.

»Sagen Sie mir einfach Bescheid, wo«, sagt Kurt. »Ich mag indisches Essen. Und bringen Sie Zander mit: Ich würde ihn gern kennenlernen. Ach, und könnten Sie sich noch kurz mit Maxim austauschen, wegen der Position? Wir sehen uns dann später. Hey, Oscar!«, ruft er jemandem zu. Und schon ist er weg.

Maxim schaut mich gespannt an, als wäre ich ein Feuerwerk kurz vor der Explosion.

»Wo sollen wir uns unterhalten?«, frage ich.

Er setzt sich neben mich. »Hast du den Mann erkannt, der dir die Tasche gestohlen hat?«, fragt er.

»Natürlich nicht!«

»Es war nicht zufällig Romeo?«

Ich spüre, wie meine Wangen heiß werden, und wünschte, ich könnte etwas dagegen tun. »Nein.«

»Er wirkt nicht wie jemand, mit dem du befreundet sein könntest. Offen gestanden finde ich ihn ziemlich suspekt. Ich habe Kurt von meinem Verdacht, er könnte dich belästigen, erzählt. Und das glaube ich immer noch.«

»Kümmere dich um deinen eigenen Kram, Maxim! Willst du jetzt über die Stelle reden oder nicht?«

»Tja, ich habe nach wie vor noch keinen Vorschlag von dir gehört, wegen all der seltsamen Vorfälle in deinem Umfeld …«

»Mein Vorschlag ist ganz einfach: Wir werden gemeinsam Abteilungsleiter und führen die Abteilung als Partner.« Noch während ich es ausspreche, weiß ich, dass das niemals funktionieren wird. Maxim ist der Letzte in der Firma, mit dem ich eine Partnerschaft eingehen möchte.

Er mustert mich von Kopf bis Fuß, was mich verunsichert. Dann öffnet er den Mund.

»Tja, da würden wir viel Zeit miteinander verbringen. Gemeinsam durch Europa reisen. Glaubst du, das kriegen wir hin?«

»Warum denn nicht? Es ist ja nicht so, als würden wir heiraten, oder?«

In seinen Augen flackert ein Hauch von Emotion auf.

»Also?«, hake ich nach.

Er steht auf. »Ich denke darüber nach. Und du denkst über meinen Vorschlag nach.«

Wenn ich nur noch wüsste, was sein Vorschlag war – aber ich werde ihm nicht die Gelegenheit geben, mich noch einmal zu bequatschen.

Er senkt den Kopf und sagt: »Und sei auf der Hut vor diesem Romeo. Ich traue ihm nicht.«

ARABELLA

Freitag, 6. Dezember, Abend

Kurt, Maxim und ich gehen direkt von der Arbeit ins Zaika in der High Street Kensington. Die gut besuchte Bar vorne im Lokal serviert mehrere angeblich indisch inspirierte Cocktails mit Namen wie Madras Mojito und Peshawari Martini. Die Räume beherbergten früher einmal eine altmodische Bank und haben holzvertäfelte Wände sowie Stuckdecken mit aufwendigen Schnörkeln. Die Beleuchtung ist gedämpft und stimmungsvoll. Die Gäste sind eine Mischung aus reichen ausländischen Familien und Finanzleuten, die sich ein köstliches Currygericht gönnen, ergänzt durch ein paar vornehme Senioren, die ihr ganzes Leben in Kensington verbracht haben und sich zweifellos fragen, wo diese Massen von Touristen und Jungbankern herkommen.

Unterdessen hängt Maxim förmlich an Kurts Lippen und wirft ihm immer wieder Anmerkungen zu, wie wir unseren Kundenstamm erweitern und Kosten einsparen können. Er präsentiert sich als Mann mit einer Vision und einer Strategie. Ich stehe dabei, selbst in meinen High Heels noch etliche Zentimeter kleiner als die beiden, sodass das Gespräch im wahrsten Sinne des Wortes über mich hinwegschwappt. Eigentlich sollte ich mich engagieren und ein paar intelligente Bemerkungen beisteuern, müsste zeigen, wie motiviert und interessiert ich bin und dass ich den Finger am Puls des Geschehens habe. All die Business-School-Klischees kommen mir in den Sinn, doch mir fällt nichts ein, was ich sagen könnte. Stattdessen frage ich mich unentwegt, ob wohl jemand die Gefriertruhe aus unserer Wohnung abgeholt hat. Zander hat versprochen, mir eine verschlüsselte Nachricht zu senden, falls es etwas Neues gibt.

»Ah, Liebling. Du bist da!«, ruft Maxim auf Deutsch. Als ich mich umdrehe, stehe ich vor Annetta. Sie ist groß, dünn und hat hohe Wangenknochen sowie lavendelfarbene Augen. Ich habe sie schon einmal gesehen, aber heute Abend ist sie atemberaubend.

Maxim stellt sie stolz vor. Ich sehe Kurt an, dass er von ihr beeindruckt ist. Mit den Absätzen ist sie genauso groß wie die Männer, und ich fühle mich in ihrer Gegenwart wie eine Zwergin. Sie steckt in einem eleganten blassblauen Seidenkleid, Frisur und Make-up sind makellos. Dagegen bin ich eine graue Maus. Ich versuche ihrem Gespräch zu folgen, aber ich kann mich einfach nicht konzentrieren. Maxim lacht erneut und wirft mir einen seltsamen, verschlagenen Blick zu, als wolle er sagen: »Schau dir verdammt noch mal meine Frau an, du Miststück!«

Schalt in den Konkurrenzmodus, Arabella!, hämmere ich mir in Gedanken ein. *Du hast dir sechzehn Jahre lang den*

Arsch aufgerissen, um so weit zu kommen. Jetzt mach schon. Auf in den Kampf! Dabei nippe ich an meinem Cocktail und hoffe, dass er mich wach macht, doch stattdessen werden meine Gedanken nur noch wirrer. Ich spüre ein Vibrieren in der Jackentasche und ziehe mein Handy heraus. Eine Nachricht von Zander: Bin in der Hornton Street und in fünf Minuten da. Habe wieder Kratzen gehört.

Die Nachricht versetzt mich in Panik, und meine Gedanken überschlagen sich: Was faselt er denn da? Ich habe ihm doch gesagt, dass er heute Abend nicht mitkommen soll, und den anderen erzählt, dass er keine Zeit hat. Von was für einem Kratzen redet er da eigentlich? Ich nehme an, er meint das Geräusch, das er angeblich aus der Gefriertruhe hört. Das heißt, dass die Gefriertruhe immer noch da ist. Desdemona ist immer noch da. Soll ich sie Desdemona nennen oder die Tote? Ich kenne die korrekte Terminologie für Leichen nicht. So wenig weiß ich über den Tod.

»Ist alles in Ordnung, Arabella?«, fragt Kurt.

»Ja, du siehst bedrückt aus«, stimmt Maxim mit ein.

Leck mich, Maxim!, möchte ich ihm am liebsten in seine selbstgefällige Visage zischen. »Alles bestens«, sage ich stattdessen. »Zander schafft es doch noch. Er ist in fünf Minuten hier.«

Maxims Miene verdüstert sich.

»Oh, das ist super, ich möchte ihn so gern kennenlernen!«, sagt Kurt, wobei Maxim die Stirn runzelt. Er hatte wohl gedacht, seine umwerfende Frau würde den ganzen Abend lang im Mittelpunkt stehen.

»Oh, ich freue mich auch darauf, Zander kennenzulernen. Er kommt ja sonst nie zu diesen Treffen. Normalerweise ist nur Arabella dabei«, sagt Annetta mit scheinbarer blonder Naivität.

Doch aus Maxims Blick lese ich heraus, dass er sie angewiesen hat, etwas in der Richtung zu sagen. Ihr Akzent ist entzückend, eine Mischung aus mädchenhaft und provokant. Ich erkenne, dass ich in aller Ruhe zur Strecke gebracht werden soll. Ich folge Kurts Blick. Völlig hingerissen mustert er Annetta von oben bis unten. Maxim schenkt mir ein angedeutetes Nicken. Auch er kann Körpersprache lesen. Ich habe jetzt schon an Prestige eingebüßt, dabei hat der Abend gerade erst begonnen.

Das Geplauder schreitet munter fort, und ich tue so, als würde ich zuhören, indem ich lache, wenn die anderen lachen, und eifrig nicke, wenn jemand etwas sagt, bei dem sich alle einig sind. Es ist eine Farce, und ich muss vorsichtig sein. Ich weiß, dass Maxim nur auf eine Gelegenheit wartet, mich auflaufen zu lassen. Doch meine Gedanken rasen in so viele Richtungen auf einmal davon.

»Ah! Da …« Maxim verstummt.

Auf einmal setzen die anderen beklommene Mienen auf.

Als ich mich umdrehe, sehe ich Zander, der einen völlig aufgelösten Eindruck macht. Sein Gesicht ist unrasiert, das Haar zerzaust. Er hat sich das Hemd nicht richtig in die Hose gesteckt und trägt schon wieder seine Paul-Smith-Samtjacke. Ich muss ihm endlich sagen, dass sie zu eng geworden ist.

Leicht schwankend kommt er auf uns zu. Er beugt sich herab, um mir einen Kuss zu geben, und ich rieche den Alkohol in seinem Atem – hoffentlich riechen die anderen das nicht auch. Sein Blick ist glasig und verschwommen. Er schüttelt allen die Hand. Maxim ist ziemlich verblüfft von Zanders Zustand, während Kurt völlig ungerührt bleibt. Die Empfangsdame führt uns zu einem runden Tisch mitten im Raum. Die schokoladenbraunen Ledersitze und die Holztäfelung verleihen dem Lokal die Atmosphäre eines noblen Clubs. An den Wänden hängen Fotos von Indern und Engländern in Uniformen aus der Zeit Britisch-Indiens. Zander sitzt neben mir. Ich lehne mich zu seinem Ohr.

»Ich habe doch gesagt, du sollst nicht kommen. Ist alles okay?«

»Ja«, sagt er und sieht aus, als habe ihn meine Frage beleidigt. Vielleicht hat er unsere Vereinbarung vergessen, dass er zu Hause bleiben soll. Sein Gedächtnis ist miserabel, wenn er in einer seiner Alkoholphasen steckt. Sein Gesicht ist von einem Schweißfilm bedeckt.

Ich kann mir die Frage nicht verkneifen. »In deiner Nachricht stand etwas von Kratzen.«

»Sie hat wieder angefangen«, sagt er und nickt ernst mit dem Kopf.

»Was trinken Sie denn? Wein oder Bier?«, fragt Kurt und hält Zander die Weinkarte hin.

»Zu indischem Essen trinkt man Bier, oder?«, sagt Zander.

Es ärgert mich, dass er versucht, die Getränke zu diktieren, wenn die Firma bezahlt.

»Mir ist beides recht«, sage ich.

»Tut mir leid, ich trinke kein Bier. Nur Wein«, erklärt Annetta.

Die kleine Miss Perfect, denke ich gehässig. Oder die große Miss Perfect, wie ich besser sagen sollte.

»Und Sie, Max?«, fragt Kurt.

»Ich trinke alles!« Er und Kurt lachen. »Aber vielleicht nicht so viel wie Zander.«

Zander schaut lächelnd auf. Er ist nicht aufgebracht, aber ich. Maxim hat Geschichten über Zanders Alkoholkonsum gehört und macht Kurt jetzt darauf aufmerksam.

Kurt bestellt verschiedene Getränke. Vor Zander steht eine Flasche indisches Bier. Ich greife hinüber und nehme sie auf: 660 ml. Ich habe noch nie eine so große Bierflasche gesehen. Das ist fast so viel wie der Inhalt einer Weinflasche. Zander nimmt sie mir aus der Hand und schenkt sich ein.

»Und was machen Sie, Zander?«, fragt Kurt in freundlichem Tonfall.

»Ich bin Schauspieler.«

»Oh, wow! Theater oder Film?«

»Beides. Am bekanntesten bin ich für eine Fernsehserie der BBC. Sie hieß *Dominic Stone* und handelte von einem amerikanischen Privatdetektiv im London der 1940er Jahre.«

»Zander war der Star – der Titelheld Dominic Stone«, werfe ich ein, wohl wissend, dass Maxim und Annetta dies mit Missgunst aufnehmen werden, während Kurt davon angetan ist. Ich genieße ihre reservierten Blicke.

»Ich weiß nicht, ob ich die gesehen habe«, sagt Kurt und tunkt ein Stück Pappadam in Mango-Chutney.

»Das ist schon lange her, nicht wahr, Zander? Fünfzehn Jahre?«, hakt Maxim nach.

»Zwölf«, korrigiert Zander. Allmählich setzt ihm Maxim wirklich zu.

In Maxims Gesicht zuckt es. Nur mühsam unterdrückt er ein Grinsen.

Wir bestellen unser Essen. Ich ertappe mich dabei, wie ich jedes Mal, wenn Zander das Glas wieder abstellt, den Stand der Biermenge darin taxiere. Es wird zu schnell weniger, und ich male mir bereits aus, wie er vor allen anderen nach dem nächsten verlangt.

»Und was machen Sie, Annetta?«, fragt Kurt.

»Ach, ich bin nur Hausfrau und Mutter«, sagt sie und schenkt Kurt ein mädchenhaftes Lächeln.

Maxim hat sie meisterhaft für diese Begegnung präpariert. Offenbar weiß sie, was auf dem Spiel steht.

Ich kann mir einen kleinen Seitenhieb auf sie nicht verkneifen. »Ich wünschte, ich könnte auch zu Hause bleiben und eine Familie haben«, sage ich, was mit Schweigen quittiert wird.

»Wie viele Kinder haben Sie denn?«, will Kurt wissen.

»Einen Jungen und ein Mädchen.«

»Wir auch«, sagt Kurt.

Perfekt – so musste es ja sein.

»Ach ja?«, kichert sie. »Unsere sind sogar zweieiige Zwillinge.«

»Wow, das ist ja interessant«, sagt Kurt und genießt den kleinen Flirt mit ihr.

Zweieiige Zwillinge und Wangenknochen, mit denen man Eis schneiden könnte. Ich hatte eigentlich darauf gehofft, selbst ein bisschen mit Kurt flirten zu können, doch ich wurde vom Blondinen-Ass ausgestochen. Maxim lehnt sich einfach zurück und lässt die Funken zwischen den beiden fliegen. Er weiß also, wann er den Mund halten muss. Ich sehe zu Zander hinüber und hoffe verzweifelt darauf, dass er ein Kaninchen aus dem Hut zaubert und etwas findet, was uns hilft, eine Beziehung zu Kurt aufzubauen. Wie alle Schauspieler ist Zander normalerweise ein glänzender Erzähler und hat ein phänomenales Talent für Theatergeschichten. Ich versuche, Blickkontakt zu ihm aufzunehmen, doch er starrt unverwandt auf die andere Seite des Raums. Sein Gesicht ist leichenblass geworden.

Maxim bleibt das nicht verborgen. »Alles in Ordnung, Zander? Du siehst ein bisschen bleich aus.«

Kurt und Annetta beenden ihre Tändelei und sehen auf. Zander schüttelt fassungslos den Kopf. Ich lege ihm eine Hand auf den Unterarm.

»Zander!«, sage ich in schärferem Ton als beabsichtigt. Er dreht sich zu mir und scheint wieder zu fokussieren.

»Wohin hast du denn gesehen?«, frage ich.

»Oh, ich dachte, ich hätte einen Bekannten entdeckt«, sagt er und entspannt sich. »Aber ich habe mich getäuscht.«

»Was dachtest du denn, wen du gesehen hast?«, fragt Maxim, der sofort spürt, dass etwas faul ist.

»Ich weiß nicht …«, antwortet Zander vage.

»Du weißt nicht, wen du gesehen zu haben glaubst? Das verstehe ich nicht«, hakt Maxim nach.

In diesem Augenblick kommt das Essen, und der Kellner setzt zu einer übertrieben ausführlichen Erklärung der Gerichte und deren Bestandteile an, was mir Raum gibt, um mich an Zander zu wenden.

»Was ist denn los?«, flüstere ich.

»Nichts. Alles gut.« Er leert sein Glas und will sich aus der Flasche nachschenken, doch die ist ebenfalls leer.

»Noch ein Bier?«, fragt Kurt.

»Ja«, sagt Zander und zuckt die Achseln.

»Vielleicht lieber nicht«, sage ich zu Kurt.

Er zögert und schaut Zander an.

»Okay, warum nicht?«, sage ich und versuche, mich locker zu geben – da ich die Aufmerksamkeit nicht auf Zanders Bierkonsum lenken will. Zu spät erkenne ich, dass ich das bereits getan habe.

»Ihr müsst ja nicht fahren, oder? Ihr könnt doch von hier aus zu Fuß nach Hause gehen, nicht wahr?«, fügt Maxim hinzu. Er will unbedingt, dass Zander noch ein Bier bekommt.

Das Essen wird auf den Tisch gestellt, wobei der

Platz kaum dafür ausreicht. Da sind Currys in runden Gusseisenschalen, exotisch gewürzte Fleischgerichte aus dem Tandoorofen, Berge von Reis und verschiedene Sorten Naan und anderes Brot. Normalerweise würde mir jetzt das Wasser im Mund zusammenlaufen, doch jetzt ist es unvorstellbar, etwas zu essen. Das dicke gelbe Tarka-Dhal – sonst eines meiner Lieblingsgerichte – sieht heute Abend für mich wie eine Schüssel Erbrochenes aus. Die anderen löffeln sich Essen auf die Teller und plaudern dabei über die Schönheiten Liechtensteins und Wiens.

Zander trinkt schweigend sein Bier. Die zweite Flasche ist schon fast leer. Allmählich wünschte ich beinahe, er wäre nicht gekommen. Ich schaue auf Annettas Teller: Kein Curry, kein Brot, kein Reis, nur Gemüse, und sie hat erst einmal an ihrem Wein genippt. So wahrt man also diese hohlen Wangen. Was sie wohl an Maxim findet? Tja, darauf gibt es nur eine Antwort.

»Ist es nicht unglaublich, dass Arabella überfallen worden ist, Zander?«, fragt Maxim mit schelmischem Blick.

»Ja. Ganz schrecklich«, antwortet Zander.

»Arabella hat nicht gesehen, wer es war. Aber ich habe diesen Romeo in Verdacht«, sagt Maxim mit einem Seitenblick auf mich.

»Romeo?«, sagt Zander. »Woher kennst du Romeo?«, fragt er etwas desorientiert.

»Ich bin ihm in dem Starbucks in der Nähe von unserem Büro begegnet. Er schien Arabella zu belästigen.«

»Er hat mich nicht belästigt!«, erkläre ich.

»Tja, wenn du das sagst. Aber ich traue ihm nicht. Mir kam er zwielichtig vor«, sagt Maxim und will um keinen Preis lockerlassen.

»Wenn Arabella sagt, dass er sie nicht belästigt hat …«, sagt Kurt.

»Wer ist er? Kennst du ihn, Zander?«, fragt Maxim.

»Er ist einfach ein Freund von uns«, sage ich, bevor Zander etwas sagt, was meiner vorherigen Story widerspricht.

»Aber magst du ihn, Zander?«, hakt Maxim nach.

»Nein, er ist ein Scheißkerl«, erwidert Zander und leert sein Bier.

Seine Äußerung zieht einen scharfen Schnitt durch das Gespräch, als wäre es damit beendet, und es entsteht ein beklommenes Schweigen. Kurt wirft einen Blick auf Zanders leeres Glas und die leere Flasche und zögert damit, ihm noch eine anzubieten. Das ist ein regelrecht vernichtendes Urteil über Zander und mich. Ich überlege krampfhaft, wie ich das Thema wechseln kann.

»Romeo – das ist ja so ein romantischer Name!«, wirft Annetta mit kokettem Lächeln ein.

Maxim lächelt. Seine Frau ist seine Komplizin, und gemeinsam zerstören sie meine Glaubwürdigkeit bei Kurt. Sie spüren alle beide, dass sie einer Sache auf der Spur sind, und lassen nicht locker.

»Wie gesagt, er ist ein Scheißkerl«, wiederholt Zander.

Ich versuche ein Stück Naan zu essen, doch ich kriege es

nicht hinunter. Es dreht und dreht sich in meinem Mund, nur leider ist da kein Speichel, mit dem ich es befeuchten könnte. Ich schlucke, doch es ist steinhart und bleibt mir im Hals stecken. Maxim lehnt sich vor und macht sich bereit, das Thema Romeo auf die Spitze zu treiben. Ich trinke einen Schluck Wasser. Langsam bewegt sich das Brot nach unten, doch nur unter Schmerzen.

Ich versuche, das Thema zu wechseln und über Kurts Frau zu sprechen. Doch neben mir kommt etwas in Bewegung. Als ich mich zur Seite drehe, sehe ich, dass Zander aufgestanden ist und mit dem ausgestreckten Arm in die andere Ecke des Raums zeigt. Wir alle folgen der Richtung seines Zeigefingers.

Das Einzige, was ich sehe, ist eine indische Bedienung, die mit dem Rücken zu uns steht und Gläser auf ein Tablett stellt.

Unsere Tischgenossen drehen sich um und schauen zwischen Zander und mir hin und her, das Besteck wie erstarrt in den Händen.

»Was ist denn, Zander?«, frage ich.

»Sie ist da. Siehst du sie?«

»Wen?«

»Desdemona!«

Mir zieht es den Boden unter den Füßen weg, und mir wird schwindlig. Er halluziniert wieder – die Wechselwirkung von Alkohol, Medikamenten und Stress.

»Das ist sie nicht, Zander. Setz dich«, sage ich, erstaunt von der Ruhe in meiner Stimme.

Ich werfe erneut einen Blick auf die Frau, die nun mit

ihrem Tablett voller Gläser einen Tisch auf der anderen Seite des Raums ansteuert. Sie hat lange schwarze Haare – so schwarz wie die von Desdemona.

Ich stehe auf und lege einen Arm um Zander. Er stößt mich weg und stürzt in Richtung Tür. Sein Stuhl fällt klappernd um.

Andere Gäste drehen sich nach uns um. Der ganze Raum wird still, und ich fühle, wie sich sämtliche Blicke auf mich konzentrieren. Ich stehe neben dem umgefallenen Stuhl, schaue mich nach Zander um und sehe ihn zur Tür des Restaurants hinausstolpern.

Ich wende mich wieder unserem Tisch zu. Kurt und Annetta haben besorgte Mienen aufgesetzt, während Maxim erstaunt lächelt. Ich nehme Platz, und ein Kellner stellt Zanders Stuhl auf.

»Danke«, sage ich.

Der Kellner faltet Zanders Serviette und legt sie wieder auf den Tisch.

»Nicht nötig«, sage ich. »Er kommt nicht zurück.«

Der Mann nickt und verschwindet.

»Es tut mir sehr leid«, sage ich.

»Ist mit Zander alles in Ordnung? Wollen Sie ihm nachgehen?«, fragt Kurt.

»Er kommt schon klar«, sage ich. »Ich bin ja bald zu Hause.«

»Es wäre vielleicht besser, wenn Sie ihm nachgehen würden«, versetzt Kurt.

»Ja, er hat anscheinend die Kontrolle über sich verloren«, sagt Maxim.

»Leck mich, Maxim!« Diesmal sage ich es wirklich.

»Na, na, Arabella. Gehen Sie ihn lieber suchen. Er hat einen ziemlich aufgewühlten Eindruck gemacht«, sagt Kurt, während er aufsteht und zu mir kommt. Er küsst mich auf beide Wangen, und der Druck seiner Hand auf meiner Schulter beruhigt mich ein bisschen.

»Wir sehen uns dann morgen, in Ordnung?«, sagt er. »Wenn Sie etwas brauchen, rufen Sie mich auf meinem Handy an.«

Ich renne die High Street Kensington entlang, meine High Heels in der Hand, und suche beide Straßenseiten nach Zander ab. Bei seiner Statur müsste er leicht auszumachen sein. Nachdem ich ein paar Minuten gelaufen bin, wird mir klar, dass er stattdessen die Kensington Church Street genommen und einen anderen Nachhauseweg gewählt haben könnte. Zumindest hoffe ich, dass er auf dem Weg nach Hause ist.

Ich rufe ihn auf seinem Handy an. Er meldet sich sofort.

»Zed?«

Ich höre ihn am anderen Ende atmen.

»Zed? Bist du dran?«

»Ja, ich bin dran.«

»Wo bist du?«

»Auf dem Heimweg.«

»Wo, Zed?«

»Sheffield Terrace.«

Er hat also den anderen Weg nach Hause genommen.

»Okay, ich komme. Wir sehen uns in zehn Minuten.«

Als ich nach Hause komme, liegt Zander auf dem Bett – vollständig bekleidet, wie ein gefällter Baum.

Ich setze mich zu ihm und lege ihm eine Hand auf die Schulter. »Alles okay, Zed?«

»Ich bin nur müde.«

»Was hast du gesehen?«

»Ich will nicht darüber reden.«

»Okay.« Ich weiß, dass es mehr schaden als nützen würde, wenn ich ihn jetzt weiter bedränge.

Ich schalte die Lichter im Schlafzimmer aus und gehe hinaus. Dann schenke ich mir ein großes Glas Wasser ein und lege mich im Wohnzimmer aufs Sofa. Das permanente Brummen der Gefriertruhe ist allgegenwärtig. Ihr sporadisches Rasseln, als ob etwas locker wäre, ähnelt tatsächlich einer Art Kratzgeräusch. Ich stehe auf und gehe in Richtung Gästezimmer. Zuerst fasse ich nicht, was ich sehe.

Ich zähle sie: eins, zwei, drei Vorhängeschlösser wurden an der Tür befestigt. Zu meinen Füßen liegen Plastiktüten und eine Rechnung vom Haushaltswarenladen um die Ecke. Ein Schraubenzieher liegt auf dem Boden. Ich betaste eines der großen Schlösser, die allesamt aus geschwärztem Metall bestehen, und tröste mich mit dem Gedanken, dass Zander heute doch etwas getan hat. Obwohl es nicht unbedingt eine gute Idee ist, mit so vielen Vorhängeschlössern die Aufmerksamkeit auf unser Gästezimmer zu lenken. Da fällt mir etwas ein. Ich gehe zum Terrassenfenster und schaue hinaus. Die

Abdeckung des Whirlpools liegt immer noch auf dem Boden. Ich gehe in die Küche, ziehe eine Schürze an und hole Putzzeug, ein Paar Gummihandschuhe, einen Eimer mit heißem Seifenwasser und eine Bürste.

Auf der Terrasse schiebe ich den Deckel auf dem Boden ein Stück beiseite, um die getrocknete Blutlache freizulegen. Ich knie mich hin, tauche die Bürste in das heiße Wasser und beginne zu schrubben. Einzelne schwarze Haarsträhnen kleben noch in dem Blut, das sich unter dem heißen Wasser aufzulösen beginnt. Da fällt mir ein, dass ich nie sicher sein kann, wirklich sämtliche DNA-Spuren beseitigt zu haben, aber wenigstens kann ich sämtliche sichtbaren Zeichen des Blutes entfernen. Ich wette, Forensikexperten könnten immer noch etwas entdecken, selbst nachdem ich geputzt habe, wenn sie es wirklich darauf anlegen. Doch das ist momentan nicht meine Priorität.

Als sich das Blut allmählich in dem Seifenwasser auflöst, überlege ich, ob ich es mit einem Lappen aufsaugen soll. Doch dann gerät plötzlich etwas in mein seitliches Blickfeld. Zuerst glaube ich, ich hätte es mir bloß eingebildet, doch dann ist es wieder da. Ich drehe den Kopf und schaue auf die andere Straßenseite. Mein Blick konzentriert sich auf das Fenster, hinter dem ich in jener Nacht zwei Gestalten gesehen habe. Ich kann den Blick nicht abwenden. Ein Licht blinkt dreimal.

In der Bewegung erstarrt warte ich ab. In zwei weiteren Wohnungen brennt Licht. Mein Blick wandert zurück zu dem Fenster mit dem Blinklicht. Es scheint vom Balkon zu kommen, dahinter sieht man einen matt beleuchteten Raum. Da blinkt es wieder, dreimal in kurzen Abständen. Die Lichtquelle ist klein und stammt vielleicht von einer Taschenlampe. Ich trete an den Rand unserer Terrasse. Wieder das Licht und dann der Schemen einer Person. Die Bürste fällt mir aus der Hand und landet mit einem dumpfen Schlag auf den Holzbohlen. Die Signale wenden sich an mich. Dessen bin ich mir sicher. Was soll ich jetzt tun? Mit pochendem Herzen haste ich in die Wohnung zurück, gehe an die Küchenspüle und drehe den Wasserhahn auf. Meine gelben Gummihandschuhe sind rot gefleckt.

Ich spüle die Handschuhe ab, ziehe sie aus und wasche meine zitternden Hände gründlich mit Seife. Ob ich Zander wecken soll? Ich gehe ins Schlafzimmer. Inzwischen hat er sich am Kopfende des Betts zusammengerollt und schläft tief und fest. Ich lasse ihn schlafen.

Im Wohnzimmer schenke ich mir einen großen Cognac ein, trinke ihn auf ex und beschließe, zurück auf die Terrasse zu gehen. Dort blinkt das Licht erneut dreimal, während die Person inzwischen auf dem Balkon auf und ab geht. In diesem Augenblick schlägt etwas Weiches neben mir auf, prallt ab und fällt nach unten in den Garten. Instinktiv ziehe ich mich nach drinnen zurück, als etwas gegen die Terrassentür schlägt. Zögernd sehe ich nach. Ein Ball rollt über den Boden und kommt an der Mauer zum Stillstand. Wie von Furien gehetzt sammele ich ihn auf und verschwinde wieder nach drinnen.

Es ist ein gelber Tennisball. Mit schwarzem Filzstift hat jemand eine Nummer darauf geschrieben. Es scheint eine Handynummer zu sein. Keine, die ich kenne. Meine Gedanken überschlagen sich, während ich versuche, aus der Sache schlau zu werden. Was außer einer Mobilfunknummer könnte es noch sein? Eine Kontonummer? Ein Code für etwas – aber wofür? Nichts davon erscheint mir plausibel. Als ich durch die Vorhänge spähe, blinkt wieder das Licht. Ich gehe hinaus. Winke. Dreimal Blinken.

Zurück in der Wohnung tippe ich die Nummer in mein Handy. Was mache ich, wenn jemand antwortet? Was soll ich sagen?

Der Klingelton ertönt. Ich spüre meinen Puls in den Schläfen.

Jemand hebt ab.

Ich schweige.

Am anderen Ende ebenfalls Schweigen.

Jemand atmet. Es klingt wie das Atmen einer Frau.

»Hallo?«, sage ich zögerlich.

»Ja?« Die Stimme ist leise, weiblich und kindlich.

»Haben Sie einen Tennisball auf meine Terrasse geworfen?«

»Ja.«

»Was wollen Sie?«

»Was wollen Sie?«, fragt das Stimmchen.

»Warum haben Sie den Ball herübergeworfen?«

»Damit Sie Bescheid wissen.«

»Bescheid worüber? Wovon reden Sie?«, frage ich.

Zwei Stimmen flüstern in einer fremden Sprache miteinander. Es ist nicht laut genug, um identifizierbar zu sein, aber ich weiß, dass es nicht Englisch ist.

»Damit ich worüber Bescheid weiß?«, wiederhole ich.

»Wir haben es gesehen.«

Die Verbindung wird unterbrochen.

Ich wähle die Nummer erneut, doch der Anruf geht sofort auf die Mailbox. Ich versuche es noch ein paarmal, jedoch mit dem gleichen Ergebnis.

Wut steigt in mir auf. Ich gehe auf die Terrasse hinaus und schaue zu dem Fenster hinüber, aus dem das Blinklicht gekommen ist. Jetzt liegt es im Dunkeln. Hinter den anderen Fenstern dringt noch Licht durch die Vorhänge.

Ich knie mich wieder hin und schrubbe weiter, bis das Blut weg ist. Mit dem Putzlappen wische ich das ganze rote Wasser auf und drücke es in den Eimer. Ich versuche zu analysieren, was das Mädchen zu mir gesagt hat. Was haben sie gesehen? Ein kalter Angstschauer läuft mir über den ganzen Körper. Was, wenn sie *alles* gesehen haben? Warum haben sie dann nicht die Polizei informiert? Ich untersuche die geschrubbten Holzbohlen. Sie scheinen frei von Blut zu sein – zumindest bei oberflächlicher visueller Inspektion. Doch ich kann nicht länger auf der Terrasse bleiben, ich fühle mich beobachtet.

Ich leere den Eimer in die Spüle, reinige die Bürste, den Lappen und die Gummihandschuhe, ehe ich alles zusammen in den Müll werfe. Unentwegt muss ich an die flüsternden Anruferinnen denken. Sie klangen beide wie junge Mädchen. Ich probiere die Nummer erneut, doch diesmal ist sogar die Mailbox abgeschaltet.

ARABELLA

Samstag, 7. Dezember, Morgen

Eine Hand auf meinem Arm lässt mich hochschrecken.

»Hey, ich bin's bloß«, sagt Zander, sein Gesicht nur wenige Zentimeter von meinem entfernt.

»Wie viel Uhr ist es?«

»Nach neun. Ich habe dir Kaffee gebracht.«

»Oh, danke.«

Er wirkt ruhiger heute Morgen. Die Haare sind gewaschen, und er hat sich rasiert.

Ich setze mich im Bett auf und lehne mich gegen das Kopfteil. Morgenlicht kriecht durch die Vorhänge ins Zimmer.

Zander reicht mir die Tasse und sieht mir anschließend beim Trinken zu. Die Wärme strömt mir durch den Hals in den Bauch.

»Alles okay?«, frage ich.

»Ja, ich fühle mich heute viel besser. Das mit gestern Abend tut mir leid.«

Er trägt ein schickes Button-down-Hemd von Ralph Lauren und Jeans – nicht seine gewohnte Kluft aus T-Shirt und Shorts. Ich kann Seife und Shampoo an ihm riechen. Die Erinnerungen an das gestrige Abendessen kehren zu mir zurück, und ich bin nach wie vor verärgert darüber, wie alles geendet hat, doch das ist nicht das schlimmste meiner Probleme.

»Warum bist du eigentlich in dem Restaurant aufgetaucht? Wir haben doch darüber gesprochen, und du warst damit einverstanden, nicht zu kommen.«

»Es tut mir leid. Ich wollte dich unterstützen. Aber ich habe alles nur schlimmer gemacht.«

»Es war eine verfluchte Katastrophe. Bitte denk in Zukunft daran, wenn wir etwas vereinbart haben, ja?«, sage ich.

Er senkt leicht den Kopf.

»Hast du deine Tabletten genommen?«

»Ja. Heute fühle ich mich besser.«

Ich trinke den Kaffee aus. Er nimmt mir die Tasse ab wie ein aufmerksamer Kellner. Offenbar will er etwas wiedergutmachen, was ein positives Zeichen ist.

»Ich habe Pfannkuchen gemacht, warum kommst du nicht rüber?«

»Ich bin in ein paar Minuten da.«

Ein Lächeln legt sich über seine Züge, und er geht hinaus.

Ich werfe die Steppdecke beiseite und steige aus dem Bett.

Der Gedanke daran, wie verständnisvoll Kurt gestern Abend gewesen ist, gibt mir ein wenig Aufschwung. Ihm scheint etwas daran zu liegen, mir zu helfen. Dann fällt mir das Telefonat mit den jungen Mädchen wieder ein, und mir wird flau. Wie hatte ich das vergessen können?

Ich nehme mein Telefon vom Nachttisch. Es gibt keine neuen Anrufe oder Textnachrichten. Ich rufe das Anrufprotokoll auf und sehe, dass ich die Nummer gestern Abend insgesamt elfmal gewählt habe. Ich muss mit Zander darüber sprechen, aber ich befürchte, dass ihn das wieder zurückwerfen wird. Dabei scheint es ihm heute so viel besser zu gehen.

In der Küche sitzt er am Tresen und liest auf seinem iPad. In der Luft hängt eine verführerische Kombination aus verschiedenen Aromen: frisch gebackene Pfannkuchen, Kaffee und gebratenes Fleisch.

Er zieht ein Geschirrtuch beiseite und enthüllt einen großen Stapel dicker Pfannkuchen amerikanischer Art. »Setz dich«, sagt er.

»Danke. Das ist echt ein Genuss.«

»Ich wollte dich ein bisschen verwöhnen. Nach gestern Abend …«

»Ich habe dir doch gesagt, dass es okay ist. Kurt ist ganz locker damit umgegangen.«

Mein Platz am Tresen ist mit einem Teller, einem Messer und einer Gabel und sogar mit einer Serviette gedeckt. Zander nimmt den Deckel von einer Terrakottaschüssel, in der etliche perfekt gebräunte Würstchen liegen.

»Willst du welche?«

»Nein, danke«, sage ich. »Nur Pfannkuchen.«

Er bedient erst mich und legt sich dann drei Würstchen und zwei Pfannkuchen auf seinen eigenen Teller. Er ertappt mich dabei, wie ich zusehe.

»Was?«

»Nichts. Offenbar geht es dir heute viel besser.«

»Ja. Ich fühle mich auch so. Hier«, sagt er und reicht mir den Ahornsirup.

Wir haben schon lange nicht mehr bei einem warmen Frühstück zusammengesessen. Ich träufele die bernsteingelbe Flüssigkeit über meine Pfannkuchen. Die weiche, warme Süße tröstet mich. Ein paar Momente lang fühle ich mich besser, bis ich wieder an den beschrifteten Tennisball denke. Ich überlege hin und her, wann ich Zander davon erzählen soll. Er macht einen so fröhlichen Eindruck, als er mit herzhaftem Appetit sein Frühstück verputzt, dass ich beschließe, es auf später zu verschieben.

»Das schmeckt wirklich gut«, sage ich.

»Ja. Bist du sicher, dass du keine willst?« Er hält mir die Schüssel mit den Würstchen hin.

»Nein. Ich will süß und salzig nicht mischen.«

»Du weißt nicht, was dir entgeht«, sagt er und legt sich ein weiteres Würstchen auf den Teller.

»Das ist amerikanisch. Wir Briten mischen Süßes und Pikantes nicht.«

»Ein großer Fehler.«

Die Pfannkuchen sind perfekt: dick, aber leicht und locker. Sie saugen einen Teil des Ahornsirups auf, während sich der Rest am Tellerrand sammelt und eine kleine klebrig-süße Pfütze bildet.

»Was möchtest du denn heute machen?«, fragt er.

»Tja, wir haben einiges zu erledigen.«

»Verdammt, ja. Da hast du recht!«, sagt er.

»Willst du noch Kaffee?«, frage ich.

Er springt auf. »Ich mache frischen.«

Erneut überlege ich, ob ich ihm von dem Telefongespräch erzählen soll. Er mahlt Kaffee, und der Lärm geht mir durch Mark und Bein. Ich wünschte, ich hätte nicht um mehr Kaffee gebeten.

»Das reicht, Zed!«

»Was?«, sagt er und stellt die Kaffeemühle aus.

»Kannst du mal aufhören?«

Seine Schultern sacken herab, und das Lächeln verschwindet aus seinem Gesicht. Er löffelt das Kaffeepulver in die Espressokanne und füllt Wasser ein. Nachdem er den Herd eingeschaltet hat, stellt er die Kanne auf die Gasflamme und setzt sich wieder.

»Es tut mir leid, Zed, aber ich hatte gestern Abend ein seltsames Erlebnis.« Ich schiebe meinen Teller weg.

»Im Restaurant?«

Ich erzähle ihm von dem Tennisball, und ehe ich geendet habe, ist er schon aufgesprungen.

»Arschlöcher!«

Ich folge ihm auf die Terrasse. Die Hände in die Hüften gestemmt, starrt er schwer atmend auf das Haus gegenüber. Sein Gesicht ist gerötet.

»Welches Fenster war es?«, will er wissen.

»Schau nicht rüber, Zed. Vielleicht beobachten sie uns.«

»Na und? Dann beobachten sie uns eben. Ich geh jetzt da rüber und mach sie zur Schnecke! Welches Fenster war es?«

Ich zeige hinüber. »In der obersten Etage, das letzte Fenster rechts.«

»Ja. Das war auch das Fenster, hinter dem wir die Personen gesehen haben … an dem Abend, als …«

Ich nicke.

»Okay, ich gehe jetzt rüber«, verkündet er.

»Und was willst du sagen? Woher willst du überhaupt wissen, welche Nummer die Wohnung hat?«

»Weiß ich nicht«, sagt er zögerlich.

»Wie willst du dann ins Haus kommen? Und überhaupt, was willst du zu ihnen sagen?«

»Ich will sie fragen …«, sagt er.

»Sie was fragen?«

»Welches Spiel sie zum Teufel noch mal spielen.« Er schaut zwischen mir und dem Fenster hin und her. »Was meinst du, was wir machen sollen?«

»Abwarten, ob sie wieder Kontakt aufnehmen.«

»Und was, wenn nicht? Was, wenn sie schnurstracks zur Polizei gehen?«

»Das hätten sie längst tun können, wenn sie wollten«, entgegne ich.

»Und was haben sie genau gesagt?«, will er wissen.

Ich fröstle und registriere, dass ich barfuß im Morgenmantel dastehe, während ein Graupelschauer einsetzt.

»Können wir reingehen? Ich friere.«

Er nickt. »Ich lege den Deckel wieder auf den Whirlpool.«

Ich schaue zu dem schweren, tief hängenden Himmel auf. Er ist von einem solchen Dunkelgrau, dass es beinahe lila wirkt. Mehrere Tropfen eisiger Schneeregen fallen mir in die Augen und lassen mich blinzeln.

In der Küche stelle ich fest, dass die Espressokanne auf dem Herd übergelaufen ist. Ich nehme sie von der Flamme und drehe das Gas aus. Mir ist nicht mehr nach Kaffee. Ich stelle die Kanne in die Spüle und gehe hinüber ins Wohnzimmer. Durchs Fenster sehe ich, wie Zander mit dem schweren Deckel des Whirlpools kämpft. Eigentlich bräuchte man zwei Männer dazu, ihn hochzuheben. Seine körperliche Stärke verblüfft mich immer wieder. Während er den Deckel auf den Whirlpool hievt, sucht er meinen Blick.

Keuchend kommt er herein.

»Danke, Zed.«

Seine Augen sind wieder glasig, genau wie gestern Abend im Restaurant. »Wir müssen diesen Scheiß regeln, Arabella.«

»Was?«

»Diesen ganzen Scheiß. Das alles!« Er fegt an mir vorbei und geht den Flur entlang.

Ich folge ihm zur Tür des Gästezimmers.

»Das da. Wir müssen es regeln. Ich halte das nicht mehr aus.«

Ich schaue auf die Tür mit ihren drei massiven Vorhängeschlössern.

»Ich weiß, aber wie?«, frage ich.

»Keine Ahnung. Aber wir müssen irgendwas tun. Wir können nicht einfach alles so lassen, wie es ist. Das ist Wahnsinn.«

»Ich weiß.«

»Ich finde, es ist gefährlich. Wir könnten praktisch auf frischer Tat ertappt werden. Es könnte jeden Moment jemand reinkommen und etwas finden.«

»Wen meinst du?«

»Irgendwer. Zum Beispiel Haraldo und die anderen vom Empfang kommen doch andauernd mit ihrem Schlüssel in die Wohnung und stellen Sachen ab. Was, wenn sie dort reingehen?« Er zeigt auf die Tür des Gästezimmers.

»Sie gehen da nicht rein. Sie stellen Pakete nur im Flur ab. Sie spazieren nicht einfach im Rest der Wohnung herum.«

»Wie kannst du da sicher sein? Stell dir mal vor, sie machen das. Deshalb habe ich ja die Schlösser an die Tür geschraubt. Damit niemand in den Raum reingeht oder aus ihm rauskommt.«

»Aus ihm raus? Was redest du denn da, Zander? Niemand versucht, dort rauszukommen.«

»Du weißt, was ich meine.«

»Mit den ganzen Schlössern, die du dort angebracht hast, lenkst du ja geradezu die Aufmerksamkeit darauf, dass etwas drin ist.«

Der Gedanke trifft ihn schwer. Sein Kopf zuckt zurück. Er geht ins Wohnzimmer und wirft sich aufs Sofa. Ich setze mich zu ihm.

»Jetzt mach dir mal keine Sorgen. Fürs Erste ist alles in Ordnung.«

»Und was ist mit dem Tennisball?«, fragt er.

Ich weiß nicht, was ich sagen soll – es war ein gutes Gefühl, diese Last mit ihm zu teilen, anstatt alles für mich zu behalten. Doch Zander ist momentan so labil, dass ich allmählich daran zu zweifeln beginne, ob es klug war, ihm davon zu erzählen.

»Wir müssen gar nichts machen, solange sie uns nicht wieder kontaktieren«, sage ich. Ich nehme seine Hand und tätschele sie sanft.

Er dreht sich zu mir. »Wenn sie uns die Polizei ins Haus schicken, sind wir erledigt.«

Später am Vormittag verziehen sich die Wolken, und ein blassblauer Himmel erscheint. Wir gehen die Kensington Church Street entlang und biegen nach links ab, in Richtung Kensington Gardens. Wir schweigen beide, jeder in seine eigenen Sorgen vertieft. Die tief stehende Wintersonne scheint durch die Bäume, als wir den Park betreten. Wir passieren den wuchtig wirkenden Kensington Palace mit seinen düsteren hohen Fenstern. Die schwarzen Geländer mit den goldenen Ornamenten bräuchten einen neuen Anstrich.

Zander raucht eine Zigarette nach der anderen. Ich spüre ein Vibrieren in der Manteltasche und bleibe stehen. Zander wendet sich mir zu, einen hoffnungsvollen Blick in den Augen. Ich sehe, dass der Anruf von Evie ist.

»Oh, hallo Evie!«

»Hey, ich wollte nur wissen, ob bei euch für heute Abend alles klar ist.«

»Ach herrje! Tut mir leid, ich hätte dich früher anrufen sollen«, sage ich.

Zander runzelt die Stirn.

Ich lege die Hand über das Telefon und sage: »Es ist Evie.« Ich nehme die Hand weg. »Zander geht es nicht so gut. Ich glaube nicht, dass er es heute Abend schafft.«

»O je, was hat er denn?«

»Ach, nur das Übliche. Können wir den Termin verschieben?«

»Klar. Nächsten Samstag?«

»Ja, perfekt.«

»Willst du nicht heute Abend auf einen Drink vorbeikommen? Kannst du Zander allein lassen? Wir haben massenhaft Wein. Sagen wir, so gegen acht?«

»Ja, gerne. Dann bis später.«

Zander tritt seine Zigarette aus und zermalmt sie mit seinem schweren Stiefel auf dem Asphalt. »Was gibt's denn?«

»Ich habe das Essen auf Samstag verschoben.«

»Warum hast du ihr erzählt, dass ich wieder krank sei? Sie glaubt ja noch, ich sei ein Bekloppter.«

»Ich habe nur gesagt, dir geht es nicht so gut. Ich habe nicht gesagt weswegen.«

»Trotzdem ist es peinlich. Sag ihr, ich habe eine Erkältung, sonst denkt sie, es wäre etwas Psychisches. Und warum versuchst du nicht, dieses Arschloch Romeo anzurufen?«

Ich bin erstaunt, als er sich beim ersten Klingeln meldet.

»Hallo?«

»Romeo?«

»Sag nichts. Hast du ein Auto?«

»Ja.«

»Hol mich morgen um 17 Uhr auf der Straße gegenüber dem Eingang zu eurem Haus ab. Dann sage ich dir, wie es weitergeht. Okay?«

»Okay. Aber was …« Die Verbindung wird unterbrochen.

Zander starrt mich mit angehaltenem Atem an.

»Das war er«, sage ich.

Drei Sittiche fliegen kreischend über uns hinweg, leuchtend grün im schwachen Sonnenlicht. Eine Familie mit einem Kinderwagen und zwei Kleinkindern steht neben uns, während der Vater mit seinem Handy Fotos vom Palast macht. Zander packt mich am Ellbogen und zieht mich weg. Sein Griff ist zu fest, und ich mache mich los.

»Was hat er gesagt?«

»Wir sollen ihn morgen Nachmittag um fünf Uhr gegenüber unserem Haus mit dem Auto abholen.«

»Und?«

»Weiter nichts. Er sagt, er teilt uns dann alles Weitere mit.«

»Was zum Teufel soll das heißen?«

»Ich weiß nicht, Zander. Weiter hat er nichts gesagt und gleich aufgelegt.«

»Wir rufen ihn noch mal an. So geht das nicht.«

»Dann ruf verdammt noch mal du ihn an.«

Wir bleiben stehen. Zander zückt das Telefon und wählt.

Achselzuckend steckt er das Handy wieder ein. »Mailbox. Dieses Arschloch hat uns komplett in der Hand!« Er zündet sich die nächste Zigarette an.

Ich sehe mich im Park um: Viele Paare und Familien, warm eingepackt mit Schals und Handschuhen, genießen den matten Sonnenschein. Für sie ist es ein schöner Tag im Dezember. Für Zander und mich ist es ein Albtraum – nichts ist wichtiger, als den unerwünschten Gast in unserem Gästezimmer loszuwerden.

Ich höre Zander ausatmen. »Okay«, sage ich, »dann hoffen wir mal, dass sein Plan hieb- und stichfest ist.«

Ich gehe hinunter zur Wohnung von Evie und Dean und klopfe an die Tür. Sie wohnen drei Stockwerke unter uns im Erdgeschoss. Drinnen höre ich Kinder quieken und Evie schimpfen: »Schluss jetzt!« Sie haben zwei Jungen unter zehn, die ständig miteinander im Clinch liegen. Die Tür geht auf, und ich sehe die Kinder durch den Flur springen.

»Hallo, meine Liebe«, sagt Evie mit ihrem weichen belgischen Akzent. Sie wirkt locker und entspannt.

Wir geben uns Küsschen, und sie flüstert mir ins Ohr:

»Manchmal würde ich die beiden Racker am liebsten umbringen.« Wir lachen beide, als Evie mich den Flur entlangführt. Ihr Innendesign ist ein bisschen veraltet, überall Cremefarben, Braun- und Beigetöne, es ist aber trotzdem cool und geschmackvoll. Auf mich wirkt es immer beruhigend.

Ich folge ihr ins Wohnzimmer. Ihre enge Skinny-Jeans betont ihr schmales und doch wohlgeformtes Hinterteil. Das flachsblonde Haar ist zu einem Knoten gebunden, aus dem ihr ein paar Strähnen auf die Schultern fallen. Ich denke gerade, wie schön sie ist, als sie sich zu mir umwendet.

»Und, wie geht's dir?«, fragt sie.

»Ach, du weißt schon. Viel Stress bei der Arbeit.«

Das Wohnzimmer hat eine großartige Aussicht auf den Gemeinschaftsgarten, der nachts beleuchtet ist. Die ordentlichen Kieswege, die ineinander verschlungenen Hainbuchen und die beschnittenen Buchsbäume erinnern mich immer an eine Spielzeugwelt.

Dean kommt mit einem Tablett mit Gläsern und einer Weinflasche im Kühler hereinmarschiert.

»Hallo, hallo!«

Er stellt das Tablett auf den Couchtisch und küsst mich auf beide Wangen. Ich spüre seinen gepflegten Dreitagebart. Unter dem offenen schwarzen Hemd trägt er ein Lederband mit einem kleinen goldenen Medaillon. Ich inspiziere es genauer.

»Versace?«, frage ich.

»Ja, das ist ihr Medusa-Emblem.«

»Cool, oder?«, sagt Evie. »Fass es mal an, es ist total hubbelig.«

Dean beugt sich vor.

Ich lege den Zeigefinger auf den Medusenkopf. »Ja, super«, sage ich lachend und registriere Deans Brusthaare oberhalb seines Hemdausschnitts.

»Mein Geburtstagsgeschenk von Evie.«

»O nein, das wusste ich nicht. Alles Gute zum Geburtstag!«, sage ich.

»Ich habe erst am Mittwoch, aber Evie meinte, ich könnte dich heute Abend schon mit meinem Geschenk beeindrucken.«

Evie und ich setzen uns. Dean zeigt mir die Flasche: Puligny-Montrachet, Domaine Leflaive 1992.

»Ich habe sogar deinen Lieblingswein besorgt«, sagt er.

»Oh, danke. Tut mir leid, dass wir es heute Abend nicht geschafft haben.«

Dean schenkt den Wein ein und gibt jeder von uns ein Glas. Wir stoßen an.

»Prost! Happy Birthday!«, sage ich und sehe Dean an.

Er rückt seine schwarz gerahmte Fifties-Brille zurecht, die zu seiner Haarfarbe passt. Er hat freundliche, lächelnde Augen.

»Und, wie geht es Zander?«, fragt Evie.

»Ihr wisst schon. Er hat so seine Phasen.«

»Ich hoffe, er fühlt sich bald besser«, sagt sie mit einem Lächeln, das ihre Besorgnis nicht verbirgt.

»Ich habe ihm versprochen, dass ich euch erzähle, er

sei erkältet, aber ich wollte nicht lügen. Dafür stehen wir uns zu nahe.«

»Können wir irgendetwas tun?«, fragt Dean. Er lehnt sich vor und legt mir die Hand auf den Unterarm.

»Nein. Diese Phasen kommen und gehen. Ich sollte eigentlich bei ihm bleiben, aber ich musste einfach mal eine Weile raus aus der Wohnung.«

»Bist du sicher, dass es ihm nicht helfen würde, wenn er runterkäme und etwas mit uns trinkt? Er muss ja nicht zum Essen bleiben«, sagt Evie und streicht sich ein paar Haarsträhnen von den dunklen Augen.

»Das ist nett von dir. Aber er möchte die nächsten paar Tage lieber keinen Alkohol trinken. Davon geht es ihm meistens noch schlechter.«

»Ja, Alkohol macht einen depressiv«, sagt Dean ohne jede Ironie, während er noch ein paar Schlucke von der goldgelben Flüssigkeit in seinem Glas nimmt.

»Und was macht Zander dann ganz allein da oben? Liegt er im Bett?«, will Evie wissen.

Ich schüttele den Kopf. »Er ist der einzige Amerikaner, der auf Kricket steht. Er hat das Testspiel in Australien von gestern Abend aufgezeichnet.«

»Kricket anzuschauen ist so grässlich. Wird er davon nicht noch depressiver?«, fragt Evie lachend.

»Das kommt nur daher, dass du es nicht verstehst«, sagt Dean und tätschelt ihr das Knie. Sie legt ihre Hand auf seine, und alle beide sehen mich an. Irgendwie macht mich das verlegen.

»Der Baum ist sagenhaft«, sage ich.

Ihr Weihnachtsbaum ist so hoch wie unserer, aber mit weniger Lichtern. Die Dekoration besteht lediglich aus unterschiedlich großen, transparenten Kugeln – sehr geschmackvoll und ein völliger Kontrast zu unserem Mischmasch aus verschiedenen glitzernden Figuren. Ich vermute, Evie würde unseren Baumschmuck als »billigen Plunder« bezeichnen. Nicht dass die Sachen billig gewesen wären. Ich denke an das weiße Einhorn und bedauere, dass ich nicht früher eingeschritten bin und es gerettet habe.

»Und was macht ihr an Weihnachten?«, fragt Dean.

»Wir fahren nach Devon zu meinem Vater und der Familie meiner Schwester. Fahrt ihr nach Cardiff?«, frage ich.

»Auf keinen Fall. Deans Familie in Cardiff ist ein verfluchter Albtraum …«

»Evie!«, protestiert Dean.

»Tja, stimmt doch. Und sie hassen mich. Deshalb bleiben wir hier. Meine Eltern kommen von Liège rüber.«

Wieder sehen die beiden mich an.

»Ich glaube, ich gehe lieber mal nach oben und sehe nach Zander.«

Dean lehnt sich vor und legt mir erneut die Hand auf den Arm.

»Wenn wir irgendetwas tun können, also, für dich oder für Zander, wir sind da. Du brauchst nur zu fragen. Wir helfen euch gern.«

Ich tätschele seine Hand, und ehe ich mich versehe, hat Evie ihre Hand auf meine gelegt.

»Wir wollen euch nur helfen«, sagt sie, während sich in ihren Augen Tränen bilden. Es rührt mich, wie viel ihnen an uns liegt, und ich merke, dass auch meine Augen feucht werden.

»Ihr könnt eigentlich nichts tun … ehrlich. Es wird schon.«

Ich stehe auf, und das kleine Dreieck aus Fürsorge zerbricht.

Als ich mit dem Aufzug nach oben fahre, denke ich darüber nach, dass, seit mein Vater und meine Schwester in Devon wohnen, Dean und Evie das Verwandtenähnlichste sind, was wir in London haben. Zanders Sippe lebt nach wie vor in Colorado, aber irgendwie bin ich froh, dass keiner aus unseren Familien hier in der Stadt wohnt. Ich wäre nicht imstande, mit einem von ihnen zu sprechen, ohne die Fassung zu verlieren.

Als ich unsere Wohnung betrete, werde ich vom altbekannten Geräusch des Aufpralls eines Schlägers gegen einen Ball und dem einer applaudierenden Menge empfangen. Zander liegt auf dem Sofa.

»Hey, wie war's?«

»Sehr nett. Gibt's was Neues?«, frage ich und blicke auf mein Handy, das ich auf dem Couchtisch habe liegen lassen.

»Nichts. Rat mal, was?«, sagt er.

»Was?«

»Ich habe heute Abend nichts getrunken.«

»Das hört sich gut an. Hast du deine Tabletten genommen?«

»Ja.«

Ich kontrolliere selbst mein Telefon, für den Fall, dass Zander etwas entgangen ist. Er scheint sehr auf das Kricketmatch konzentriert zu sein. Und tatsächlich: Ich finde eine Textnachricht von Romeo, die vor mehr als einer halben Stunde geschickt wurde: MORGEN 17 UHR. KOMM PÜNKTLICH. ICH WARTE NUR EINE MINUTE. Die Nachricht klingt hoffnungsvoll und bedrohlich zugleich.

Plötzlich wünsche ich mir die Stimme meines Vaters herbei und rufe ihn an.

»Oh, hallo, Liebes. Wie geht es dir?«, fragt er. Seine Stimme ist tief und beruhigend. »Wie geht es Zander?«, und dann: »Was macht die Arbeit?« All die vertrauten Fragen, und ich antworte, dass alles in Ordnung sei. Es tut mir gut, mit ihm zu reden und mir dabei vorzustellen, alles sei gut und mein Leben verliefe vollkommen normal.

ARABELLA

Sonntag, 8. Dezember, Morgen

Nach dem Frühstück gehen wir wieder in die Kensington Gardens. Zander spricht nicht viel, wirkt aber ruhiger und weniger rastlos als in den letzten Tagen. Wir passieren den Kensington Palace und biegen links in den Broad Walk ein, einen breiten Fußgängerweg. Überall sind Menschen, manche auf Fahrrädern, andere gehen spazieren und einige joggen.

Wir gehen an der Ostseite des Palasts vorbei, an der weißen Marmorstatue von Königin Victoria, die in königlicher Pracht mit Krone und Zepter dort thront. Sie schaut in die Ferne, und auf mich wirkt es, als wüsste sie, was wir getan haben. Das Monument verströmt Traurigkeit. Erschaffen wurde es nach dem Tod von Albert, Victorias Ehemann, den sie über alles geliebt haben soll. Seinen Verlust, so heißt es, habe sie nie verwunden. Ich frage mich, wie ich zurechtkäme, wenn Zander etwas zustieße. Wie würde ich es verkraften, wenn er ins Gefängnis müsste oder umkäme? Ich wäre allein und verloren – aber andererseits, und das muss ich mir eingestehen, wäre mein Leben in gewisser

Weise einfacher. Der Gedanke macht mir ein schlechtes Gewissen.

Zanders Stimme reißt mich aus meinen morbiden Grübeleien. »Wo willst du jetzt hin?«

Ich hatte gar nicht registriert, dass wir stehen geblieben waren. Nun wende ich mich von der Statue der toten Monarchin ab und lasse den Blick durch den Park schweifen. Ich zeige in die Gegenrichtung, und wir trotten schweigend über den Broad Walk, wobei wir uns bemühen, nicht von rücksichtslosen Touristen auf Boris Bikes umgefahren zu werden.

Wir gehen einen kleinen Weg entlang und gelangen so zum Round Pond: ein kleiner, runder Teich in der Mitte des Parks. Zahlreiche Schwäne, Kanadagänse und Enten watscheln um den Teich herum oder schwimmen auf ihm. Einige Leute spazieren am Wasser entlang, während andere nur dastehen und die Vögel beobachten. Hinter uns erhebt sich ein Paar von einer Bank.

»Sollen wir uns setzen?«, frage ich.

»Klar.«

Zander zündet sich die nächste Zigarette an. Er hat in den letzten Tagen mehr geraucht, doch das wundert mich nicht. Zwei Tauben picken zu seinen Füßen nach Krumen. Als er nach ihnen tritt, fliegen sie davon.

»Zed, darf ich dich was fragen?«

»Ja, sicher.«

»An dem Abend in dem indischen Restaurant, was hast du da gesehen?«

Er wirft die Zigarette nur halb geraucht zu Boden und zermalmt sie unter seinem Schuh. Ich sehe, dass die Schnürsenkel offen sind. Er ist den ganzen Weg mit offenen Schnürsenkeln an beiden Schuhen gegangen. Ob ihm das überhaupt bewusst ist?

»Du würdest es mir nicht glauben.«

»Probier's mal.«

»Ich habe Desdemona gesehen.«

»Was soll das heißen? Wo?«

»Sie stand in einer Ecke des Restaurants.«

»Bist du sicher, dass es keine Bedienung war? Da war eine mit ähnlichen schwarzen Haaren.«

»Es war nicht die Bedienung. Die Bedienung habe ich gesehen. Desdemona stand hinter ihr. Ich habe ja gesagt, du würdest mir nicht glauben.«

»Und was hat sie gemacht?«

»Nichts, sie hat nur zu uns hergesehen. Ihr Gesicht und ihre Haare sahen aus wie gefroren, als wären sie voller Eiskristalle. Sie war weiß, kalkweiß … Und sie hat uns beobachtet. Ihre Augen waren direkt auf uns gerichtet, auf niemand sonst. Oder eigentlich nur auf mich, nur auf mich.«

Er steckt sich noch eine Zigarette an.

»Hat sie irgendwas zu dir gesagt?«

»Das war nicht nötig. Ich wusste, was sie wollte.«

»Und zwar was?«

»Sie will, dass wir das Richtige tun. Die Polizei verständigen und ihre Familie. Und ihr eine richtige Beerdigung zukommen lassen.«

Ich schaue nach unten und sehe, dass rings umher alles voller Vogeldreck ist.

»Es ist absolut grauenvoll«, sagt Zander.

Ein Jogger bleibt schwer atmend neben uns stehen. Sein Atem kondensiert in der Luft. Er hat beide Hände auf die Knie gestützt und sieht uns an, doch Zander scheint ihn gar nicht zu bemerken.

»Es ist ein verfluchter Albtraum«, sagt Zander.

Um ihn zu beruhigen, lege ich meine Hand auf seinen Unterarm. Er hebt den Kopf und registriert den Jogger. Einen Moment lang sehen sich die beiden an, dann trollt sich der Mann.

»Es ist entsetzlich. Aber was können wir tun?«, frage ich.

»Mal sehen, was dieses Arschloch heute Nachmittag sagt.«

»Es war ein Unfall, Zed. Du wolltest sie nicht verletzen.«

Zander springt auf und schreit: »Aber ich habe sie getötet, A. Ich habe sie verdammt noch mal getötet!«

Ein paar gemächlich schlendernde Touristen bleiben stehen und sehen zu uns her. Ich stehe auf, umarme Zander und flüstere ihm ins Ohr: »Sei vorsichtig, Zed.« Ich drücke ihn fest an mich, spüre sein Zittern. »Alles wird gut. Wir kriegen das geregelt.«

Er macht sich von mir los. Seine Augen sind nass. »Selbst wenn ich ungeschoren davonkomme … eines Tages wird Gott mich strafen.«

Als ich kalte Tropfen auf dem Gesicht spüre, wird

mir klar, dass es regnet. Ich greife nach Zanders Hand und schlage den Weg zurück nach Hause ein.

»Nein. Ich will allein gehen«, sagt er und entzieht mir seine Hand.

Ich bleibe wie angewurzelt stehen. Verletztheit muss sich auf meiner Miene abzeichnen, denn er beschwichtigt mich. »Ich komm schon zurecht. Lass mir einfach eine Stunde. Bitte. Ich muss den Kopf freikriegen.«

Er umarmt mich und wendet sich dann ab. Er geht langsam, mit gesenktem Kopf, als suche er nach etwas, das er unterwegs verloren hat. Ich habe vergessen, ihm zu sagen, dass seine Schnürsenkel offen sind.

Ich setze mich wieder auf die Bank. Sie ist kalt und nass. Überall um den Teich herum spannen die Leute Regenschirme auf. Eisige Regentropfen fallen mir aufs Gesicht, und mir wird bewusst, dass seit dem verhängnisvollen Anruf bei Romeo und Desdemona genau eine Woche vergangen ist. Nichts wünsche ich mir in diesem Augenblick mehr, als die Zeit zurückzudrehen, um den Dingen eine andere, neue Richtung geben zu können. Ich erinnere mich sehr genau daran, wie beklommen mir zumute war, als Zander und ich die Sache diskutiert haben, doch ich habe ihm nie deutlich gesagt, welche Angst ich hatte. Ich wollte ihn nicht enttäuschen. In meiner Vorstellung konnten wir es tun und danach weiterleben, es einfach vergessen. Oder steckte mehr dahinter? Ich erinnere mich an Dr. Asllanis Worte, mit denen er andeutete, meine Beweggründe seien tiefer gewesen. Vielleicht ist da ja etwas dran.

Rückblickend kann ich nicht glauben, dass wir die Entscheidung so beiläufig getroffen haben, als hätte sie keine Auswirkungen auf unser Leben. Das, was dann wirklich passiert ist, hätten wir uns nie träumen lassen. Es ist zu absurd. Fast, als sollten wir für den Versuch, die Regeln zu brechen, bestraft werden. Der Leichtsinn, mit dem wir die Dinge gehandhabt haben, ist unverzeihlich.

Regentropfen fallen auf meinen Hut. Die Beine meiner Jeans haben nasse Flecken. Ein kleines Chinesenkind fällt hin und fängt an zu weinen. Seine Mutter hebt es auf und nimmt es in die Arme. Ich stelle mir seinen warmen, weichen Körper vor. In mir ist eine Leere, eine tiefe Einsamkeit. Überall um mich herum sind Menschen. Keiner von ihnen kennt mich, niemand ahnt, was mir zugestoßen ist und was ich selbst getan habe.

Fröstelnd stehe ich auf. Das junge chinesische Paar hält mir sein iPhone entgegen.

»Könnten Sie bitte ein Foto machen?«

Das Kind hat aufgehört zu weinen, die Frau hält einen Schirm über die ganze Familie.

Ich mache drei Fotos und gebe das Telefon zurück. Der Mann lächelt breit und nickt mir dankbar zu. Ich schaue auf den kleinen Jungen herab. Er hat puppenhafte Gesichtszüge, und ich wünschte, er würde seine runde Wange in meine Handfläche schmiegen. Sie wäre weich wie Seide. Wie sehr habe ich mir Kinder gewünscht. Doch mein Körper hatte mich im Stich gelassen, und es war Zander gewesen, der mich getröstet hatte und der für mich da gewesen ist. Jetzt werde ich für ihn da sein. Ich werfe einen letzten Blick auf den Kleinen, dem seine Mutter jetzt die Kapuze seines Mantels überstreift, und gehe dann zurück. Am Ausgang des Parks sitzt Zander auf einer Bank im Regen. Als ich ihm über den nassen Kopf streiche, reagiert er nicht.

»Komm schon, Zed, lass uns nach Hause gehen.«

Er sieht zu mir auf. In seinen Augen liegt ein leerer, verlorener Blick. Ich frage mich, was in ihm vorgeht und was ihn bewogen hat, sich bei strömendem Regen auf eine Parkbank zu setzen.

»Wir haben unseren Schirm vergessen«, sagt er nur.

In der Wohnung sitzen wir untätig herum. Wir reden nicht, wir lesen nicht, wir sehen nicht einmal fern. Nach dem Mittagessen erkläre ich Zander, dass ich ein Nickerchen machen will, und lege mich hin, kann aber nicht einschlafen. Als ich Zander eine Stunde später auf der Terrasse vorfinde, sieht er zum Haus auf der anderen Seite hinüber. Natürlich blinkt jetzt kein Licht. Aber die vielen dunklen und schmalen Fenster machen es in meiner Fantasie zu einem Wesen mit tausend Augen, das sämtliche meiner Regungen kennt.

Zander hält den gelben Tennisball in der Hand

»Wie ist der Ball hier rübergekommen?«, fragt er.

»Sie haben ihn geworfen. Du könntest doch auch bis zu ihrem Fenster werfen, oder?«

»Ich weiß, aber es ist trotzdem weit. Über die Straße. Und du hast gesagt, sie hätten sich wie junge Mädchen angehört.«

»Es waren junge Mädchen, da bin ich mir sicher.«

»Tennisschläger«, murmelt er.

»Was?«

»Vielleicht haben sie einen Tennisschläger benutzt. Haben den Ball mit einem Schläger rübergedroschen.«

»Ja, schon möglich«, sage ich, wobei ich mich frage, was für eine Rolle das spielt. Zander drückt den Ball so fest in seiner riesigen Pratze, dass es aussieht, als würde er ihn zerquetschen.

»Wenn ich die in die Finger kriege …«, zischt er mit zusammengebissenen Zähnen.

Um Viertel vor fünf machen wir uns auf den Weg zum Treffen mit Romeo. Als wir die Eingangshalle unseres Hauses durchqueren, kommen wir am Empfang vorbei. Haraldo ist da.

»Schönen Nachmittag, Mr und Mrs Clayton.«

Lächelnd erwidern wir den Gruß.

»Ich fürchte, es wird noch den ganzen Tag regnen«, sagt er mit seinem spanischen Akzent.

»Deshalb nehmen wir das Auto«, sage ich. »Zur Sicherheit.«

Haraldo lacht. »Ja, das ist eine gute Idee!« Er sieht uns nach, bis wir in den Aufzug zur Tiefgarage steigen, und winkt uns noch einmal zu.

In der Tiefgarage steigen wir in unseren Range Rover

Discovery, eines der wenigen Modelle, die groß genug für Zanders Statur sind. Er besteht darauf zu fahren. An der Rampe, die zur Straße führt, fährt das Gittertor automatisch hoch. Oben auf der Campden Hill Road blicken wir nach links und rechts, doch es ist niemand zu sehen.

»In welche Richtung fahren wir?«, fragt Zander.

Ich schaue auf die Uhr. Es ist fünf Minuten vor fünf. »Ich weiß es nicht. Er hat nicht genau gesagt, wo er warten würde.«

»Also fahren wir einfach herum und hoffen darauf, ihn zu sehen?«

»Warum warten wir nicht hier?«, frage ich.

»Da blockieren wir die Einfahrt zur Tiefgarage.«

»Es will ja gerade niemand rein- oder rausfahren …«

Autos rasen die enge Campden Hill Road entlang, wie gewohnt völlig rücksichtslos. Zander kauert mit grimmiger Miene über dem Lenkrad. Er hat die Heizung voll aufgedreht, und ich spüre bereits, wie mir der Schweiß ausbricht.

Ein Paar mit einem Kind im Buggy geht die Straße entlang. Es erinnert mich an den pummeligen kleinen Asiaten, den ich im Park gesehen habe. Irgendwie muss ich ständig an ihn denken. Der Wagen bebt ein bisschen, während der Motor im Leerlauf vor sich hin surrt.

Auf der anderen Straßenseite kommt ein Mann mit einer Baseballkappe um die Ecke.

»Ist er das?«, fragt Zander.

»Ich kann es nicht erkennen.«

Der Mann schaut herüber und winkt uns mit einer Hand zu sich her.

»Er ist es«, sagt Zander, tritt aufs Gas, schwenkt zur anderen Straßenseite hinüber und hält dicht neben dem Mann. Ich schalte die Warnblinkanlage ein, um den Verkehr hinter uns zu warnen. Die Autotür hinter mir wird aufgerissen, und der Mann springt herein. Doch irgendetwas fühlt sich falsch an. Der Mann ist gedrungen und stämmig und hat Hängebacken.

Ich wende mich um und schaue in ein flaches, teigiges Gesicht.

»Das ist er nicht!«, sage ich.

Zander dreht sich zu unserem Passagier um.

»Wer zum Teufel sind Sie?«

Der Mann hebt die Hände. »Keine Angst, Romeo schickt mich. Ich kann alles erklären. Aber wir müssen fahren.«

Er hat einen starken ausländischen Akzent. Autos hupen hinter uns, da sie uns nicht überholen können. Zander und ich starren einander an – wir sind beide gleich unentschlossen.

Die Autos hupen länger und intensiver. Ich vernehme drei verschiedene Huptöne.

Ich recke den Hals nach dem Mann, um ihn besser zu sehen. Er hält nach wie vor die Hände erhoben und blickt zwischen Zander und mir hin und her. Seine schwarzen Augen wirken tot.

»Ich habe Anweisungen von Tariq. Sie müssen hören!«

»Von wem?«, frage ich.

»Romeo«, korrigiert er sich.

Ich wende mich Zander zu, der wie versteinert ist. Die anderen Autofahrer hupen unaufhörlich, bis ein nervtötendes Konzert daraus wird.

»Lass uns fahren, Zed!«

»Bist du sicher?«

»Ja. Fahr los.«

Ich blicke nach hinten zu dem Mann. Er senkt die Hände und nickt zustimmend. Zander macht den Warnblinker aus und fährt los.

»Wohin?«, fragt er.

»Egal. Einfach fahren. Wir fahren und reden«, sagt der Mann.

Ich drehe den Rückspiegel so, dass ich ihn sehen kann.

»Wer sind Sie?«, frage ich.

»Ich heiße Ervin. Ich bin Freund von Romeo. Er hat mich gebeten, Ihnen Nachricht zu bringen.«

»Warum ist er nicht selbst gekommen?«, fragt Zander.

»Pass auf, Zed!«

Zander bremst auf Schritttempo ab, als er durch die engen Begrenzungen fährt, die es dem Verkehr erlauben, auf die Kensington High Street einzubiegen.

»Ich erkläre alles.«

Zander fährt weiter, und wir bewegen uns in östlicher Richtung auf Kensington Gore zu. Kleine beleuchtete Weihnachtsbäumchen schmücken die Laternenpfosten. Ein paar Sekunden lang sagt keiner etwas.

»Also, was ist jetzt verdammt noch mal Sache?«, fragt Zander schließlich.

»Ich bin Freund von Romeo. Ich habe Gefriertruhe zu Ihnen gebracht, und wir helfen auch, sie wieder wegbringen.«

Wir passieren das Milestone Hotel zur Rechten, das von Tausenden weißer Lichter in der Form von Zweigen überzogen ist. Es sieht normalerweise nobel und festlich aus, aber heute Abend wirkt es unheimlich, wie aus einem gruseligen Märchen.

»Ich helfe Ihnen.«

»Moment mal, Freundchen!«, faucht Zander und dreht sich zu dem Mann um. Ich habe Angst, dass er sich nicht aufs Fahren konzentriert. »Wir diskutieren das mit niemandem außer mit Romeo, oder wie auch immer er heißt.«

»Was haben Sie gesagt, war sein richtiger Name?«, frage ich. »Terry oder so ähnlich?«

»Mein Fehler. Sie nennen ihn besser Romeo. Besser für Sie und besser für ihn.« Er nickt, doch in der Finsternis auf dem Rücksitz kann ich sein Gesicht nicht erkennen.

»Es ist mir scheißegal, ob er Romeo heißt oder Terry oder König Abdullah. Ich sage nur, dass er die einzige Person ist, mit der wir das besprechen«, entgegnet Zander und dreht den Kopf erneut nach dem Mann um.

»Vorsicht!«, rufe ich, als eine dunkelhaarige junge Frau vor uns über die Straße saust. Zander kann gerade noch rechtzeitig bremsen.

»Schau auf die Straße, Zander«, sage ich.

»Tu ich doch.«

Erneut tritt Schweigen ein. Als wären wir in eine Sackgasse geraten. Ich versuche den Mann genauer anzusehen: Hell und Dunkel ziehen über sein Gesicht, als wir an Ampeln vorüberfahren. Er hat keinen Ausdruck, seinem Gesicht fehlt jegliche Emotion.

Die Heizung im Wagen läuft nach wie vor auf Hochtouren. Unter meinem T-Shirt bildet sich Schweiß. Ich bin durcheinander und glaube, dass es Zander genauso gehen muss. Wir stehen vor einer entsetzlichen Wahl: Entweder besprechen wir unser Problem mit diesem Fremden und erfahren endlich etwas über Romeos Pläne, oder wir schweigen und warten dann erneut auf ein Lebenszeichen von ihm. »Was meinst du, Zed?«

»Wir diskutieren das nur mit ihm, nicht mit irgendeinem seiner Handlanger«, sagt er und schlägt mehrmals mit einer Hand aufs Lenkrad, um seine Aussage zu bekräftigen.

»Aber er hat mir sehr wichtige Information für Sie gegeben«, sagt Ervin.

Das ist das Hinterhältige daran. Ich will unbedingt wissen, was Romeo uns zu sagen hat, und Zander auch – vielleicht noch mehr als ich. Doch aus den Augenwinkeln sehe ich, dass er unnachgiebig den Kopf schüttelt.

»Kommt nicht infrage, Freundchen!« Wieder schüttelt er den Kopf. Ich bin mir nicht sicher, ob das einfach seine Entschlossenheit widerspiegelt, nicht mit diesem

Mann zu sprechen, oder ob es schlicht ein Zeichen seiner Fassungslosigkeit ist. Wieder mustere ich den Typen im Rückspiegel, wieder ist sein Gesicht völlig ausdruckslos. Welche Reaktion er wohl von uns erwartet hat?

Die Ampel wechselt auf Grün, und Zander biegt nach links in die Straße ein, die Kensington Gardens vom Hyde Park trennt. Alle fünfzig Meter sind Bremsschwellen eingebaut, sodass wir immer wieder stoppen müssen.

»Aber das verstehe ich nicht – warum ist Romeo heute nicht selbst gekommen?«, frage ich.

Der Mann zuckt mit den Schultern. »Er konnte nicht. Er spricht mit den Leuten, die sich darum kümmern.«

»Das passt doch alles nicht zusammen«, sagt Zander. »Er verbirgt etwas.«

»Nein. Diese Leute, die das erledigen, das sind gefährliche Leute«, sagt der Mann.

»Hör mal, Freundchen, ich will das nicht hören. Wenn Romeo mit uns reden will, muss er das von Angesicht zu Angesicht tun, und nicht irgendeinen kleinen Handlanger schicken.«

»Ich bin nicht Handlanger!«, protestiert Ervin und zeigt damit zum ersten Mal Emotionen.

»Ich habe schon mal gesagt, ich will das nicht hören!«, erklärt Zander.

Der Mann rutscht auf dem Sitz hin und her und kommt ein Stück nach vorn. Ich merke, welche Richtung die Sache nimmt, und schreite ein. »Wer sind diese Leute?«

»Madam, hören Sie. Wenn sie etwas *wirklich* loswerden wollen, sodass es nicht wiedergefunden wird, das ist keine leichte Sache. Sie brauchen die Hilfe von Leuten, die wissen, wie man so was macht. Verstehen Sie? Das ist das, was ich von Romeo ausrichten soll.«

»Okay, und weiter? Jetzt hast du es uns gesagt. Wir haben's begriffen. Was ändert das jetzt?«, sagt Zander. Dabei vergisst er, das Tempo zu drosseln, und der Wagen rumpelt unsanft über eine der eingebauten Bremsschwellen.

»Nein, Sir, Sie verstehen nicht.«

»Was verstehe ich nicht?«, fragt Zander und schaut den Mann mit lodernder Wut an.

»Diese Leute sind nicht so schnell zufrieden.«

»Und was wollen sie?«

»Vergessen wir das, Zed«, mische ich mich ein. »Setzen wir ihn ab.« Ich will einfach nicht hören, was dieser Mann noch zu sagen hat. Es würde unsere Probleme nur vergrößern. Es ist besser für uns, wenn wir es nicht wissen. Vor allem für Zander.

»Nein, jetzt haben wir schon angefangen. Jetzt mal Klartext«, sagt Zander.

Als wir die Brücke erreichen, scheint die Zeit stillzustehen. Zu unserer Rechten sehe ich den Serpentine-Teich. Bei Nacht sieht er aus wie eine dunkle Blutlache. Ich denke an die Wunde an Desdemonas Kopf. Das Bild gefriert vor meinem inneren Auge und beginnt wieder zu laufen, als Zander brüllt: »Was zum Teufel wollen sie?«

Ervin antwortet mit tonloser Stimme. »Sie brauchen mehr Geld, um den Job zu erledigen.«

Zander tritt hart auf die Bremse, und der Wagen kommt mit quietschenden Reifen zum Stehen.

»Zed, was machst du …«

Aber da springt er schon aus dem Wagen und läuft zur Hintertür.

»Was zum Teufel?«, ruft Ervin. Doch Zander reißt bereits die Tür auf und zerrt ihn aus dem Auto. Sie kämpfen so lange, bis der Mann am Boden liegt und Zander ihn mit beiden Händen würgt.

»Zander, nein!«, schreie ich. Eine Frau in der Nähe kreischt auf, und ihr Mann reißt sie weg. Mit aller Kraft versuche ich Zander von Ervin zu lösen, doch ich kann nicht einmal seinen Arm bewegen. Der Mann unter ihm ringt nach Luft, während sich sein Gesicht zu einer Grimasse verzieht. Ich lege Zander eine Hand auf die Wange, und er wendet sich zu mir um wie ein Junge, der aus einem bösen Traum erwacht.

»Lass ihn los«, sage ich in ruhigem Ton, was mich überrascht.

Zander nimmt die Hände vom Hals des Mannes, der röchelnd nach Luft schnappt. Ich führe Zander zurück zum Wagen, drücke ihn auf den Beifahrersitz und schließe die Tür. Er steht unter Schock. Dann übernehme ich das Steuer. Ervin lassen wir auf dem Gehsteig zurück.

An diesem Abend wechseln Zander und ich kaum mehr ein Wort, so wütend sind wir beide aufeinander. Ich für meinen Teil weiß nicht, was ich falsch gemacht habe. Ich habe ihn daran gehindert, diesen Mann umzubringen. Er schaut sich Kricket-Highlights an, während ich Musik über den iPod höre. Ich ertrage das nervtötende, scharrende Rattern der Gefriertruhe nicht mehr. Es ist immer da, immer in meinem Kopf. Selbst wenn ich nicht in der Wohnung bin, höre ich das Kratzen, das Rumpeln, das Rattern. Es ist, als wäre Desdemona gar nicht wirklich tot.

Ich will das Land verlassen und mich irgendwo verstecken, wo mich niemand findet, vielleicht in Tibet, und dort für den Rest meines Lebens mit buddhistischen Mönchen beten, Trommeln schlagen und Glocken läuten. Mit etwas Glück für die nächsten fünfzig Jahre. Wäre das genug, um für alles zu büßen? Dann wieder denke ich, warum verdammt noch mal soll ich nach Tibet gehen? Erledigen wir die Sache einfach hier, in England. Hier gibt es ein Strafrechtssystem, das die Menschen für ihre Taten zur Verantwortung zieht. Hier könnten wir unsere Strafe absitzen. Vielleicht wären wir nach zehn Jahren wieder draußen. Das ist nicht so schlimm. Wenigstens wäre dann diese Tortur vorüber.

Ich schaue zu Zander hinüber, der inzwischen auf dem Sofa eingeschlafen ist. Er sieht harmlos aus, unschuldig. Ich weiß, dass er das Gefängnis nicht überleben würde. Er würde nirgends ohne mich überleben.

Er könnte es nur durchstehen, wenn ich bei ihm wäre, an seiner Seite.

Dann wird mir klar, dass ich keine Wahl habe. Trotz der Fehler, die wir gemacht haben – wir müssen einfach weiterkämpfen. Koste es, was es wolle, denn ich kämpfe nicht nur um Zanders Freiheit und seine seelische Gesundheit, ich kämpfe um sein Leben. Als ich die Kopfhörer abnehme, ertönt ein gellendes Geräusch aus dem Gästezimmer. Es klingt wie ein schrilles Quieken, wie von einem Schwein in Not. Als ich vor der Tür stehe, ist es plötzlich totenstill. Nicht einmal das gewohnte Brummen der Gefriertruhe ist zu hören. Als hätte sie jemand abgeschaltet. Ein bizarrer Gedanke kommt mir in den Sinn. Desdemona? Hat sie das getan? Mit einem dankbaren Blick auf die drei schwarzen Vorhängeschlösser trete ich zurück, eile zu Zander und rüttele ihn wach.

»Ist schon Schlafenszeit?«, fragt er mit wässrigen Augen.

»Irgendetwas stimmt nicht mit der Gefriertruhe«, sage ich.

»Was?«

»Die Gefriertruhe. Erst hat sie seltsame Geräusche von sich gegeben, und jetzt tut sie keinen Mucks mehr.«

Er steht auf und sieht mich mit gerunzelter Stirn an. »Ich hab dir doch gesagt, dass das Teil ein verdammter Schrotthaufen ist.« Er holt seine Schlüssel, und gemeinsam gehen wir zum Gästezimmer. Er zögert, bevor er aufschließt.

»Soll ich es machen?«, biete ich an.

Er schüttelt den Kopf und öffnet die Tür. Abgesehen von der Stille ist drinnen alles beim Alten.

Zander kontrolliert das an der Truhe angebrachte elektronische Display.

Mit betretener Miene sieht er mich an. »Sie ist aus.«

Ich sehe nach der Steckdose. Sie ist mit dem Stecker verbunden, und der Schalter steht auf »Ein«.

»Glaubst du, es ist die Sicherung?«, frage ich.

»Könnte sein. Aber wenn das Ding laute Geräusche von sich gegeben hat, ehe es ausgegangen ist, dann ist es wahrscheinlich etwas Ernstes – etwas Mechanisches.«

»Wir können aber keinen Elektriker rufen«, sage ich, während ich auf das Gerät starre und mich zu sorgen beginne. »Was wird nun aus ihr?«

Zander blickt auf den Deckel herab. »Fürs Erste ist alles gut. Eine Zeit lang …«

»Und dann?«

Zander sieht mich mit weit aufgerissenen Augen an. »Ja … du hast recht. Dann wird sie allmählich auftauen.«

ARABELLA

Montag, 9. Dezember, Morgen

Als ich zur Arbeit komme, sagt mir Ashley, dass Kurt mich sprechen will. Ich gehe zu seinem Büro, das in der Ecke des Handelssaals liegt und doppelt so groß ist wie die anderen Büros.

Ich klopfe an und gehe hinein. Er telefoniert gerade.

»Ja, das ist super. Ich versuche, nächste Woche nach Hongkong zu kommen. Aber zuerst muss ich alles hier in London regeln …«

Ich sehe mich um. Der Raum ist fast völlig kahl. Auf einem Sockel thront ein signierter Baseball, und auf seinem Schreibtisch steht ein Foto von ihm mit seinen beiden Kindern, deren Lächeln so breit und natürlich wirkt, dass es ein Schnappschuss sein muss. Ein Mädchen und ein Junge – das erinnert mich an Annettas zweieiige Zwillinge.

Er deutet mit einem Finger in meine Richtung.

»Tut mir leid, ich muss Schluss machen, jemand wartet auf mich. Wir sprechen später weiter.«

Er beendet das Telefongespräch und fragt mich: »Haben Sie schon gefrühstückt?«

Wir landen im Starbucks gegenüber dem Bürohaus und setzen uns an den Ecktisch, an dem ich mich mit Romeo getroffen habe. Ich schaue auf meinen Latte macchiato herab und registriere, dass er vorwiegend aus Milchschaum besteht und kaum Kaffee enthält. Ich ärgere mich und will zurück an den Tresen gehen und einen neuen verlangen, doch da beginnt Kurt zu reden.

»Schön, dass Sie es ins Büro geschafft haben. Wie geht's Zander?«

»Ach, wissen Sie, er hat gute und weniger gute Tage.« Es ist zwecklos, es zu leugnen.

»Sie sollen wissen, dass wir Sie unterstützen. Wenn Sie irgendetwas brauchen, okay?«

»Danke, Kurt.«

»Und Sie wissen ja: Momentan läuft für uns eine ausschlaggebende Phase, wegen der Umstrukturierung und alldem. Also müssen Sie mit Max zu einer Entscheidung kommen.«

»Ja, das haben wir vor, keine Sorge.«

»Ich hätte die Sache gern bis Ende der Woche geklärt, falls möglich«, sagt Kurt und wischt sich ein paar graue Haarsträhnen aus der Stirn. »Glauben Sie, das ist machbar?« Er sieht mir tief in die Augen.

Ich weiß, ich darf weder blinzeln noch zögern noch Zweifel zeigen.

»Ja. Bis dahin ist es geklärt.«

»Ich weiß, Maxim ist manchmal schwierig«, fährt er fort, »aber er kann gut mit Kunden umgehen. Es ist sicher nicht leicht für Sie als einzige Frau in der Gruppe, aber wir glauben an Sie, ich glaube an Sie …«

Ich sehe etwas, was mich erstarren lässt. Meine Gedanken überschlagen sich.

»Alles in Ordnung?«, fragt Kurt.

»Ja, alles gut.«

Ein Mann in einer Lederjacke sitzt zwei Tische vor uns. Die Jacke kommt mir vertraut vor, ich kenne sie.

In meinem Kopf läutet eine Alarmglocke, doch ich kann mir nicht erlauben, Gefühle zu zeigen. Kurt redet weiter über die Umstrukturierung, davon, wie wichtig es ist, die Gruppe wieder leistungsfähig zu machen. Meine Rolle darin sei wichtig. Er würde mich höchst ungern verlieren. Sechzehn Jahre sei ich schließlich bei der Firma.

Ich kann das Gesicht des Mannes nicht sehen. Wenn es Romeo ist, was sage ich dann zu Kurt? Wie soll ich erklären, weshalb er hier ist? Maxim hat durch klug gestreute Äußerungen den Anschein erweckt, es liefe etwas Zwielichtiges ab. Am besten sage ich einfach, dass er in der Nähe arbeitet und es reiner Zufall ist. Aber was, wenn Romeo seltsame Bemerkungen macht – oder verhüllte Drohungen von sich gibt? Würde ich meine Panik dann vor Kurt verbergen können?

»Sind Sie damit einverstanden?«, fragt Kurt.

Ich habe keine Ahnung, was er gerade gesagt hat. Was soll ich antworten? Seine Brauen ziehen sich zusammen, und in seinen Augen erscheint ein leicht genervter Ausdruck. Er weiß, dass ich nicht bei der Sache war.

»Sorry, Kurt, ich habe das gerade nicht ganz verstanden.«

Ich versuche, ihn hinzuhalten. Er beginnt erneut zu erklären, wie sie Personal abbauen und zugleich durch intensivere Konzentration auf die wichtigsten Kunden den Umsatz erhöhen wollen. Der Mann mit der Lederjacke sitzt mit dem Rücken zu mir. Wenn ich doch nur sein Gesicht sehen könnte, dann wüsste ich Bescheid. Selbst sein Profil mit dem Bart würde genügen – das würde mir verraten, was ich wissen muss. Wenn er es ist, muss ich vorbereitet sein und eine Antwort parat haben. Natürlich ist er es.

Wie hoch ist die Wahrscheinlichkeit, dass sich ein Mann mit einer Lederjacke wie die von Romeo zur selben Zeit wie ich im Starbucks aufhält? Er muss es sein.

»Und das ist unser Schlachtplan. Was halten Sie davon?«, fragt Kurt.

Ich habe keine Antwort. Soll ich einfach bluffen? Mir fallen nicht einmal die passenden Worte dafür ein.

Ein Telefon klingelt. Nicht meines.

Kurt hält einen Finger in die Luft – ein Zeichen für mich, dass ich warten soll. »Ja? Okay. Klar. Zwei Minuten.« Er sieht mich an. »Sorry, Arabella, Stefan muss mich dringend sprechen. Ich muss das Telefonat in meinem Büro führen. Denken Sie darüber nach, okay? Und dann melden Sie sich bei mir.«

»Sicher, kein Problem«, stoße ich mühsam hervor. Er beugt sich zu mir herüber und tätschelt mir die Schulter, als wären wir Sportkameraden, und verlässt das Café in Richtung Büro.

Ich trinke meinen Latte macchiato. Er ist kalt und schmeckt nach nichts, und ich wünschte, ich hätte ein bisschen Zucker hineingetan. Ein schaler Geschmack breitet sich in meinem Mund aus. Ich mustere den Mann in der Lederjacke und warte darauf, dass er sich zu mir setzt. Doch er regt sich nicht. Also hole ich tief Luft, gehe hinüber und tippe ihm auf die Schulter. Ein fremdes Gesicht sieht zu mir auf, verwirrt und fragend.

»Oh, Entschuldigung, ich habe Sie mit jemandem verwechselt.«

»Kein Problem«, sagt er, während sich sein Gesicht zu einem Lächeln verzieht. Er liest die *Financial Times*. Wie hatte ich das übersehen können? Romeo würde diese Zeitung niemals lesen.

Ich gehe hinaus und rufe bei ihm an, doch erneut wird der Anruf sofort auf die Mailbox geleitet.

»Hör mal gut zu, du Drecksack. Ruf uns gefälligst an. Verstehst du mich? Dieser ganze Schwachsinn, den du da veranstaltest, muss aufhören. Ruf mich zurück und sag mir, was wir tun sollen. So geht es nicht weiter. Sonst wird es noch ein Problem für uns alle. Dich eingeschlossen. Verstehst du mich? Auf den Stress hast du keinen Bock. Okay? Also ruf mich verflucht noch mal zurück!«

Ich habe keine Ahnung, was die Nachricht bewirken wird, aber es ist ein gutes Gefühl, ihn beschimpft zu haben, selbst wenn es nur auf der Mailbox war.

Früher hätte ich Angst gehabt, ihn zu verärgern, doch jetzt ist mir das egal. Wahrscheinlich wird er meinen Anfall als Zeichen der Schwäche auslegen, aber letztlich steckt er im selben Schlamassel wie wir, und das soll er wissen.

Ich schaue aufs Display und finde eine Nachricht von Zander, die er mir vor über einer halben Stunde geschickt hat.

Zander und ich treffen uns auf der Aldwych, also etwa auf halbem Weg zwischen meinem Büro und der Wohnung. Dort liegt das österreichisch-ungarisch inspirierte Café Delaunay, wo es Londons besten Cappuccino gibt. Als ich eintrete, sind etliche Tische besetzt, doch der ganz hinten in der Ecke ist frei. Die dunklen Wiener Holzmöbel und die Marmorflächen verleihen dem Lokal einen altmodischen Charme. An den Wänden hängen schwarzweiße Werbepostkarten für österreichische Filme aus den Fünfzigerjahren, alle mit deutschen Titeln. Das Ganze wirkt, als sei die Zeit stehen geblieben, was mir beim Warten auf Zander passend erscheint. Ich bestelle einen Cappuccino, einen vierfachen Espresso für Zander und ein Stück Dobostorte für mich. Obwohl es noch nicht einmal elf Uhr ist, brauche ich jetzt am späten Vormittag den Genuss dieser üppigen Schokoladenspezialität. Ich sehe zur Vitrine hinüber, wo Dutzende verschiedene Kuchen und Gebäckteilchen präsentiert werden: kleine Schwarzwälder-Kirsch-Torten, Apfel- und Zimt-Strudel, Schokoladeneclairs, Käsekuchen, Millefeuilles. Der Kaffee kommt. Er wird im Wiener Stil serviert, jede Tasse auf einem eigenen Silbertablett mit einem winzigen Glas Wasser. Das mit Schokolade und Buttercreme gefüllte Tortenstück sieht verlockend aus.

Zander kommt herein. Er sieht besser als erwartet aus und begrüßt mich mit einem Kuss auf die Stirn. Als er sich setzt, höre ich das dünne Holz seines Stuhls knarren.

»Ich hab dir einen Espresso bestellt«, sage ich.

»Danke.«

Er wirft drei Stück Zucker in den pechschwarzen Kaffee und rührt um.

»Worüber willst du mit mir sprechen?«, frage ich.

»Dreimal darfst du raten.«

Ich zucke die Achseln.

»Über die auftauende Leiche in unserer Wohnung. Darüber.«

Ich bedeute ihm, leise zu sprechen. Er sieht sich um, aber es sitzt niemand direkt neben uns.

»Es hört uns niemand.«

»Zed, wir müssen vorsichtig sein«, sage ich leise.

»Ich weiß. Ich bin kein Kleinkind.«

Mit seinem Kaffeelöffel fährt er in mein Tortenstück und schaufelt sich die Hälfte davon in den Mund. Ich sehe zu ihm auf.

»Was?«, fragt er, den Mund voller Torte. »War das deins?«, fragt er, nachdem er hinuntergeschluckt hat.

»Ja.«

»Ach herrje. Tut mir leid. Du isst doch sonst keinen Kuchen.«

»Ist schon gut, ich hab's mir eh anders überlegt. Iss ihn ruhig auf.«

Im Lauf der Jahre habe ich mich daran gewöhnt, dass Zander mein Essen isst. Es ist einer der Gründe dafür, dass ich es geschafft habe, halbwegs schlank zu bleiben.

Eine hübsche kleine Bedienung mit einer knappen schwarzen Schürze kommt an den Tisch.

»Ist alles in Ordnung?«

»Ja. Können wir noch ein Stück von diesem Kuchen haben?«, fragt Zander.

»Nein, ehrlich, ich will jetzt keinen mehr, Zed.«

»Er ist für mich«, sagt er mit verärgerter Miene.

Die Bedienung lächelt und dreht eine kleine Pirouette, ehe sie zur Kuchentheke davoneilt.

Ich mustere die anderen Leute im Café, die ihren Vormittagskaffee und dazu sündige Tortenstücke genießen. Ich träume davon, wie es wäre, an ihrer Stelle zu sein. Normalität. Die einfachen Dinge wie Kaffee und Kuchen genießen zu können und nicht permanent fürchten zu müssen, dass das eigene Leben auseinanderfällt. Es kommt mir vor, als lägen wir beide auf einer Streckbank und die Stricke würden erbarmungslos immer fester angezogen. Ich weiß, dass ich diejenige bin, die uns durch das Ganze hindurchmanövrieren kann und dass ich stark bleiben muss – in unser beider Interesse. Zander schaufelt sich die zweite Hälfte meines Tortenstücks in den Mund, und ich begreife, dass er wahrscheinlich nicht gefrühstückt hat. Er frühstückt nie, außer wenn ich da bin und ihn dazu zwinge. »Also …«, sage ich, da ich keinen weiteren Ausbruch provozieren will.

»Okay, jedenfalls habe ich die Sicherung für die Steckdose kontrolliert, und die ist nicht das Problem. Weißt du, Kühlung ist eine komplizierte Geschichte, da braucht man einen qualifizierten Mechaniker für die Reparatur. Und das können wir nicht machen, denn wenn wir sie aus der Truhe nehmen, verwest sie noch schneller. Uns bleiben schätzungsweise ein oder zwei Tage, bevor dieser Prozess einsetzt, und das wollen wir nicht. Der Gestank wäre entsetzlich …« Er sieht mich an, um sich zu vergewissern, dass ich ihm folgen kann.

»Ja.«

»Es war echt beängstigend, ganz allein in das stille Zimmer zu gehen. Ich musste ständig daran denken, dass sie womöglich jeden Moment aus der Gefriertruhe springt und sich auf mich stürzt.«

Irgendwie lässt mich die Vorstellung schmunzeln.

»Das ist nicht witzig, Arabella. Es ist schrecklich.«

»Tut mir leid. Ich weiß. Was, wenn wir ein paar Beutel Eis besorgen und sie in die Truhe legen?«

»Daran habe ich auch schon gedacht, aber das würde sie wahrscheinlich nicht genügend kühlen. Jedenfalls habe ich mir überlegt …«, sagt er und lehnt sich vor. »Ich habe vielleicht eine Lösung.«

»Ja?«, frage ich und bekomme erneut Angst, da ich mich frage, was für eine Lösung das sein soll.

Die kleine dunkelhaarige Bedienung kommt zurück und bringt das nächste Stück Torte. Sie stellt es direkt vor mich hin. Ich schaue auf die vielen Schichten Schokolade und Buttercreme herab, und von der geballten Süße vor meinen Augen wird mir richtig schlecht.

»Die ist für ihn«, sage ich, da ich den Teller nicht einmal anfassen will. Mir wird immer übler. Vielleicht habe ich heute schon zu viel Kaffee getrunken. Zander macht sich über den Kuchen her und verputzt erneut die Hälfte davon auf einen Satz. Ich kann ihm nicht dabei zusehen, und so wende ich mich ab und betrachte die anderen Gäste im Lokal. Es ist eine Mischung aus Touristen und Leuten, die eine geschäftliche Besprechung abhalten, sowie etlichen gutsituierten Damen mit Tagesfreizeit. Erneut wünsche ich mir, dass sich unsere Situation einfach von selbst in Luft auflösen möge.

»Arabella?«, sagt Zander.

Ich wende mich wieder zu ihm um. »Ja?«

Er zieht streng die Brauen hoch. »Was ich gerade gesagt habe …«, fährt er fort.

Meine Kehle ist trocken. Ich nehme das winzige Wasserglas von meinem Silbertablett und leere es in einem Zug. Das Wasser hat Zimmertemperatur. Ich wollte kaltes. »Sprich weiter …«

»Okay, also diese Leute wollen uns erpressen, richtig?«

»Tja, wir wissen eigentlich überhaupt nichts, weil Romeo meine Anrufe nicht erwidert«, sage ich.

»Wir wissen es. Sie haben schon zwanzig Riesen von uns bekommen, und jetzt wollen sie noch mehr.«

Mein Mund fühlt sich immer noch trocken an, als hätte ich keinen Speichel mehr. Ich greife nach Zanders Wasserglas und trinke auch das in einem Zug aus.

Er fährt fort. »Diesen Typen gestern hat Romeo doch geschickt, damit er uns Druck macht. Das steht völlig außer Zweifel. Sie setzen die Daumenschrauben an, weil sie wissen, dass wir nach wie vor die Gefriertruhe in der Wohnung haben.«

»Aber was, wenn er die Wahrheit sagt? Was, wenn er diesen Leuten tatsächlich mehr Geld bezahlen muss, damit sie die Gefriertruhe wegbringen?«, sage ich.

»Das ist doch erstunken und erlogen!«

»Aber woher wollen wir das wissen?«

»Wie viel Geld brauchen sie, um eine Gefriertruhe abzuholen?«

»Zed, es geht nicht nur darum, die Gefriertruhe abzuholen. Es geht darum, ihren Inhalt zu entsorgen.«

Ich sehe mich um und bemerke, dass zwei der betuchten Damen mit Tagesfreizeit zu uns herüberschauen und tuscheln. Haben sie etwas aufgeschnappt?

»Ja, okay. Also, wie viel Geld braucht man dann, um eine Leiche zu entsorgen? Was meinst du? Wenn du schätzen müsstest?«

Ich wende mich wieder ihm zu. »Ich habe keine verdammte Ahnung, okay? Und benutze dieses Wort nie wieder.«

»Welches? Leiche?«

»Ja!«

Er nickt und verputzt den letzten Rest Torte.

»Also, ich finde immer noch, dass es Erpressung ist«, sagt er.

Die zwei Frauen starren uns nach wie vor an. Es ist, als könnten sie hören, was wir reden, was – wie ich weiß – unmöglich ist, da sie zu weit weg sind. Vielleicht kennen sie Zander aus seiner Zeit als Fernsehstar.

Es strömen immer mehr Leute herein, und das Café ist jetzt voll. Das Stimmengewirr ist lauter, und man hört mehr Besteck auf Porzellan klappern. Ich bin mir sicher, dass wir nicht belauscht werden können.

»Also, was machen wir jetzt?«, frage ich.

»Tja, das kann ich dir sagen. Ich habe einen Plan.« Zander lehnt sich vor. »Also, dieser Romeo bildet sich ein, er kann uns über den Tisch ziehen. Geld von uns erpressen. Und das ist die Macht, die er über uns hat: das Ding in der Gefriertruhe. Tja, was, wenn wir ihm seine Macht einfach nehmen?«

Mir ist nach wie vor flau, und ich winke der Bedienung. Sie kommt sofort.

»Können wir bitte eine große Flasche stilles Wasser haben?«, sage ich.

»Und noch einen großen Espresso«, ergänzt Zander.

»Zed, einer ist doch wohl genug.«

Er nickt zustimmend und wendet sich wieder an die Bedienung. »Streichen Sie den Espresso. Nur das Wasser.«

Mein Kopf beginnt zu pochen. Ich schließe die Augen und reibe mir die Schläfen.

»Alles okay?«, fragt er und legt seine Hand auf meinen Unterarm.

Ich versuche zu begreifen, worauf Zander hinauswill. Irgendwie will ich es gar nicht hören. Ich habe das Gefühl, es könnte alles nur noch schlimmer machen, falls das überhaupt möglich ist. Meine Neugier besiegt schließlich meine Furcht.

»Und wie nehmen wir ihm diese Macht?«

Er beugt sich vor und flüstert: »Ich entsorge die Leiche selbst.«

»Das ist Wahnsinn!«

»Du weißt, dass ich das Wort nicht mag …«, sagt er.

»Tut mir leid. Aber überleg doch mal – wie würdest du es anstellen? Wie würdest du die Gefriertruhe am Empfang vorbeischmuggeln? Und selbst wenn du das schaffen würdest, wohin würdest du sie bringen? Was würdest du mit der …« Ich halte inne. »Du kannst sie nicht einfach irgendwo ablegen. Man würde sie finden und auf Romeo zurückführen, und er würde uns verpfeifen.«

»Das weißt du alles nicht. Es muss einen Weg geben.«

»Wir haben keine Ahnung, wie man so etwas macht«, sage ich.

»Nichts ist unmöglich, wenn man fest entschlossen ist. Ich könnte die Gefriertruhe versiegeln und ein paar Männer engagieren, die mir dabei helfen, sie aus dem Haus zu bringen.«

»Und was würdest du dann damit machen? Und was würdest du ihnen erzählen?«

»Ich sage ja nur, dass wir uns von diesem Kerl nicht einfach erpressen lassen dürfen. Wir sind ein gefundenes Fressen für ihn.«

»Und Ervins Worte? Über Romeos gefährliche Freunde? Was ist damit?«

»Das ist wahrscheinlich alles Schwachsinn. Romeo versucht nur, uns auszunehmen. Woher wollen wir denn wissen, dass es für uns ungefährlich ist, wenn er die Leiche entsorgt? Dass er sie nicht einfach irgendwo ablegt und wir trotz allem geliefert sind …«

»Aber er wäre dann auch geliefert«, sage ich.

Die Bedienung kommt mit dem Wasser und schenkt jedem von uns ein Glas ein. Mir fällt auf, dass Zanders Gesicht schon wieder rot angelaufen ist. Wir trinken beide ein paar Momente lang, ohne etwas zu sagen. Ich sehe Zander an, dass er innerlich mit etwas ringt, und mustere ihn mit erhobenen Brauen.

»In meinen Augen gibt es nur einen Weg, wie wir sicher sein können, dass wir aus dem Schneider sind. Selbst wenn wir die Gefriertruhe loswerden …«

»Und das wäre?«, frage ich, während die Angst sich in meinem Magen ballt.

»Wenn wir Romeo loswerden würden – ihn irgendwie ausschalten könnten …«

Ich traue meinen Ohren nicht. »Du meinst, ihn umbringen?«

Zander nickt.

Ich schüttele den Kopf wie in Zeitlupe. Es schockiert und verstört mich, dass Zander so etwas überhaupt denkt. Wie gut kennt man einen anderen wirklich?

»Ich sage ja nicht, dass wir es machen. Ich sage nur, dass es der einzige Weg ist, um auf Nummer sicher zu gehen. Wir müssten es ja nicht selbst tun. Bestimmt könnten wir jemanden dafür anheuern. Ich wette, das würde weniger kosten als die zwanzig Riesen, die er uns abgeknöpft hat …«

»Zed, um Gottes willen! Das kommt überhaupt nicht infrage!«

Schweigend sitzen wir eine Weile da.

Schließlich sagt er: »Ich nehme an, der Drecksack hat sich nicht gemeldet?«

»Nein. Aber ich habe endlich eine Nachricht auf seiner Mailbox hinterlassen.«

»Was hast du denn gesagt?«

»Ich habe ihn beschimpft. Heftig.«

Ich nehme ein Taxi zurück ins Büro und sehe zu, wie die Bebauung von den alten Gerichtsgebäuden und den Häuserkomplexen der Anwaltskammern zu den glatten, modernen Fassaden des Finanzdistrikts übergeht.

Zanders Plan ist überhaupt nicht durchdacht. Selbst wenn er einen Weg fände, um die Gefriertruhe oder die Leiche am Empfang und all den Kameras vor unserer Wohnung vorbeizuschmuggeln, wüsste er immer noch nicht, wohin damit. Das ist der wichtigste Teil. Man kann sie nicht einfach irgendwo vergraben, sie würde gefunden werden. Wenn man sie ins Meer würfe, würde sie irgendwo angespült werden. Und was wäre mit Zerstückeln? So, wie sie es in Filmen machen? Mir wird gleich wieder übel. Zander hat allerdings ein gutes Argument gebracht. Wir dürfen Romeo nicht glauben lassen, wir hätten keine Alternative zu ihm. Doch was sind die Alternativen?

Ich steige am Büro aus dem Taxi und ziehe meine Chipkarte durch die Sperre aus transparentem Plastik. Als ich in den Aufzug steige, vernehme ich den Signalton meines Handys.

Eine Nachricht von Romeo: LECK MICH!

Ich fahre in den neunten Stock hinauf und überlege mir, wie ich antworten soll. Sowie der Aufzug oben eintrifft, drücke ich auf »Erdgeschoss« und fahre wieder hinunter. Dann schicke ich Romeo eine Antwort: Du mich auch!

Eine Stunde später bekomme ich eine Antwort: WIR TREFFEN UNS MORGEN. KOMM ALLEIN.

ARABELLA

Dienstag, 10. Dezember, Morgen

Ich treffe in letzter Minute am Bahnhof St. Pancras ein und sehe Maxim schon an der Sperre warten. Als ich näher komme, funkelt er mich böse an.

»Wo bleibst du denn? Ich habe dich zehnmal angerufen«, schimpft er.

»Ich war in der U-Bahn.«

Wir ziehen unsere Bordkarten über den Sensor und gehen durch die Sperre.

»Es ist wirklich unprofessionell, so spät hier anzukommen, Arabella.«

»Spar dir das Genörgel!«

Wir ziehen die Mäntel aus und legen sie zusammen mit unseren Taschen auf das Gepäckband für die Sicherheitskontrolle.

»Das ist ein wichtiger Termin.«

»Ich weiß, Maxim.«

Die Sicherheitssperre piept, als ich hindurchgehe.

Maxim verdreht die Augen und schnalzt missbilligend mit der Zunge.

Die Sicherheitsbeamtin winkt mich vor und tastet

mich ab. Sie entdeckt eine Ausbuchtung in meiner Hosentasche und tippt darauf. Ich fahre mit der Hand hinein und finde meine Wohnungsschlüssel. Ich zeige sie ihr.

»O Mann!«, sagt Maxim, mehr zu mir als zu der Sicherheitsfrau.

Sie setzt ihre Durchsuchung fort und winkt mich schließlich durch. Wir steigen als Letzte in den Zug. Unser Abteil ist voll von Männern in Anzügen auf dem Weg nach Brüssel. Wir haben reservierte Plätze an einem kleinen Tisch und sitzen einander gegenüber.

Maxim klappt seinen Laptop auf und stellt ihn ab, wobei er etwa achtzig Prozent des Tischs in Anspruch nimmt.

»Kannst du ihn ein Stück zurückziehen? Ich habe keinen Platz.«

Er zieht den Laptop ein paar Zentimeter zurück. Ich schiebe ihn weiter, bis er nur noch die Hälfte des Tischs einnimmt. Maxim funkelt mich böse an.

»Mal wieder eine lange Nacht gehabt, was?«, zischt er mir zu.

Ich ignoriere ihn und klappe stattdessen meinen Laptop auf.

»Du weißt schon, dass du bei Kurt einen miserablen Eindruck machst, oder?«, sagt er und späht über den Rand seines Displays.

»Wie das?«

»Tja, überleg mal. Diese ganzen merkwürdigen Begebenheiten in deinem Privatleben. Sie bringen deine Arbeit ad absurdum.«

»Die Redewendung heißt ›ad absurdum *führen*‹, und außerdem verwendest du sie im falschen Kontext.«

Ich weiß, dass ihm das zusetzen wird. Maxim ist stolz auf sein sonst so makelloses Englisch.

»Wie auch immer, Arabella, du weißt, was ich meine. Irgendetwas ist mit dir los – ich bin nicht dumm, weißt du. Und jetzt wieder, ausgerechnet diese Woche, wo Kurt gerade versucht, die Umstrukturierung unter Dach und Fach zu bringen. Du steckst ziemlich in der Tinte, wenn du mich fragst.«

»Tja, ich frage dich aber nicht.«

Eine Zugbegleiterin kommt mit einem klirrenden Wagen durch den Gang.

»Möchten Sie Frühstück?«, fragt sie lächelnd.

»Nein, ich habe schon gegessen«, erwidert Maxim in scharfem Ton.

»Ja, bitte«, sage ich. »Maxim, kannst du deinen Laptop etwas beiseiteschieben?«

Seufzend klappt er das Gerät zu. »Ich suche mir einen freien Platz, wo ich ungestört arbeiten kann.« Er steht auf und geht.

Die Hostess lächelt mich mit hochgezogenen Brauen an.

»Entschuldigen Sie bitte meinen Kollegen, er hat einen schlechten Morgen.«

»Die haben wir doch alle«, sagt sie lächelnd.

»Bloß scheint er jeden Tag einen zu haben.«

Sie lacht erneut und stellt ein Tablett vor mir ab. Darauf liegt ein Croissant mit Butter und Marmelade, dazu ein Tellerchen mit einem Omelett und einer dünnen Scheibe gebratenem Speck. Nicht sehr verlockend, aber zumindest ist es warm, und es ist etwas zu essen. Sie füllt meine Tasse mit dampfendem Tee und schiebt ihren Wagen weiter durch den Zug.

Ich habe Hunger und freue mich über meinen Plan für das Treffen, das ich für später an diesem Abend am Bahnhof St. Pancras organisiert habe. Heute ist der Tag, an dem alles wieder in normale Bahnen gelenkt werden könnte. Ich leere den Inhalt einer winzigen Milchtüte in meinen Tee und gebe zur Abwechslung einmal Zucker hinein. Ein paar zusätzliche Kalorien können nicht schaden.

Es ist ein herrlicher Tag. Die Morgensonne erhebt sich über einem eisblauen Horizont, und das Sonnenlicht strahlt auf die reifbedeckten Dächer einer Kleinstadt in Kent. Die Dächer glitzern regelrecht und erinnern mich an das funkelnde Einhorn, das von unserem Weihnachtsbaum gefallen ist. Ich schaue auf der anderen Seite aus dem Fenster, wo sich dicke graue Wolken zusammenballen, die nach Schnee aussehen. Welche Wetterströmung wird die Oberhand erringen? Ich weiß es nicht, ich habe den Wetterbericht nicht gesehen. Es kommt wohl darauf an, von woher der Wind weht.

Maxim und ich nehmen ein Taxi vom Brüsseler Bahnhof zum Büro unseres Kunden, das in der Altstadt liegt, nahe dem Grand-Place. Maxim hat während der gesamten Reise nicht viel gesagt. Nachdem wir uns am

Empfang angemeldet haben, werden wir in einen kleinen Warteraum geführt.

»Vergiss nicht, das ist ein sehr wichtiger Kunde. Kurt hat gesagt, wir müssen ihn halten. Er kennt Kurt persönlich«, sagt Maxim.

»Das weiß ich doch alles, Maxim. Ich war dabei, schon vergessen? Warum sagst du das noch mal?«

Er kommt herüber, setzt sich auf den Stuhl neben meinem und sieht mir geradewegs ins Gesicht. Ich mustere ihn. Seine Augen blitzen schelmisch, und er versucht, das Grinsen auf seinem kindlichen Gesicht zu verbergen. Schließlich leckt er sich die Unterlippe und sagt: »Ich weiß Bescheid über Romeo und Desdemona.«

Er wartet auf meine Reaktion und zwinkert vor Spannung. Mir weicht das Blut aus dem Gesicht.

Der Kunde betritt den Raum. Er ist klein, hat schütteres Haar und trägt einen gediegenen Anzug. Wir machen uns bekannt. Maxim übernimmt die Führung und redet ohne Unterlass, voller Selbstvertrauen. Ich sage nichts. Wir werden in einen Besprechungsraum geführt: schöne, alte Holzvertäfelung, an der Wand eine flämische Tapisserie, dazu ein moderner Konferenztisch mit einer Glasplatte. Der Kontrast zwischen Alt und Neu entfaltet seine Wirkung. Der Kunde und Maxim reden über die Umstrukturierung, und Maxim versichert ihm, dass diese trotz des jüngsten Personalabbaus keinerlei Einschränkungen im Service mit sich bringen wird.

Habe ich das richtig verstanden? Er sagt gerade, dass er Abteilungsleiter werden und unseren früheren Vorgesetzten ablösen wird. Das stimmt nicht – es muss erst noch entschieden werden. Er kann es werden oder auch ich. Maxim zeigt auf mich. »Arabella wird ihre Position behalten. Ich werde mehrere gute Stellvertreter haben.«

Er nennt mich eine Stellvertreterin. Das ist nicht korrekt.

Eigentlich müsste ich etwas sagen. Ich lächele die beiden an. Ganz falsche Reaktion. Wenn ich lächele, bestätige ich damit das, was er gerade gesagt hat, hinsichtlich der Stellvertreterin. Sag etwas, Arabella.

Sie sprechen über die Steigerung der Erträge. Maxim zeigt dem anderen auf seinem Laptop ein neues Produkt. Dem Kunden gefällt es.

Maxim zeigt mit seinem dicken Finger auf das Gewinnpotenzial auf dem Graphen. Der Kunde ist beeindruckt. Meine Zunge ist bleischwer. Ich bin stumm. Wie nennt man das? Gehirnfrost. Ja. Genau so.

Er sagt, er weiß über Desdemona Bescheid. Wie das?

Maxim erzählt dem Kunden, dass dies erst der Anfang sei und er Großes von uns erwarten könne, jetzt, wo Maxim die Kontrolle über die Abteilung übernommen habe. Er werde den Laden fest im Griff haben. Maxim zeigt auf die Handynummer auf seiner Visitenkarte und sagt dem Kunden, dass er ihn jederzeit anrufen könne, Tag und Nacht. Wenn der Kunde jemals irgendwelche Fragen habe, sei er, Maxim, nur einen Anruf weit entfernt. Hat er das wirklich gesagt? Es ist ein derart abgedroschener Spruch, doch der Kunde schluckt ihn brav. Maxim verfügt über Selbstsicherheit, Enthusiasmus und den persönlichen Touch – all die Dinge, die einem bei Verkäuferschulungen eingetrichtert werden. Maxim hat das alles übernommen, und ob man es nun glaubt oder nicht, es funktioniert.

Was ist mit Arabella?, fragt der Kunde, von meinem Schweigen etwas befremdet. Ja, Arabella wird zur Sicherheit stets bereitstehen, aber Maxim wird sein Portfolio persönlich managen. Arabella ist eine zuverlässige Stellvertreterin – da ist es wieder, dieses fiese Wort –, und sie ist schon seit sechzehn Jahren bei der Firma. Aber Maxim, ja, Maxim höchstpersönlich wird sich um den Kunden kümmern.

Sie stehen auf, und ich tue es ihnen nach. Die Besprechung ist beendet. War ich wirklich hier? Wir gehen alle gemeinsam zum Ausgang und schütteln uns die Hände. Der Kunde lächelt mich mit sonderbarem Blick an. Vielleicht fragt er sich, warum ich überhaupt mitgekommen bin. Ich frage mich das auch. Da bin ich den ganzen Weg nach Brüssel gefahren, um – exakt nichts zu sagen.

Sowie wir das Haus verlassen, peitscht mir die Kälte ins Gesicht.

»Sollen wir zu Fuß gehen oder ein Taxi nehmen?«, fragt Maxim. Er weicht meinem Blick aus.

»Was hast du da vor der Besprechung gesagt?«, frage ich.

Er schaut auf die andere Straßenseite. »Der Grand-

Place ist da drüben. Lass uns dort einen Kaffee trinken«, antwortet er, nach wie vor ohne mich anzusehen, und geht los.

Ich lege ihm eine Hand auf den Mantelärmel und halte ihn auf. »Was hast du da vor dem Kundentermin gesagt?«

»Das können wir dort besprechen. Nicht hier auf der Straße.«

Der eisige Wind schneidet durch meinen Mantel, und ich wünschte, ich hätte an Hut und Handschuhe gedacht. Wir überqueren die Straße und gehen durch eine schmale Gasse mit Kopfsteinpflaster, in der sich eine teuer aussehende Boutique an die andere reiht. Die dunklen Wolken über uns drohen mit Schnee.

Maxim führt uns auf den Grand-Place, auf dessen Mitte ein prächtiger Weihnachtsbaum steht, der über und über mit kleinen blauen Lämpchen und Ornamenten in Form von Schneeflocken behängt ist. Der Platz ist auf allen Seiten von Häusern umgeben, die Hunderte von Jahren alt zu sein scheinen. Sie alle haben aufwendig verzierte Fassaden in unterschiedlichen Stilrichtungen. In dem grauen Licht wirkt die Architektur irgendwie beklemmend. Ich erinnere mich an einen Zeitungsartikel, in dem es hieß, der Grand-Place sei zum schönsten Platz Europas gewählt worden, noch vor dem Roten Platz in Moskau. Heute, unter dem wolkenverhangenen Himmel, erscheinen die jahrhundertealten Bauten trotz des festlichen Schmucks düster.

Als wir am Weihnachtsbaum vorübergehen, wendet sich Maxim zu mir um. »Hey, da ist ein Maxim's-Restaurant«, sagt er. »Lass uns dort reingehen!«

Ich ziehe ihn am Arm. Er fährt herum.

»Nein, lass uns hier reden.«

Links und rechts von uns strömen Touristen und Leute auf Shoppingtour an uns vorbei.

»Willst du das wirklich in aller Öffentlichkeit bereden?«

Ein Windstoß fegt mir um den Hals, und ich erschauere. Ich würde wirklich gerne nach drinnen gehen oder mir einen warmen Wollschal kaufen.

»Hier ist es besser als in einem Restaurant.«

Maxim kramt sein Telefon heraus und beginnt auf dem Display herumzutippen.

»Maxim!«

»Was?«, erwidert er geistesabwesend und ohne von seinem Display aufzusehen.

»Lass es uns hier besprechen.«

»Tja, ich will es aber nicht besprechen«, sagt er, während er weiter den Blickkontakt verweigert.

»Was soll das heißen?«

»Ich hab's mir anders überlegt. Ich muss ein paar E-Mails beantworten.«

»Ich dachte, wir wollten das bereden, was du vor dem Kundentermin zu mir gesagt hast.«

»Ich habe jetzt keine Zeit, Arabella. Jetzt ist Arbeitszeit und nicht die Gelegenheit, um persönliche Angelegenheiten zu besprechen. Okay?«

Ich packe ihn am Mantelkragen und versuche, ihn dazu zu zwingen, mich anzusehen.

»Nein, wir besprechen es verdammt noch mal jetzt!«

Er schiebt meine Hand weg. »Bist du verrückt geworden?«

Er wendet sich von mir ab und geht auf das Maxim's-Restaurant zu. Was für ein Mistkerl. Ich überlege, ob ich ihm nachgehen soll. Ich will eigentlich, doch ich tue es nicht.

Es kostet mich meine gesamte Konzentration und Willenskraft, einfach stehen zu bleiben und nicht nachzugeben – dem Drang, ihm zu folgen, zu widerstehen. Er verschwindet in dem Restaurant, ohne sich noch einmal umzublicken. So, als wüsste er, dass ich ihm hinterherblicke. Oder bilde ich mir das nur ein? Lauf nie jemandem nach, der etwas hat, was du haben willst. Das ist eine Grundregel der Verhandlungstechnik. Ich mache mich auf den Weg zum Bahnhof.

Als ich einsteige, ist Maxim nirgends zu sehen, obwohl wir wieder reservierte Plätze am selben Tisch haben. In mehreren Sprachen wird angekündigt, dass der Zug zur Abfahrt bereitsteht.

Ich rufe Maxims Handy an.

»Ja?«

»Wo bist du? Der Zug fährt gleich ab.«

»Ich schaffe es nicht. Bye.«

Die Verbindung bricht ab.

Die Türen schließen sich alle gleichzeitig mit einem verzögerten Schnappgeräusch.

Maxim weicht mir aus. Er wollte nicht stundenlang im Zug ins Kreuzverhör genommen werden. Keine Lust auf eine Zugfahrt mit mir. Soll ich ihn noch einmal anrufen? Nein. Genau das will er nämlich. Damit er mich noch einmal abblitzen lassen kann. Seine Worte belasten mich jedoch nach wie vor. Und nicht nur die, sondern vor allem der Ton, in dem sie gesprochen wurden. Auftrumpfend. Hämisch. Als hätte er wirklich etwas gegen mich in der Hand.

Dieselbe Hostess wie am Morgen kommt wieder mit ihrem Wagen.

»Möchten Sie gerne Tee und Gebäck? Ach, Sie sind's. Das war ja nur ein Kurztrip nach Brüssel«, sagt sie und legt ein Scone und in schmale Streifen geschnittene Sandwiches auf ein Tablett.

»Ich hatte nur den einen Termin.«

»Tee oder Kaffee?«

»Tee, bitte.«

Vorsichtig schenkt sie die heiße Flüssigkeit ein. Wenigstens bekommt man guten Tee im Eurostar – ein Vorteil gegenüber dem Fliegen.

»Haben Sie Ihren Kollegen abgeschüttelt?«, fragt sie mit einem Blick auf den Platz mir gegenüber.

»So ähnlich.«

»Möchten Sie noch ein zweites Scone?«, fragt sie mit gesenkter Stimme, damit es die anderen Passagiere nicht hören.

»Nein, danke. Alles gut.«

»Tja, dann genießen Sie Ihren Tee.« Damit schiebt sie ihren Wagen weiter zur nächsten Reihe.

Auf der anderen Seite des Gangs befindet sich ein Tisch mit vier Sitzplätzen. Ein elegant gekleideter Mann und eine ebenso elegante Frau diskutieren eine Präsentation auf einem Laptop. Sie unterhalten sich angeregt und scheinen mit Freude bei der Sache zu sein. Ein gleichberechtigter Austausch von Input und Ideen. Welch ein Unterschied zu Maxim und mir.

Ich gieße Milch in meinen Tee und trinke, mit den Gedanken noch immer bei Maxim. Woher kann er überhaupt etwas wissen? Er kann nichts wissen. Er hat nur geraten. Natürlich. Ich kann nicht fassen, dass ich das nicht schon früher erkannt habe. Er war nur auf eine Reaktion aus, und ich habe sie ihm geliefert. Deshalb wollte er auch nicht mit mir darüber sprechen. Ich Dummkopf.

Die flachen grünen Weiden Flanderns rauschen an mir vorbei. Ich erinnere mich, wie mir Maxim bei einer anderen Fahrt mit diesem Zug erklärt hat, dass das die Höchstgeschwindigkeit des Eurostars sei. Maxim. Er hat mich überlistet. Und ich muss auf der Hut vor ihm sein. Ich schalte mein Handy auf stumm und schließe die Augen. Schlafen. Ja, schlafen. Endlich.

Der Zug fährt pünktlich am Bahnhof St. Pancras ein, und ich reihe mich in die langsam vorwärtsschleichende Schlange von Passagieren ein, die sich der Zollkontrolle im Untergeschoss entgegenwindet. Ich sehe auf mein

Handy und stelle fest, dass ich noch fast eine Stunde totschlagen muss. Als sich meine Mailbox meldet, vermute ich, dass es eine Nachricht von Maxim ist, doch es ist etwas anderes.

»Hallo, Arabella, hier ist Dr. Asllani. Sie haben Ihren wöchentlichen Termin gestern Abend versäumt. Ich hoffe, bei Ihnen ist alles in Ordnung. Ich muss Ihnen die Sitzung leider berechnen, weil Sie nicht abgesagt haben. Können Sie mich bitte anrufen und Ihren nächsten Termin bestätigen? Danke. Wiederhören.«

Noch mal hundertfünfundzwanzig Pfund plus Mehrwertsteuer für nichts. Um das Ganze zu krönen, suche ich die Champagnerbar im ersten Stock auf. An einem der hohen Tische nehme ich Platz und bereite mich innerlich auf das bevorstehende Treffen vor. Es ist zwanzig nach fünf: Mir bleiben noch vierzig Minuten. Der Kellner bringt mir ein Glas Champagner. Ich erwäge, mir etwas zu essen zu bestellen, doch ich habe nach wie vor keinen Hunger. Die eiskalten Bläschen erfrischen mich und helfen mir dabei, mich auf das zu konzentrieren, was ich sagen will. Ich muss vorbereitet sein. Mein Telefon summt. Maxim ruft an. Wenn ich seinen Anruf abweise, reiße ich die Macht wieder an mich. Ich ignoriere das Klingeln also und gehe meine Argumente für das bevorstehende Treffen durch. Von den Gleisen unten dringen Pfeifgeräusche. Ich mache mich auf den Weg zum Restaurant.

An der Tür empfängt mich die Oberkellnerin und führt mich zum reservierten Séparée.

»Sie sind nur zu zweit?«, fragt sie mit leicht argwöhnischem Unterton.

»Ja«, sage ich.

»Normalerweise erwarten wir eine Buchung für mindestens acht Personen.«

»Ich habe es mit dem Geschäftsführer abgesprochen.« Damit meine ich die 300 Pfund Reservierungsgebühr, die ich für eine Stunde Raummiete bezahlt habe. »Es ist ein wichtiger Kunde«, füge ich hinzu, ohne zu wissen, warum.

»Okay, sagen Sie uns Bescheid, wenn Sie noch etwas brauchen.«

Sie lässt den Blick durch den Raum schweifen, bevor sie hinausgeht. Ich schreite um den großen Esstisch herum und werfe immer wieder einen Blick hinunter in die Bahnhofshalle. Nach fünfzehn Minuten erscheint Romeo endlich.

»Setz dich«, sage ich.

Er schaut auf sein Telefon. »Du hast mir eine Nachricht geschickt«, sagt er.

»Du kommst zu spät. Setz dich.«

Sein Blick jagt durch den Raum, als erwarte er, noch jemanden außer mir zu sehen. Schließlich zieht er sich einen Stuhl heraus und setzt sich auf dessen Kante. Bereit zu fliehen, wenn es darauf ankommt.

»Also, was machen wir jetzt?«, frage ich.

»Du weißt, was zu tun ist. Mein Freund hat es euch gesagt. Bevor dein Mann auf ihn losgegangen ist.« Dabei setzt er einen verletzten Blick auf. Als wäre er derjenige, den man angegriffen hatte.

»Tja, dein Freund hat uns bedroht. Was hat er erwartet?«

Romeo zuckt die Achseln. Ich kann nicht beurteilen, ob es echt ist, doch er wirkt niedergeschlagen und besorgt.

Auf dem Tisch zwischen uns stehen zwei Flaschen Mineralwasser. Ich öffne den Verschluss der Flasche mit Kohlensäure und biete Romeo davon an, doch er schüttelt den Kopf. Ich schenke mir ein Glas ein und trinke ein paar Schlucke. Er verfolgt jede meiner Bewegungen.

»Also, was machen wir jetzt?«, frage ich erneut.

»Du weißt, was du zu tun hast«, wiederholt er.

»Was?«

»Du weißt es. Mein Freund hat euch gesagt …«

»Ich weiß, was dein Freund gesagt hat, aber ich will es von dir hören.«

»Was er euch gesagt hat, ist korrekt«, sagt er und verschränkt gleichzeitig Arme und Beine. Doppelt negative Körpersprache. Es ist klar, dass ich bei ihm nicht weiterkommen werde.

»Warum hast du solche Angst davor, das zu wiederholen, was dein Freund uns gesagt hat?«, frage ich.

»Was glaubst du wohl?« Er legt den Kopf schief und zieht die Brauen hoch.

»Ich zeichne dieses Gespräch nicht auf, weißt du«, sage ich.

»Wie kann ich da sicher sein?«

Wir kommen keinen Schritt weiter, und der Raum ist bis 19 Uhr gebucht. Ich schaue auf mein Telefon. Es ist 18:25 Uhr. Ich tippe eine Nachricht ein und drücke auf »Senden«.

»Was machst du da?«, fragt er und schaut auf mein Handy, als wäre es eine Waffe, die ich gerade gezogen und auf ihn gerichtet habe.

»Es ist etwas wegen der Arbeit«, sage ich.

Er löst Arme und Beine wieder voneinander. »Wenn du das hier aufzeichnest, gehe ich.«

»Ich habe dir doch gesagt, ich nehme nichts auf.«

»Darf ich mal sehen?«, fragt er und streckt die rechte Hand aus. Mitten auf seiner Handfläche ist eine lange Narbe. Sie ist rot und wund und benötigt einen Verband.

»Lass mich mal sehen«, wiederholt er.

»Nein.«

»Was?« Seine Hand ist nach wie vor ausgestreckt.

»Leck mich!«, sage ich.

Er lässt die Hand sinken und sieht mich ungläubig an. »Du weißt nicht, was du tust. Was für ein gefährliches Spiel du spielst.«

Wir starren einander an. Die Pfiffe auf den Gleisen draußen dringen durch die Fenster herein. Er kneift die Augen zusammen und hebt leicht den Kopf, als hätte er etwas Unangenehmes gerochen. Doch es ist das Geräusch der Tür, das ihn herumschnellen lässt. Zander steht dort. Ich kann mir ein Lächeln nicht verkneifen. Es ist das erste Mal, dass wir ihn in die Enge getrieben haben.

»Hast du meine Frau ausgeraubt?«, fragt Zander, während er die Tür hinter sich schließt und sich dagegen lehnt.

Romeo springt auf, das Fenster im Visier.

»Ich habe das Geld gebraucht …«, sagt er. Auf seiner Stirn bilden sich Schweißperlen. Zander ist so massig, dass es aussieht, als hätte der Raum keine Tür. Er hat die Stirn gerunzelt und das Kinn verkantet. Wenn ich ihn nicht kennen würde, bekäme ich Angst.

»Und was hast du mit dem Geld gemacht?«, fragt Zander.

»Ich habe es den Leuten gegeben.«

»Welchen Leuten?«, frage ich.

Romeo schaut erst mich und dann Zander an und hebt eine Hand – die Hand mit der Narbe.

»Den Leuten. Ihr wisst schon, den Leuten, die eure Probleme lösen werden.«

»Okay. Und wann wollen sie das machen?«, fragt Zander.

»Wie mein Freund gesagt hat: Sie brauchen mehr Geld dafür.«

»Wie viel?«, fragt Zander.

»Und warum brauchen sie mehr Geld?«, frage ich.

»Hört mal. Ich kann mit ihnen reden. Aber sie haben gesagt, sie brauchen mehr, angesichts der Lage …«

»Was für eine Lage?«, frage ich.

»Desdemonas Schwester stellt Fragen. Es ist alles riskanter geworden. Passt auf, lasst mich mal mit ihnen reden, dann sehen wir, ob ich etwas mit ihnen vereinbaren kann. Es sind schwierige Leute, wisst ihr?«

»Ich will sie sprechen«, sagt Zander.

»Das ist keine gute Idee«, sagt Romeo.

»Zed, das ist nicht gut.«

»Mir egal. Arrangiere ein Treffen mit ihnen. Ruf sie gleich an.«

»Man kann sie nicht anrufen. Sie reden nie am Telefon.«

»Wie setze ich mich dann mit ihnen in Verbindung?«, fragt Zander.

»Du musst eine bestimmte Person kontaktieren und sagen, dass du die Leute treffen willst, und dann bekommst du ein oder zwei Tage später eine Nachricht aufs Handy, in der steht, wo du sie treffen kannst und wann. Es dauert seine Zeit.«

»Wer sind diese Leute?«, will ich wissen.

»Es ist eine Familie. Aus meinem Land. Sie leben in London.«

»Sag ihnen, dass du sie morgen treffen willst und dass ich mitkomme«, sagt Zander.

»Okay, ich versuch's.«

»Versuchen reicht nicht … Sorg dafür, dass es klappt«, sage ich. »Sonst entsorgen wir das Ding selbst und du schuldest uns zwanzigtausend.«

»Ist ja gut. Beruhige dich. Ich gehe jetzt«, sagt Romeo.

Zander gibt auf mein Nicken hin die Tür frei. »Du kannst gehen, aber wir wollen heute Abend ein Update von dir haben«, sage ich zu Romeo.

Zum ersten Mal breitet sich ein erleichtertes Lächeln auf seinem Gesicht aus. »Gut. Einverstanden.«

Romeo tappt vorsichtig an Zander vorbei, zieht die

Tür auf und geht hinaus, ohne sich noch einmal umzusehen.

Zander kommt herüber und umarmt mich. »Gut gemacht, A. Das hast du prima hingekriegt.«

»Glaubst du, wir können ihm vertrauen?«, frage ich.

Er setzt sich neben mich. »Mal sehen. Er hat ängstlich gewirkt, als du erwähnt hast, dass wir es selbst erledigen würden. Was hat er denn gesagt, bevor ich gekommen bin?«

»Nichts. Ich habe auch nicht erwartet, dass er etwas sagt – deshalb war ich ja der Meinung, dass wir dich brauchen.«

»Das war ein guter Plan, A. Clever.« Zander wirkt jetzt entspannter. »Hast du Hunger? Willst du einen Happen essen?«

»Ja, schon. Aber keinen Alkohol«, sage ich.

»Ich habe schon seit vier Tagen nichts mehr getrunken. Es ist alles unter Kontrolle.«

Bevor wir uns an einen der Tische im Restaurant setzen, stelle ich fest, dass Maxim ein weiteres Mal angerufen hat.

ZANDER

Montag, 30. Dezember, Morgen

Ich wache ohne Kopfschmerzen auf. Ein gutes Gefühl. Ich gebe mir in Gedanken selbst ein High five. Vielleicht nehme ich mir mal den Morgen frei von Alkohol und Drogen. Kommt darauf an, wie alles läuft. Ich habe Hunger, und mir fällt ein, dass ich gestern nichts gegessen habe und mich stattdessen nur von Koksbomben und verschiedenen Drinks ernährt habe.

Arabella fehlt mir entsetzlich. Die Mission, auf der ich mich befinde, ist ein einsames und gefährliches Unterfangen. Ich will sie einfach nur sagen hören: »Gut gemacht, Zed. Du bringst es echt voll!« Dann würde ich ihr sagen, dass der Ausdruck »es voll bringen« total von vorgestern ist, und sie würde mir dieses Lächeln schenken, das heller leuchtet als die Sonne.

Meine erste Euphorie schwindet allmählich wieder. Ich bin allein, und die Minibar ruft mich. Im Badezimmer steht eine Tüte Koks, und in einem Rucksack im Schrank liegen zwanzigtausend Mäuse – das ist alles, was ich an Gesellschaft habe. Ich beschließe, zuerst einmal Dean anzurufen.

»Hallo, Zander.«

»Gibt es Neuigkeiten von A?«

»Nichts«, sagt er. »Bist du sicher, dass es ihr gut geht?«

»Ganz bestimmt, Dean. Sie ist in Sicherheit – für den Fall, dass mit irgendwelchen Racheaktionen zu rechnen ist. Deshalb habe ich mich ja auch hierher ins Berkeley verzogen. Hör mal. Du hast den zweiten Erpresser erwähnt – den, den Arabella mir verschwiegen hat. Ich habe mich um beide gekümmert.«

»Beide?« Seine Stimme klingt verständnislos. »Ich dachte, da war nur der eine Typ?«

»Typ?«, frage ich.

»Ja. Der Typ aus ihrer Arbeit.«

»Was für ein Typ aus ihrer Arbeit? Maxim?«

»Ja. Genau der.«

Wut steigt in mir hoch. »Überlass ihn mir.«

»Zander? Warte!«, höre ich ihn noch rufen, bevor ich das Gespräch beende.

Ich steige vor dem Hotel in ein Taxi. Während ich ins Bankenviertel fahre, scrolle ich meine To-do-Liste durch. Wie praktisch, dass Maxim der zweite Erpresser ist, weil »M« sowieso der Nächste ist, den ich für Arabella aus dem Weg räumen muss. Er hat schon lange einen Besuch von Batman verdient. Vor dem Firmengebäude stehen drei schwarz gekleidete Securitys in verschiedenen Größen: ein Großer, ein Kleiner und ein Mittelgroßer – wie die drei Bären aus dem Märchen.

Aber ich könnte es mit allen dreien aufnehmen, kein Problem.

»Ich würde gern Maxim aus der Abteilung Finanzprodukte sprechen.«

»Haben Sie seinen Nachnamen?«, fragt die Empfangsdame hinter blau geränderten Brillengläsern hervor.

»Den weiß ich nicht. Vermutlich gibt es nur einen Maxim.«

»Und Ihr Name?«

»Zander Clayton.«

Sie nickt, und in ihren Augen blitzt ein Funke des Wiedererkennens auf. Vielleicht hat sie mich einmal gesehen, als ich Arabella abgeholt habe. Jedenfalls scheint ihr der Name irgendetwas zu sagen.

Sie wählt die Nummer aus ihrem Verzeichnis und hält sich den Hörer ans Ohr. Ich kann nicht hören, was sie flüstert. Schließlich legt sie auf und sieht mich kopfschüttelnd an.

»Mr Lieber kann Sie heute leider nicht empfangen.«

»Er muss aber. Ich bin der Ehemann von Arabella Clayton. Wissen Sie, wer das ist? Sie ist stellvertretende Abteilungsleiterin.«

Sie nickt mir mit ihrem Pferdeschwanzkopf zu.

»Soll ich sie für Sie anrufen?«, fragt sie in einem gönnerhaften Tonfall, der erneut mein Blut in Wallung bringt.

»Nein. Sie ist heute nicht bei der Arbeit. Sie sagen jetzt Maxim, dass er gefälligst hier runterkommen soll, sonst reiß ich ihm den Arsch auf!«

Sie zuckt zurück und läuft rot an.

»Ich bedauere, aber er ist nicht zu sprechen«, erklärt sie mit festerer Stimme und sieht zur Seite, von wo ich einen der drei Bären auf mich zukommen sehe. Der kleinste der drei – Baby Bär.

»Okay, dann warte ich.«

»Nein, er will Sie nicht sprechen. Sie müssen leider das Gebäude verlassen …«

Ich spüre, wie sie mich alle drei einkreisen.

»Wissen Sie, wer ich bin? Wie viel Ärger Sie kriegen werden?« Ich spüre eine Hand auf meiner rechten Schulter – Baby Bär. Ich stoße ihn weg und wende mich wieder der Frau zu. Sie gerät in Panik, weil Baby Bär auf dem Boden liegt. Er soll sich mal zusammenreißen, ich habe ihn ja kaum angefasst.

Plötzlich wird mir der linke Arm auf den Rücken gedreht, und ich stecke im Polizeigriff, wie man es im Fernsehen sieht – Papa Bär. Er drängt mich auf den Ausgang zu, und der Schmerz schießt mir den Arm hinauf. Ich überlege, ob ich ihm einen Kinnhaken verpassen soll, aber er könnte mir das Handgelenk brechen. Mama Bär stößt die Tür auf, und ich lande auf dem Gehsteig vor dem Gebäude.

»Draußen bleiben! Sonst rufen wir die Polizei«, sagt Papa Bär mit westafrikanischem Akzent.

»Ihr habt mich hinterrücks angefallen«, sage ich und reibe mir das Handgelenk.

»Draußen bleiben!«, wiederholt er und funkelt mich an, ehe er wieder hineingeht. Er hat sehr breite Schultern. Ein Schlagabtausch zwischen uns beiden könnte eng werden.

Ich sitze auf dem Pflaster, während die Empfangsdame aufgestanden ist und mich durch die Glaswand beobachtet. Auf diese Art werde ich jedenfalls nicht zu Maxim vordringen. Es war ein bescheuerter Plan von mir. Ich war einfach davon ausgegangen, dass er mich empfangen würde, doch das war dumm – eine Nebenwirkung von Koks und Alkohol vielleicht.

Ich stehe auf, mein Stolz ist verletzt. Die drei Bären haben an den Türen Aufstellung genommen und lauern darauf, was ich als Nächstes tue. Ich winke ihnen zu, indem ich ein gruseliges Gespenst imitiere. Ausdruckslos sehen sie mich an. Ich schaue auf die Uhr. Es ist Mittagszeit, ich muss endlich etwas essen.

Ich marschiere hinüber zum Broadgate Circle und stoße auf das Restaurant The Botanist. Ich bestelle die Butterkrebse Benedict mit Jalapeño-Hollandaise und spüle das Ganze mit zwei Gläsern Prosecco hinunter.

Mein ursprünglicher Plan, an Maxim ranzukommen, ist kläglich gescheitert. Also versuche ich, wie ein intelligenter Mensch zu denken. Was würde Arabella tun? Da durchfährt mich eine Idee. Ich greife zum Handy und wähle die Telefonzentrale von Arabellas Firma.

»Hallo, kann ich bitte Maxim Lieber sprechen?«

»Wer spricht, bitte?«, fragt die Dame am anderen Ende.

»Hier ist Kurt.«

Kurt braucht keinen Nachnamen, was mein Glück

ist, da ich ihn nicht weiß. Jedenfalls höre ich, wie der Anruf durchgestellt wird.

Maxim antwortet in euphorischem Tonfall. »Hi, Kurt.«

»Hier ist Zander.«

»Zander?«, fragt er ungläubig.

»Ja. Ich muss dich sprechen.«

»Das wird warten müssen, Zander. Ich bin heute sehr beschäftigt.«

»Es kann nicht warten. Ich muss dich sofort sprechen. Also komm raus aus deiner Festung und trink einen Kaffee mit mir.«

»Ausgeschlossen. Und ruf nicht wieder an.«

Die Verbindung bricht ab. Auch gut, dann muss ich wohl über die lange Bande spielen. Arabella sagt immer, ich hätte keine Geduld, aber ich kann durchaus geduldig sein, wenn es nötig ist. Offenbar ist erneut eine Observierung angesagt. Langsam werde ich zum Experten.

Gegen 16 Uhr kehre ich zu dem Bürogebäude zurück und warte auf der anderen Straßenseite. Es ist kalt, Schneeregen fällt. Schnell bin ich komplett durchnässt, und mein Kopf fühlt sich an wie gefroren. Ich hätte einen Schirm oder wenigstens einen Hut mitnehmen sollen. Vermutlich sehe ich wie eine Art Psycho aus, wie ich da so im Regen stehe – so ähnlich wie Glenn Close in *Eine verhängnisvolle Affäre*. Doch ich bin entschlossen, den Blick nicht vom Hauseingang abzuwenden. Der kleine Widerling muss ja irgendwann rauskommen.

Kurz vor sechs taucht seine feiste, bebrillte Visage auf. Er geht zum Taxistand, steigt ein und fährt davon. Ich renne über die Straße und springe in einen Wagen. Dann spreche ich die Worte, die ich schon immer vor der Kamera habe sagen wollen: »Folgen Sie diesem Taxi.« Und dann: »Wenn Sie an ihm dranbleiben, gebe ich ihnen einen Zwanziger extra.«

»Okay. Wissen Sie, wo er hinwill?«

»Irgendwo in Kensington, schätze ich.«

Wir verfolgen Maxims Taxi vom Finanzdistrikt durchs West End und dann bis hinter Notting Hill Gate. Mir fällt ein, dass Maxim bei dem Abendessen mit Kurt erwähnt hat, dass er nicht allzu weit von uns entfernt wohnt. Seine Frau war bei dem Essen dabei gewesen, diese hübsche Deutsche mit der Traumfigur. Was in aller Welt will eine solche Frau von einem Typen wie Maxim? Wie Arabella einmal sagte: »Dafür kann es nur einen Grund geben.«

Wir fahren in Richtung Holland Park, als Maxims Taxi links abbiegt, in eine Straße mit kleinen Stadthäusern. Das Taxi hält vor einem Haus, in dessen Einfahrt ein avocadogrüner Porsche 911 steht. Was für ein Arschloch. Warum so viel Geld ausgeben, um so uncool zu wirken? Ich gebe dem Fahrer fünfzig Pfund und springe aus dem Wagen. Maxim geht die Einfahrt entlang.

»Hey, Drecksack!«, schreie ich.

Er zuckt zusammen und fährt herum. Also weiß er wenigstens, dass er ein Drecksack ist. Er erstarrt, und ich sehe, wie er schluckt. »Ich muss mit dir reden«, sage ich und komme näher.

»Bist du mir gefolgt?«, fragt er und klingt nervös.

Er sieht sich um und dann zu seiner Haustür, als wolle er abschätzen, ob er es dorthin schafft, bevor ich bei ihm wäre.

»Nicht hier. Wir können morgen reden«, stößt er hervor und weicht ein Stück zurück.

Ich gehe weiter, bis ich bei ihm angekommen bin. Dann lege ich eine Hand ans Revers seines grünen Lodenmantels und schiebe ihn die Einfahrt hinunter.

»Nicht morgen. Jetzt, du Arschloch.«

Er leistet keinen Widerstand und lässt sich von mir wegführen.

»Wohin gehen wir?«, brabbelt er.

»Verhörraum.«

»Was?«

»Keine Angst, ich glaube nicht an Waterboarding.«

»Was? Was soll das heißen?«

Zum ersten Mal spüre ich so etwas wie Widerstand von ihm. Er fängt an, sich zu sperren und sich gegen mich zu stemmen.

»Reden wir doch hier!«, bettelt er.

Ich bleibe stehen, direkt unter einer Straßenlampe. Die Straße ist leer, und auf beiden Seiten parken Luxuskarossen vor den Häusern. Maxim schiebt sich die Brille höher auf die Nase. Mit seinen verschlagenen Augen blinzelt er mich an.

»Was soll das alles, Zander?«

Ich lache, was ihn aus dem Konzept zu bringen scheint. Nach wie vor halte ich das Revers seines Mantels fest umklammert. Ich will dieses Wiesel möglichst dicht bei mir haben.

»Du musst das alles wieder rückgängig machen, was du angerichtet hast«, sage ich.

»Was alles?«

»Verarsch mich nicht, du weißt ganz genau, wovon ich rede.«

»Aber jetzt ist es schon geschehen, weißt du?«, wendet er ein.

»Tja, dann mach es rückgängig, okay?«, sage ich und packe ihn fester.

»Und wenn ich das nicht kann?«, fragt er und blinzelt immer heftiger.

»Dann gehe ich zu Kurt und erzähle ihm von der Erpressung – dann ist es aus mit deiner Karriere. Aber wenn du für Arabella alles wieder ins Lot bringst, verzichte ich darauf.«

Er nickt. Ich glaube, er hat es begriffen. Er will etwas anderes sagen, doch er zögert. Einen Moment lang starren wir uns an.

»Spuck's aus«, sage ich.

Er sieht auf die Hand hinab, die ich um sein Revers geschlungen habe, und dann auf die andere, die an meiner Seite hängt.

»Wenn ich es tue, vergisst du dann alles andere?«

»Was meinst du damit?«

»Du weißt schon. Den Vorfall am Weihnachtstag?«

»Was für einen Vorfall?«

Ich habe keine Ahnung, was zur Hölle er da faselt. Am Weihnachtstag war ich total zugedröhnt.

»Hast du das vergessen?«, fragt er mit dem Hauch eines Lächelns.

Ich bin einen Moment lang baff. Auf keinen Fall will ich ihm gegenüber zugeben, dass die zweite Hälfte des Weihnachtstags für mich ein schwarzes Loch ist. Ich weiß, dass ich auf Dean losgegangen bin, aber ich bin mir nicht sicher, ob er davon spricht. Dann kommt mir ein Bild in den Sinn: Arabella, wie sie in Deans Wohnung im Flur telefoniert. Ich weiß noch, dass sie mit Maxim gesprochen hat. Offenbar hat er sie am Weihnachtstag erpresst. Was für ein Hurensohn.

»Maxim, du bist ein Arschloch – aber wenn du für Arabella alles wieder in Ordnung bringst, können wir vergessen, was du getan hast.«

Er nickt so heftig, dass ich fürchte, sein Kopf könne herabfallen.

»Mach ich«, sagt er.

»Aber auch wirklich«, sage ich und lasse ihn los.

Er streicht seinen Mantel glatt und geht ein paar Schritte. Dann dreht er sich noch mal zu mir um. »Weißt du, Zander, ich bewundere dich.«

Was hat Arabella noch über Maxim gesagt? Dass er es irgendwie immer schafft, das letzte Wort zu behalten. Also wappne ich mich.

»Wie das?«

»Du bist so loyal gegenüber Arabella, dabei hat sie

davon gesprochen, dich zu verlassen«, sagt er und wirft mir sein Wieselgrinsen zu. Dann huscht er zu seiner Haustür, ehe ich ihm nachsetzen kann.

Seine Worte werfen mich aus der Bahn. Sie bestätigen, was Dean mir erzählt hat. Minutenlang stehe ich da, während erneut Schneeregen einsetzt. Eisige Schlieren laufen mir übers Gesicht. Ich erschauere und registriere, wie kalt und feucht ich am ganzen Körper bin. Ich gehe zurück zur Holland Park Road und winke mir ein Taxi herbei.

Erneut begebe ich mich in die Blue Bar des Berkeley. Sie ist voller Knightsbridge-Araber und betuchter Typen vom Kontinent in glänzenden Hemden und Jacketts. Ich brauche dringend einen Bourbon-Cocktail. Ich trinke immer Bourbon, wenn ich deprimiert bin, also entscheide ich mich für einen Old Fashioned, den ich auf ex leere. Dann stopfe ich die kostenlosen Nüsse und Chips in mich hinein, die der Barmann mir hingestellt hat. Wenigstens etwas hier ist gratis. Der Geschmack des Bourbons wird von der Bitterkeit des Angosturas und der Süße des Zuckerwürfels verstärkt – ich liebe diese Gegensätze. Dann denke ich daran, wie erfreut Arabella wäre, wenn sie wüsste, dass ich drei Dinge auf meiner Liste abgehakt habe. Doch wie kam Arabella dazu, Maxim zu erzählen, dass sie mich verlassen will? Vielleicht hat er gelogen und wollte nur Zwietracht stiften. Allerdings haben wir alle beide von Zeit zu Zeit von Trennung geredet. Unsere Beziehung war vor einer Weile an einen Tiefpunkt geraten, aber wir haben uns wieder herausgekämpft, sicheren Boden erreicht, bis zu dem verhängnisvollen Tag, an dem ich Romeo angerufen habe.

Ich sehe mich um. Die Bar macht ihrem Namen alle Ehre. Die Wände sind dunkelblau gestrichen, und die Stühle bestehen aus einem glänzenden Holz, während das Leder blassblau gefärbt ist – Arabella würde es Enteneiblau nennen. Ich weiß, dass die Beschreibung hässlich klingt, aber in Wirklichkeit sieht es gediegen und cool aus. Während ich meinen zweiten Old Fashioned trinke, zücke ich mein Telefon und öffne die Kindle-App. Die Romanfassung von *Dominic Stone* – wo war ich? Und wie eine Wiederholung von gestern Abend taucht Blondie auf, in einem schwarzen Kleid, das genau an den richtigen Stellen eng anliegt. Wenn jemand einen Thriller über sie schreiben würde, hieße er »Die Frau mit den bebenden Wimpern«. Sie schiebt ihre Hüften auf den Barhocker neben mich.

»Liest du immer noch dasselbe Buch?«, fragt sie, während ihre Wimpern sich auf diese eigenartige Weise bewegen.

»Ja«, sage ich.

»Ist es immer noch ›verflucht genial‹?«

Sie erinnert sich haargenau an meine Formulierung, Wort für Wort. Das schmeichelt mir irgendwie.

»Ja, auf jeden Fall. Und ich bin immer noch verheiratet«, sage ich und zeige ihr erneut meinen Ehering.

»Aber das hindert dich doch nicht daran, mir einen Drink zu spendieren, oder?«, fragt sie und legt neckisch den Kopf schief.

»Was möchtest du denn?«

»Champagner natürlich«, sagt sie.

Ich mag das Mädchen, auch wenn sie eine Professionelle ist. Sie könnte ein verkleideter Engel sein, den mir der Himmel geschickt hat, um mich bis zum Ende zu begleiten. Und wenn sie mein Schutzengel ist, dann ist es ja wohl das Mindeste, ihr einen Drink zu spendieren. Ich bestelle eine Flasche Louis Roederer Cristal. Was soll's? Wenn ich schon einen Abgang mache, dann in großem Stil.

»Woher kommst du?«

»Ungarn. Und du?«

»Amerika.«

»Dann sind wir alle beide Ausländer.«

Da hat sie recht. Wir leeren gemeinsam den Cristal.

»Ich bin total gern mit dir zusammen«, sage ich.

»Ehrlich?«, antwortet sie und dreht sich eine Haarsträhne um den rechten Zeigefinger.

»Ja. Und dabei habe ich gar keine Drogen genommen oder so was.«

»Willst du was haben? Ich kann was besorgen. Ich kenne jemanden«, sagt sie enorm beflissen – vielleicht kriegt sie eine Provision vom Dealer.

»Nein, ich habe gestern Abend eine Lieferung bekommen. Ich bin versorgt. Halte mich heute Abend an Wein. Willst du was essen?«

Ihre Augen werden groß. »Bezahlst du mich dann für meine Zeit?«

»Klar, mach ich. Wie viel, wenn ich dich zum Essen einlade?«

Sie beugt sich näher zu mir und vergewissert sich, dass der Barmann außer Hörweite ist. »Zweihundert fürs Essengehen. Wenn du sonst noch was willst, kostet es mehr.«

Ich schüttele den Kopf. »Ich will weiter nichts. Nur zusammen essen. Ich hab dir doch gesagt, ich bin verheiratet.«

»Und wo ist deine Frau?«, fragt sie und dreht weiter an ihren Haaren.

»Sie versteckt sich bei ihrem Vater.«

»Versteckt sich vor wem? Vor dir?«

»Nein. Vor ein paar Kriminellen. Deshalb bin ich ja hier. Ich verstecke mich vor denselben Typen. Wir haben eine Wohnung in Kensington. Aber dort ist es nicht sicher.«

Sie zuckt verständnisvoll die Achseln – als wäre es das Logischste, was sie den ganzen Tag gehört hat. Betrunken, wie ich bin, weiß ich, dass es, knapp zusammengefasst, eine irrwitzige und verfahrene Situation ist. Doch es ist, was es ist, und so langsam kriege ich Hunger – seit den Butterkrebsen Benedict habe ich nichts mehr gegessen. Ich könnte töten für noch ein bisschen von der Jalapeño-Hollandaise. Das Marcus-Wareing-Restaurant ist voll, also essen wir in der Caramel Bar. Sie machen einen köstlichen Wagyu-Burger mit Foiegras-Topping. Wir teilen uns eine halbe Flasche kalifornischen Chardonnay und danach eine halbe Flasche Châteauneuf du Pape. Ich bin beeindruckt von der Trinkfestigkeit der Frau. Noch dazu ist sie ein Strich in der Landschaft.

»Warum verträgst du so viel?«, frage ich sie.

»Was vertrage ich?«

»Alkohol. Wie machst du das, dass du nicht betrunken wirst?«

Sie lacht mit einem Anflug von Stolz in den Augen. »Ich trinke jeden Abend.«

»Aber wenn du jeden Abend so viel trinkst, warum bist du dann kein Walfisch?«

»Ein Walfisch?«

»Dick. So dick wie ein Walfisch.«

Sie kichert erneut. »Ich trinke nicht jeden Abend so viel. Nur mit netten Männern.«

Ihre Wimpern beben, und ich glaube, dass das Kompliment ehrlich gemeint ist.

»Hast du keinen Sex mit anderen Leuten außer mit deiner Frau?«, fragt sie schließlich.

»Nein. Es sei denn, sie ist dabei.«

»Was soll das heißen?«

»Wir hatten einen Vierer mit einem anderen Paar.«

Sie lacht. »Ehrlich? Und du hattest nichts dagegen?«

»Nein. Nicht, solange ich dabei bin. Solange ich dabei bin, ist es für mich in Ordnung. Und für sie.«

»Wie ist es gelaufen? Der Sex zu viert?«

»Übel.«

»Warum?«

Ich bin kurz davor zu sagen, dass ich Desdemona getötet habe. Doch dann beherrsche ich mich. Ich weiß nicht, warum. Verflucht noch mal, gestern hab ich es einem Taxifahrer erzählt. Aber es kommt mir falsch vor, es ihr anzuvertrauen.

»Es hat einfach nicht funktioniert«, sage ich. »Hast du das schon mal gemacht?«

»Natürlich. Na ja, nicht zu viert. Aber hin und wieder zu dritt. Mit einem Mann und einer Frau oder mit zwei Männern.«

»Und hat es funktioniert?«

»Sex ist kompliziert. Es kommt immer auf die Leute an, weißt du?«

Ja, da hat sie recht. Denn wenn die Liebe eine schöne, aber verrückte Frau ist, dann ist Sex ihre geile, aber noch gestörtere Schwester.

ARABELLA

Mittwoch, 11. Dezember, Morgen

Ich quetsche mich mit ein paar Minuten Verspätung ins Morgenmeeting. Um den Tisch herum sitzen und stehen die Verkäufer. Kurt sitzt am Kopfende, während Maxim einen Stuhl am anderen Ende ergattert hat. Kurt blickt auf und mustert mich, dann sieht er auf seine Uhr. Maxim wirft mir sein schiefes Lächeln zu. Die Männer verstellen mir den Blick, und ich kann kaum sehen, was vor sich geht, also kämpfe ich mich bis zum Tisch durch und tippe einem aus meinem Verkaufsteam auf die Schulter. Er sieht mich fragend an, ehe er aufsteht und mir seinen Platz anbietet – eher aufgrund des Rangunterschieds als aus Ritterlichkeit.

Kurt bittet alle, über unsere neuen Zielkonten zu berichten. Er beginnt mit dem Treffen in Brüssel gestern. Maxim springt ein und beschreibt die Besprechung dermaßen detailliert, dass mir nichts mehr hinzuzufügen bleibt. Ich will eigentlich über ein paar andere Ansätze sprechen, die ich verfolge, als auf meinem Handy eine neue Nachricht aufblinkt. Sie ist von Romeo: Ich habe die Leute getroffen. Bin jetzt im Starbucks. Komm sofort. Kein Zander. Die Nachricht ist nicht in Großbuchstaben geschrieben wie sonst immer, was ein kleines Zugeständnis an die Machtverlagerung zwischen uns sein könnte – oder auch ein Hinweis auf ein Einlenken. Auf jeden Fall wirkt es weniger bedrohlich.

Ich hebe den Blick und sehe, dass mich Kurt beobachtet. Ich warte ein paar Sekunden, bis er sich einem anderen zuwendet, und tippe dann meine Antwort ein: Bin in Meeting. Komme in einer Stunde.

Augenblicklich kommt eine Antwort: SOFORT. Die Großbuchstaben sind zurück.

In meinem Kopf rauscht es, das Blut pulsiert in meinen Schläfen. Maxims Schweinsäuglein sind mit amüsiertem Staunen auf mich gerichtet.

Ich tippe eine Antwort ein, NEIN. IN EINER STUNDE, und sende die Nachricht ab. Großbuchstaben kann ich auch.

Wieder sieht Kurt in meine Richtung. Ich berichte der Gruppe von den beiden Ansätzen, die ich mir überlegt habe, was alle zu beeindrucken scheint, außer Maxim. Kurt nickt und sagt mir, dass das gute Fortschritte seien und genau die Art von Wegen, die wir öfter einschlagen sollten. Ich genieße Maxims Verdruss. Als Kurt das Meeting für beendet erklärt, bittet er Maxim und mich, noch zu bleiben. »Das war ein gutes Meeting. Richtig inspirierend«, sagt Kurt. »Arabella, deine Ideen haben mir sehr gefallen. Davon bitte noch mehr …«

»So bringt man die Gruppe voran«, sage ich.

»Bei der Besprechung mit dem Belgier gestern hast

du aber nicht viel gesagt«, sagt Maxim und tappt direkt in meine Falle.

»Es sah so aus, als wolltest du die Besprechung dominieren, und da wollte ich dir keine Konkurrenz machen. Das hätte uns unprofessionell aussehen lassen, und wir hätten riskiert, sein Vertrauen zu verlieren. Und Maxim, vergiss nicht: Er ist ein persönlicher Freund von Kurt.« Ich weiß, die letzte Bemerkung wird Maxim aufbringen, und tatsächlich sehe ich, wie seine Wangen sich röten.

»Danke, Arabella, das hast du richtig gemacht. Dass du dich für das Team zurückgenommen hast.«

»Ja, aber du hättest trotzdem mehr reden können«, ergänzt Maxim mit einem Seitenblick auf mich.

Maxim und Kurt sitzen an den entgegengesetzten Enden des Tischs, der eine lächelnd und erfreut, der andere mit finsterer Miene und auf Streit erpicht.

»Ich weiß, dass es in dieser Situation für euch beide schwer ist, aber ihr müsst euch gegenseitig ein bisschen Luft lassen, wenn wir das alles hinkriegen wollen.«

»Ist mir absolut recht, Kurt«, sage ich und zwinge Maxim damit, ebenfalls seine Zustimmung zu geben.

»Ja, natürlich«, knurrt er.

Kurt sieht auf die Uhr. »Ich muss los.« Er verlässt den Raum.

Ich wende mich lächelnd zu Maxim um.

»Ich weiß nicht, worüber du dich so freust«, sagt er.

»Ich glaube doch.«

Damit lasse ich ihn allein zurück.

Als ich über die Straße in Richtung Starbucks gehe, höre ich jemanden rufen: »Arabella!«

Ich drehe mich um und sehe Romeo zwei Türen weiter im Hauseingang herumlungern. Er winkt mich zu sich. In der Hand hält er eine Zigarette. Es ist das erste Mal, dass ich ihn rauchen sehe. Er hat etwas an sich, das mich beunruhigt. Er wirkt nervös. Ein paar Meter entfernt von ihm bleibe ich stehen. Er trägt einen Verband um die Wunde von neulich. Ich habe beschlossen, Zander dieses Mal außen vor zu lassen. Ich würde ihn nächstes Mal als den quasi bösen Cop hinzuziehen, falls Romeo nichts Brauchbares liefert. Ich sehe erneut auf den Verband und frage mich, ob das ein Fehler war.

»Lass uns reingehen, hier draußen wirken wir verdächtig«, sage ich.

»Nein, womöglich hast du ja deinen Mann angerufen.«

»Hab ich nicht.«

»Warum hast du dann das Treffen mit mir eine Stunde lang aufgeschoben? Du wolltest ihm Zeit geben hierherzukommen. Das dauert doch eine Stunde, oder?«

»Das war nicht der Grund. Ich war in einem Meeting.«

»Ich will nicht da reingehen«, sagt er und zeigt auf das Starbucks.

»Okay, wohin dann? Wir können nicht hier verhandeln.«

»Da drüben vielleicht?«, fragt er und zeigt auf den Broadgate Circle.

Wir gehen hinüber zu dem Bürokomplex, in dessen Mitte sich eine Eislaufbahn befindet. Es gibt kleine Kioske, an denen Kaffee verkauft wird, aber sonst sind nicht viele Leute zu sehen. Eine ältere Dame sieht zwei Mädchen beim Eislaufen zu. Hin und wieder kreischen und lachen sie. Wahrscheinlich ist die Frau ihre Großmutter. Da kommen mir Desdemonas Großmutter und die Ohrringe in den Sinn. Ich habe sie noch immer nicht in unserer Wohnung gefunden – falls sie je existiert haben.

Romeo sieht sich argwöhnisch um.

»Also, klär mich auf«, sage ich.

»Sie sagen, sie brauchen mehr Geld«, antwortet er, wobei sein Blick hektisch hin- und herwandert, als rechnete er damit, dass jemand aus dem Dunkel der Häuser auftaucht.

»Das ist Schwachsinn. Genau dasselbe haben sie letztes Mal gesagt.«

»Diesmal habe ich etwas anderes mit ihnen vereinbart.«

»Was?«

»Ihr könnt sie auf andere Weise bezahlen.«

»Was soll das heißen?«

Zitternd zündet er sich die nächste Zigarette an. Ich frage mich, warum er solche Angst hat. Mit lautem Seufzen stößt er den Rauch aus. Ich blicke erneut auf den Verband an seiner Hand. Woher er wohl die Wunde hat?

»Also, sag schon …«

Ein paar Banker marschieren an uns vorbei, jeder mit einem Tablett voller Kaffees fürs Büro. Romeo weicht ihren Blicken aus. Mir wird klar, dass wir einen seltsamen Anblick abgeben müssen, wie wir da an der Säule herumlungern, ich in einem teuren Wintermantel und Romeo in seiner abgetragenen braunen Lederjacke.

Als die Männer außer Hörweite sind, wiederhole ich meine Aufforderung: »Jetzt sag schon …« Eine der Eisläuferinnen schreit auf, nachdem sie hingefallen ist.

»Also gut, sie wollen Geld …«

»Ja, das hast du uns schon gesagt.«

»Zuvor wollten sie noch mal fünfzigtausend …«

»Was? Das ist ja Wahnsinn. Vergiss es.« Ich mache Anstalten zu gehen.

»Warte! Warte!«

Ich bleibe stehen und drehe mich um.

»Sie wollen die Leiche zu ihrer Familie nach Albanien schicken. Es kostet eine Stange Geld, sie dorthin zurückzuschmuggeln.«

»Das ist Schwachsinn. Sag ihnen, das können sie vergessen. Wir regeln die Sache selbst.«

Ich gehe zurück zum Büro.

»Wie willst du das machen?«, ruft er mir nach.

Ich höre Schritte hinter mir. Dann legt sich eine Hand auf meine Schulter.

»Arabella, hör zu.«

Ich bleibe stehen und drehe mich zu ihm um.

»Ihr könnt euch nicht mit diesen Leuten anlegen …«

»Machen wir ja nicht. Du machst das!«, sage ich.

»Was wollt ihr denn machen?«

»Wir erledigen die Sache selbst, und dann musst du uns die zwanzigtausend zurückzahlen.«

»Wie willst du mich dazu zwingen?«

»Ich nicht. Aber Zander schafft das.«

Er weicht ein Stück zurück.

»Komm heute Abend noch mal zu uns. Sonst regeln wir es ohne dich.«

»Wie willst du das machen, Arabella? Ihr habt keine Ahnung, ihr werdet erwischt …«

»Ja, aber wenn wir erwischt werden, dann hängst du auch mit drin! Komm vorbei und bring einen besseren Vorschlag mit. Heute Abend …«

Ich lasse ihn stehen. Ich war entschlossen, ihm gegenüber keinen Millimeter nachzugeben, und das hat ihm nicht gefallen. Mir wird klar, dass Zander recht hat, dass das hier eine Art Testballon ist. Wir müssen gegenüber ihm und seinen Kontakten – wer immer sie auch sind – eine wesentlich härtere Verhandlungsposition einnehmen. Als ich mich auf den Weg zurück zum Büro mache, ertönt abermals ein Kreischen von einem der Mädchen auf der Eisfläche.

Zurück im Handelssaal rufe ich gleich ein paar Kunden an, um wegen der Investmentvorschläge nachzuhaken, die ich ihnen geschickt habe. Maxim hängt gegenüber am Telefon. Wann immer ich aufsehe, stelle ich fest, dass er mich ansieht. Die Stunden verstreichen nur langsam. Der Lärm des Geschreis an den Handelsplätzen nimmt allmählich ab, als die europäischen Märkte nach und nach schließen. Immer weniger Verkäufer sind am Telefonieren. Ab und zu kontrolliere ich mein Handy, doch es gibt keine neuen Nachrichten.

Ich stelle gerade die Liste von Kunden zusammen, die ich morgen anrufen muss, als plötzlich Kurt auftaucht.

»Haben Sie kurz Zeit?«, fragt er.

»Ja, natürlich.«

Wir gehen in sein Büro, wo er die Tür hinter uns schließt. Er setzt sich nicht hin, also bleibe ich auch stehen. Es wird nur eine kurze Besprechung sein.

»Ich habe gerade mit dem Belgier gesprochen …«

Dies ist das Thema, das ich gefürchtet habe. Ich muss stark bleiben, es durchstehen.

»Er hat gemeint, dass Sie bei dem Treffen nicht viel gesagt hätten.«

»Ich weiß. Das ist richtig.« Ich muss mich an meine Version halten.

»Er hat bestätigt, was Sie gesagt haben, nämlich dass Maxim versucht hat, die Besprechung zu dominieren, und Sie nicht hat zu Wort kommen lassen. Trifft das zu?«

»Ja, genau.«

»Und dass Maxim gesagt hat, er sei der Boss und Sie seine Stellvertreterin …«

»Ja, das hat er mehrmals gesagt.«

»Aber Sie haben ihn nicht korrigiert?«

»Ich wollte ihm nicht widersprechen. Es war eine wichtige Besprechung. Wir hätten uns blamiert.«

»Okay. Genau das hatte ich vermutet. Danke, dass Sie

es sportlich genommen haben. Sie haben richtig gehandelt. Es muss schwer gewesen sein zu schweigen. Aber Sie sind eine Teamplayerin, und genau solche Leute brauchen wir.«

»Danke, Kurt.« Er hat mich sportlich genannt. Wir spielen im selben Team – ich bin begeistert.

Er streckt die Hand aus, und ich schüttele sie. Wie immer ist sie trocken, warm und stark.

Aus den Augenwinkeln sehe ich Maxim an dem bodentiefen Fenster stehen, das den Blick vom Handelssaal in Kurts Büro erlaubt. Seine Augen blicken ungläubig und missgünstig.

Nur mit Mühe unterdrücke ich ein Lächeln und öffne die Tür. Kurt ist direkt hinter mir, als Maxim auftaucht.

»Ah, Max, suchen Sie mich?«, fragt Kurt.

»Nein. Arabella«, antwortet er.

Kurt geht und lässt uns allein.

»Worum ging es denn? Warum habt ihr euch die Hände geschüttelt?«, faucht Maxim.

»Nichts, worüber du dir den Kopf zerbrechen müsstest«, sage ich, außerstande, mir die Provokation zu verkneifen.

Auf dem Rückweg zu meinem Schreibtisch spüre ich förmlich, wie mir Maxims Blick Löcher in den Hinterkopf brennt.

Als ich abends nach Hause komme, empfängt mich Zander mit einem breiten Lächeln – etwas, was ich schon lange nicht mehr gesehen habe.

»Was?«, frage ich.

»Hör mal.«

Ich höre es: das vertraute Brummen der wuchtigen Gefriertruhe. »Sie funktioniert wieder! Wie das?«

Er nickt. »Ich bin reingegangen, um zu sehen, ob ich sie alleine hochheben kann, mit ihr darin, für den Fall, dass wir sie selbst entsorgen müssen. Als ich sie am einen Ende angehoben habe, hat der Mechanismus einfach wieder eingesetzt. Das war heute Morgen, und seitdem funktioniert sie.«

Wir umarmen uns, und ich berichte ihm von meinem Treffen mit Romeo.

»Fünfzigtausend? Ich rufe ihn gleich mal an.«

»Zed, warten wir doch ab, womit er ankommt.«

»Ich finde, wir sollten es selbst tun, am besten noch heute Nacht.«

»Wie denn, Zed? Du kannst die Gefriertruhe nicht allein tragen.«

»Doch. Ich habe sie angehoben. Ich will die Frau einfach hier raushaben«, sagt er.

»Wie willst du das Ding denn am Empfang vorbei bugsieren? Das wirkt doch verdächtig …«

»Keine Ahnung. Ich hole mir Hilfe. Irgendwen, den man stundenweise mitsamt seinem Lieferwagen mieten kann. Mir fällt schon was ein. Wir müssen jetzt handeln.«

»Warten wir doch erst mal ab, was Romeo uns vorschlägt.«

In der Hoffnung, Zander beruhigt zu haben, lasse

ich mir ein heißes Bad ein und gebe eine Mischung aus meinen liebsten Badesalzen in die Wanne. Als ich mit geschlossenen Augen im Wasser liege, hoffe ich inständig, dass Romeo sich bald melden wird. Zander hat in den letzten Tagen zwar auf Alkohol verzichtet und seine Medikamente genommen und es dadurch geschafft, sich zu mäßigen, doch ich frage mich, wie lange das anhält. Der Druck auf uns beide ist einfach zu groß. Wenn Zander und ich das zusammen durchstehen, weiß ich, dass wir alles überwinden können. Aber werden wir dann überhaupt noch zusammenbleiben wollen? Werde ich dann noch bei Zander bleiben wollen? Ich liebe ihn nach wie vor, aber wäre das genug, um unsere Beziehung zu retten?

Ich steige aus der Wanne und schlüpfe in meinen Bademantel. Im Wohnzimmer sitzt Zander und liest im *Evening Standard*.

Er sieht zu mir auf. »Hier steht, dass ein Mann wegen fahrlässiger Tötung zu acht Jahren Haft verurteilt worden ist.«

»Warum liest du das?«, frage ich.

»Was glaubst du wohl?«, sagt er und fügt hinzu: »Irgendwas Neues vom Arschloch?«

»Das hätte ich dir doch gesagt, Zed.«

»Ruf ihn an.«

»Er geht nie ran.«

»Versuch's.«

Ich rufe bei Romeo an. Wie erwartet, meldet sich sofort die Mailbox. Ich lege auf.

»Hinterlass ihm eine Nachricht: Wenn wir heute Abend nichts von ihm hören, erledigen wir es morgen selbst.«

Da trifft eine Textnachricht von Romeo ein: Um acht Uhr früh im Starbucks. Ohne Zander. Sonst platzt der Deal.

Von welchem Deal redet er da? Ich simse zurück: Nicht im Starbucks.

ARABELLA

Donnerstag, 12. Dezember, Morgen

Wir wollen uns in einem Café im West End treffen, um nicht auf Maxim und andere Kollegen zu stoßen. Ich schaue auf mein Handy: 08:11 Uhr. Dann versuche ich, ein paar berufliche E-Mails zu lesen, bin aber zu nervös, um irgendetwas aufzunehmen. Die ganze Nacht habe ich nur in Etappen geschlafen, bin immer wieder aufgewacht und aufgestanden, um Wasser zu holen, auf die Toilette zu gehen und mich schließlich ins Wohnzimmer zu setzen. Endlich taucht Romeo auf.

»Ist dein Mann da?«

»Schau dich um. Siehst du ihn?«, frage ich.

Er zieht sich einen Stuhl heraus und stellt ihn mit der Lehne gegen die Wand, vermutlich, damit sich niemand von hinten an ihn heranschleichen kann. Er hält den Blick auf die Tür gerichtet und wendet mir seinen Hinterkopf zu. Den Verband an seiner Hand ziert ein dunkler Blutfleck, der gestern noch nicht da war.

»Romeo?«

Er dreht sich um und sieht mich verstört an. Seine Augen sind blutunterlaufen und die Haare zerzaust.

»Was ist los?«, frage ich.

»Dein Mann kommt doch noch, oder?«

Ich lehne mich zurück und versende eine Textnachricht. »Er muss jeden Moment hier sein.«

Romeo steht auf.

»Er tut dir nichts. Nicht in aller Öffentlichkeit. Er will nur hören, was du zu sagen hast.«

»Und wenn ihm das nicht passt, versucht er, mich umzubringen. Genau wie Ervin ...«

»Setz dich. Er bringt niemanden mitten in einem Café um.«

Zanders massige Gestalt kommt durch die Eingangstür. Er trägt seinen langen schwarzen Mantel. Ich nenne das Teil seinen »Batman-Mantel«. Er sieht einschüchternd aus.

Romeo sieht mich an. In seinen Augen steht Angst. Zander zieht sich einen Stuhl heran und setzt sich verkehrt herum darauf, wie im Film. Ob das wohl ein Trick ist, den er sich bei der Schauspielerei angeeignet hat?

»Was zum Teufel liegt an?«, faucht er.

Die vier Frauen am Nebentisch schauen zu uns herüber.

»Sprich leiser, Zed«, sage ich.

»Na?«, fasst Zander nach.

»Ich habe die Leute gestern Abend getroffen. Sie haben eine Lösung für das Problem.«

»Die Lösung des Problems ist, dass sie die Scheißgefriertruhe abtransportieren, für die wir zwanzig Riesen gelöhnt haben«, sagt Zander.

Romeo sieht mich an. »Ich habe deiner Frau gestern gesagt, dass sie mehr Geld brauchen, weil alles gefährlicher geworden ist. Ihre Schwester stellt Fragen …«

»Aber du hast uns doch erzählt, dass sie keine Verwandten hier hat … Also ist das dein Problem«, erwidert Zander.

Damit hat er natürlich recht. Doch wir brauchen endlich eine Lösung, auch wenn die einen Kompromiss bedeutet. Ich bin dazu bereit, aber ich weiß nicht, ob Zander es auch ist.

»Also, könnt ihr jetzt die Gefriertruhe wegbringen oder nicht?«, fragt er jetzt.

»Natürlich. Es gibt eine Lösung …«

»Ich habe dir doch gesagt, die Lösung besteht darin, dass sie das tun, wofür wir die zwanzig Riesen bezahlt haben«, wiederholt Zander.

Ich halte eine Hand in die Höhe. »Lass ihn reden, Zander.«

»Sie brauchen mehr Geld, um es zu erledigen, und ihr wollt nicht mehr bezahlen … Auch dafür gibt es eine Lösung …« Er sieht uns beide an und wartet darauf, dass wir ihn unterbrechen. Auf seiner Nase stehen Schweißtropfen. Wieder fällt mein Blick auf die blutige Bandage an seiner Hand – wer hat ihm die Verletzung zugefügt?

»Spuck's aus. Die Spannung bringt mich um«, sagt Zander.

»Okay, also Folgendes: Die Lösung ist, dass wir euer Auto nehmen.«

»Was?«, sagt Zander.

Ich halte erneut die Hand hoch und frage: »Wie meinst du das?«

»Wie ich es sage. Wir nehmen euer Auto.«

»Du willst, dass ich euch unser Auto gebe?«, frage ich. Mir ist sonnenklar, dass Zander gleich ausrastet.

»Nein, ihr gebt es uns nicht. Wir nehmen es uns.«

»Ihr stehlt es?«, fragt Zander, der die Sache schneller kapiert hat als ich.

»Ja, wir stehlen es. Ihr lasst ›aus Versehen‹ die Autoschlüssel neben dem Auto fallen und vergesst sie. Vierundzwanzig Stunden später stellt ihr fest, dass es gestohlen wurde, und ruft die Versicherung an. Aber ihr dürft erst nach vierundzwanzig Stunden anrufen – so viel Zeit brauchen sie, um das Auto außer Landes zu bringen.«

»Das Auto ist achtzig Riesen wert«, sagt Zander.

»Nicht, wenn es gestohlen wird«, sagt Romeo. Ein Ausdruck gerissener Selbstgefälligkeit macht sich auf seiner Miene breit. »Ihr könnt die Versicherungssumme kassieren. Es war ein Versehen. Ihr habt es nicht bemerkt. Irgendwelche Schweine haben es geklaut.«

Zander sieht mich an. »Es könnte funktionieren.«

»Aber das ist eine Straftat, Zed.«

»Lady, du hast eine Leiche in deiner Wohnung. Das ist eine Straftat«, wirft Romeo ein.

Da hat er recht.

»Okay. Wann?«, frage ich.

»Wir machen es heute Abend. Wenn in vierundzwanzig Stunden alles gelaufen ist, holen wir die Gefriertruhe ab, morgen Abend.«

»Aber wie können wir uns darauf verlassen, dass ihr es wirklich macht?«, frage ich Romeo.

»Dafür haben sie auch eine Lösung. Ihr macht Fotos davon, wie ich das Auto stehle. Wenn wir die Gefriertruhe nicht abholen, zeigt ihr sie der Polizei.«

»Aber wenn wir dich anzeigen, wie können wir dann sicher sein, dass du nichts von Desdemona erzählst?«, frage ich.

»Ja, genau!«, ruft Zander.

»Warum sollte ich? Damit würde ich mich ja nur selbst belasten …«

»Aber wenn wir Fotos davon haben, wie du das Auto stiehlst, hätten wir doch sofort die Polizei gerufen. Und nicht vierundzwanzig Stunden gewartet«, sage ich.

»Es ist nicht perfekt, aber es ist immerhin etwas«, sagt Romeo und wischt sich mit dem Ärmel den Schweiß von der Nase. »Es ist die beste Lösung.«

Den Rest des Tages grübele ich darüber nach, ob ich einwilligen soll oder nicht. Mechanisch rufe ich Kunden an und erzähle ihnen von unseren jüngsten Produkten – doch wirklich konzentriert bin ich nicht. Maxim kehrt nach einem Kundenbesuch am späten Nachmittag ins Büro zurück. Ich greife zum Telefon und senke den Kopf, doch er geht direkt auf mich zu.

»Kann ich dich kurz sprechen?«

»Ich bin gerade mitten in der Arbeit.«

»Es dauert nur eine Minute …«

»Okay, aber es muss schnell gehen.« Ich folge ihm in einen der Besprechungsräume neben dem Handelssaal. »Was?«

»Diese Geschichte mit Romeo und Desdemona …«

»O nein, nicht das!«, sage ich und wende mich zum Gehen. Nur keine Selbstzweifel zeigen, ganz egal, was er zu mir sagt.

Er legt mir seine Hand auf den Arm und zieht mich zurück.

»Lass mich los!« Ich drücke seine Finger von meinem Arm und biege sie nach hinten, wie Zander es mir einmal gezeigt hat.

»Au!«

»Ich habe dir gesagt, du sollst mich nicht anfassen!«, sage ich.

Maxim betastet seine Finger. »Irgendetwas ist daran verdächtig, das weiß ich«, sagt er. »Was läuft da ab?«

»Das ist privat. Geht dich nichts an.«

»Ich glaube aber doch, dass es mich etwas angeht. Wenn es beginnt, die Leistung der Gruppe zu beeinträchtigen. Oder deine Fähigkeit, eine Lösung für die Beförderung zu finden. Möglicherweise wäre es die Sache wert, Kurt gegenüber erwähnt zu werden, findest du nicht?«

»Tu, was zum Teufel du willst, Max«, sage ich und kehre an meinen Schreibtisch zurück, greife zum Telefon und erledige einen weiteren halbherzigen Kundenanruf. Maxim beobachtet mich noch immer.

Den restlichen Nachmittag denke ich über Romeos Vorschlag nach. Die Sache könnte funktionieren, würde jedoch einen weiteren Schritt in die Welt der Kriminalität bedeuten. Wenn wir die Versicherungsgesellschaft anlügen, könnte es zu Ermittlungen kommen. Meine Mutter hatte immer gesagt, dass eine Lüge die nächste nach sich zieht. Es fühlt sich an, als würden wir allmählich eine immer tiefere Grube für uns selbst graben.

Um Punkt 21 Uhr parke ich das Auto in Bedford Gardens – und lasse den Motor laufen. Ich vergewissere mich, dass die Straße so gut wie menschenleer ist. Dieser Teil Londons wirkt immer sicher und beunruhigend zugleich. Sicher, weil die Gegend wohlhabend ist, und beunruhigend, weil die Seitenstraßen nachts oft ausgestorben sind. Ich sitze auf dem Fahrersitz, nach wie vor unschlüssig, was ich tun soll. Romeo ist schätzungsweise der am wenigsten vertrauenswürdige Mensch, den ich je kennengelernt habe – und ich habe in der Finanzwelt einige üble Schwindler getroffen. Doch es hat den Anschein, als wäre dies unsere letzte Chance, die Gefriertruhe aus unserer Wohnung zu schaffen. Wenn es nicht klappt, müssen wir zu Zanders wahnwitzigen Plänen greifen oder die Behörden verständigen. Wenn man es unter diesem Aspekt betrachtet, scheint der Einsatz die Sache wert zu sein. Das Auto ruckelt leicht und erinnert mich daran, dass es an der Zeit ist, mich zu entscheiden.

Die Uhr auf dem Armaturenbrett zeigt 21:04. Ob

Zander schon Stellung bezogen hat? Ich schaue durch die Windschutzscheibe und dann in den Rückspiegel. Niemand zu sehen. Es ist unheimlich. Das Auto ruckelt erneut und treibt mich dazu an, eine Entscheidung zu treffen. Seufzend stelle ich den Motor ab, lasse die Schlüssel im Zündschloss stecken und öffne die Tür. Glaube ich wirklich, dass die Versicherung mir dieses Märchen abnehmen wird? Doch im Augenblick kümmert mich das nicht. Ich will nur, dass Desdemona und ihr kalter Sarg endlich verschwinden.

Ich steige aus und schließe die Tür. Auf der anderen Straßenseite steht ein Mann mit Kapuzenjacke. Romeo? Was, wenn er es nicht ist? Dann übergebe ich mein Auto einem Wildfremden. Schon will ich weggehen, doch dann drehe ich mich um und hebe beide Hände. Der Mann nimmt Kapuze und Baseballkappe ab: Es ist Romeo. Er nickt kaum wahrnehmbar und zieht sich dann in die Dunkelheit zurück. Ich drehe mich um und gehe davon. Noch einmal blicke ich mich um und sehe ihn lautlos über die Straße huschen. Ich gehe weiter, beschleunige unbewusst meine Schritte und hoffe, dass Zander mit der Kamera vor Ort ist. Das Ganze ist ein absurder und übler Plan, doch es ist der einzige Plan. Alle Alternativen sind noch schlimmer und deshalb nicht in Betracht zu ziehen.

Als ich mich der Kreuzung mit der Campden Hill Road nähere, erkenne ich das vertraute Rauschen unseres Autos hinter mir. Der Wagen kommt vor mir am Ende der Straße an. Dort wartet er, ohne zu blinken, biegt dann links ab und verschwindet. Ich bleibe stehen. Als ich mich umdrehe, sehe ich Zander auf mich zukommen. Ich habe keine Ahnung, wo er vorher war.

Egal, jetzt ist es geschehen.

ARABELLA

Freitag, 13. Dezember, Abend

Am nächsten Tag im Büro kontrolliere ich immer wieder mein Handy, in der Hoffnung auf eine Nachricht von Romeo. Aber nichts.

Der Handelssaal leert sich früh, was für einen Freitag normal ist. Kurz nach sechs verlasse ich das Büro. Zu Hause treffe ich Zander an, wie er auf der Terrasse hin und her geht, eine Zigarette in der Hand.

Als ich die Tür öffne, sieht er zu mir auf. Einen Moment blicken wir uns an, als würden wir darauf warten, dass der andere irgendwelche Neuigkeiten verkündet, doch keiner von uns beiden hat etwas zu sagen, das Hoffnung macht. Schließlich nimmt er mich in den Arm.

»Wir haben noch ein paar Stunden, ehe wir etwas unternehmen«, sagt er, ohne auf die Uhr zu schauen.

Ich habe den Eindruck, dass er den ganzen Tag die Stunden gezählt hat – genau wie ich. »Du meinst die Versicherung?«

»Ja«, sagt er.

»Ich kann sie anrufen«, sage ich.

»Dürfte besser sein. Du warst die Fahrerin. Hast du

dir schon eine Erklärung zurechtgelegt? Warum du das Auto dort geparkt hast und nicht in der Tiefgarage?«, fragt er.

»Ich könnte vielleicht sagen, dass wir nach Hause gekommen und dann in das Pub in der Nähe gegangen sind und zu viel getrunken haben. Deshalb haben wir das Auto über Nacht draußen stehen lassen.«

Er nickt. »Ja, das haut hin, weil wir eine Bewohnerparkerlaubnis haben – so könnten wir es ohne Weiteres gemacht haben …« Auf der anderen Straßenseite tut sich etwas.

Ich löse mich aus Zanders Umarmung und sehe genauer hin. Aus einem der Fenster kommt ein blinkendes Licht. Mein Körper verspannt sich, als ich erkenne, dass es das Fenster ist, aus dem der Tennisball gekommen war.

»Was ist los?«, fragt Zander. Er folgt der Richtung meines Fingers. »Ist das das Fenster?«

»Ja. Ganz oben rechts«, sage ich. Das Licht blinkt unentwegt weiter. Doch diesmal ist es irgendwie anders. Letztes Mal war es ein kleiner Lichtpunkt, meiner Vermutung nach von einer Taschenlampe. Doch jetzt ist es der ganze Raum – eine Sekunde lang sind die Lichter an, dann gehen sie für eine Sekunde aus. Fast, als würden sie eine Nachricht senden.

»Sind das Morsezeichen?«, frage ich.

»Ich habe nicht die leiseste Ahnung.«

Wir beobachten es. Erst hell, dann dunkel, dann hell, dann dunkel.

»Ich gehe jetzt da rüber!«, sagt Zander und bewegt sich in Richtung Tür.

Ich will ihn am Arm ziehen, doch seine Jacke rutscht mir durch die Finger. Ich laufe ihm hinterher. »Zed, ich glaube, du zerbrichst dir den Kopf über die falschen Dinge …«

»Wie meinst du das?«

»Du kannst gar nichts machen.«

»Ach ja? Das wollen wir doch mal sehen.« Er rennt durch den Flur und reißt die Tür auf.

»Zed!«, rufe ich.

Er dreht sich zu mir um. »Ich habe verdammt noch mal die Schnauze voll. Ich will jetzt wissen, was zum Teufel sie wollen.« Damit schließt er hinter sich die Tür.

Ich laufe auf die Terrasse hinaus. Das Licht gegenüber hat zu blinken aufgehört, und das Fenster ist dunkel. Ich warte und frage mich, was Zander erreichen will. Ein Windstoß lässt mich frösteln. Ich trete an den Rand der Terrasse und schaue nach unten. Der Hauseingang auf der anderen Straßenseite wird von einer großen Lampe erhellt. Erneut blicke ich zu dem Fenster hinauf. Dort kann ich eine Silhouette ausmachen, die sich im Raum bewegt.

Wieder blicke ich auf die Straße hinab und sehe Zander hinaustreten. Er winkt mir zu und zeigt auf die Haustür des Gebäudes gegenüber. Als er versucht, sie zu öffnen, bleibt das ohne Ergebnis. Genau damit hatte ich gerechnet. Jetzt blickt Zander nach oben, gleichzeitig summt mein Handy. Die Nachricht stammt von Romeo und lautet: Sind in zehn Minuten da. Ich lese die Nachricht noch ein paarmal, denn fast kann ich es nicht glauben. Ich rufe Zander an, erreiche aber nur die Mailbox.

Ich brülle zu ihm hinunter: »Zander!« Wegen des Straßenlärms kann er mich zunächst nicht hören. Ich warte, bis es eine Lücke im Verkehr gibt, und schreie ein weiteres Mal. »Zander!«

Endlich blickt er zu mir nach oben. Ich winke und bedeute ihm, dass er hochkommen soll. Er scheint mich sofort zu verstehen, überquert die Straße, und kurz darauf kommt er zur Tür herein.

»Was ist los? Ich habe dich nicht gehört. Ist das Licht bei ihnen wieder ausgegangen?«, fragt er.

»Vergiss sie. Ich habe eine Nachricht von Romeo bekommen.«

Seine Miene leuchtet auf. »Ja?«

»Er wird jeden Moment da sein.«

»Nur er?«

»Ich weiß es nicht, Zed. Er hat nur gesagt, dass er in zehn Minuten bei uns ist.«

»Lass mal sehen.«

Ich zeige ihm die Nachricht.

»Was soll das heißen?«, fragt er.

»Ich hoffe, er kommt, um sie mitzunehmen …«

Zander lächelt. »Verdammt, das will ich hoffen. Aber hoffen wir mal nicht zu viel. Der Typ hat die ganze Zeit so viel Schrott von sich gegeben.«

»Ich weiß. Aber kannst du bitte schon mal die Schlösser zum Gästezimmer aufschließen, nur für alle Fälle?«

Zanders Lächeln schwindet, und er sieht aus, als

versuchte er, eine entfernte Erinnerung zu fassen zu bekommen.

»Du hast doch die Schlüssel für die Vorhängeschlösser noch?«, hake ich nach.

Er runzelt die Stirn und geht hinüber ins Wohnzimmer, wo er sämtliche Kissen vom Sofa reißt.

»Was treibst du denn da?«

»Ich suche die Schlüssel.«

»Du hast sie unter einem Sofakissen versteckt?«

»Nicht absichtlich. Natürlich nicht.«

»Aber sie waren doch an deinem Schlüsselring … Ich hab sie gesehen.«

»Ich weiß, aber ich habe sie abgemacht, als ich letztes Mal reingegangen bin.« Er schiebt eine Hand seitlich in das Sofapolster.

»Warum?«

»Einfach so. «

Seufzend helfe ich ihm bei der Suche, finde aber nur eine glänzende Pfundmünze. Dann sehe ich noch mal nach und bleibe mit dem Fingernagel an etwas hängen. Ich zerre die Hand heraus und stelle fest, dass der Nagel abgerissen ist.

»Hast du sie?«, fragt er.

»Ich hab mich am Finger verletzt.«

»Ach«, sagt er enttäuscht.

Das schrille Klingeln der Sprechanlage lässt uns zusammenzucken.

Ich gehe in den Flur und nehme den Hörer des Haustelefons ab. »Ja?«

»Madam, hier ist Haraldo.«

»Oh, hi, Haraldo.«

»Hier ist ein Team, das Ihre Gefriertruhe wieder abholen will.«

Ich quietsche vor Erleichterung. Ich kann es nicht unterdrücken.

»Hallo? Soll ich die Leute raufschicken?«, fragt Haraldo.

»Ja. Schicken Sie sie rauf!«, sage ich mit zitternder Stimme und laufe zurück ins Wohnzimmer. Zander leuchtet inzwischen mit einer Taschenlampe den Spalt an der Sofalehne ab.

»Zed? Sie sind da!«

»Gott sei Dank.«

Als es an der Tür klingelt, haste ich in den Flur. Ich mache auf, und vor mir stehen Romeo und vier weitere Typen in Blaumännern. Romeo hat eine schwarze Baseballkappe auf.

»Hallo«, sage ich.

Sie treten ein. Einen davon erkenne ich als Ervin – er hält den Kopf gesenkt.

»Wo ist sie?«, fragt Romeo.

Ich führe ihn hinüber zum Gästezimmer. Er dreht sich um und sagt in einer fremden Sprache etwas zu den anderen vier Männern.

Zander steht vor der Tür des Gästezimmers und hantiert hektisch mit einem großen Schraubenzieher herum.

»Jede Menge Sicherheit«, sagt Romeo.

»Ich hab die gleich offen«, sagt Zander, ohne sich umzudrehen.

Wir beobachten ihn, wie er zieht und dreht und zerrt. Und dann löst sich das erste Schloss und fällt zu Boden. Zander zieht am zweiten, und es geht auf. Schließlich entfernt er das dritte und stößt die Tür auf. Wir hören das altbekannte Brummen des Geräts.

Romeo und die vier anderen vier Männer mustern uns aufmerksam. Wir betreten den Raum, und Romeo schließt die Tür. Dann zieht er eine Rolle schwarzes Isolierband heraus.

»Wir müssen den Deckel zukleben«, sagt er.

Zander und ich sehen uns an und nicken.

»Ihr wisst schon, damit er nicht aufgeht …«

»Ja, einverstanden«, sage ich.

Seine Miene ist ernst. »Ich muss aber nachsehen. Versteht ihr?«

»Nachsehen?«, frage ich.

»Nachsehen. Ihr wisst schon. Was drinnen ist … Es hat ja keinen Sinn, das Ding mitzunehmen, wenn nicht das drinnen ist, wovon wir gesprochen haben …«

»Ja, natürlich«, sagt Zander. Ich spüre, wie er in Richtung der geschlossenen Tür zurückweicht.

»Die Gefriertruhe hat ein paar Tage lang nicht funktioniert«, sage ich.

»Ja, es ist ein mieser Schrotthaufen«, kann sich Zander nicht verkneifen.

»Es sieht, äh, nicht schön aus, glaube ich …«, sagt Romeo und sieht mich an.

»Mach nur«, antworte ich, während Zander seine Finger mit meinen verflicht.

Dies ist vermutlich die letzte Tortur, die letzte Prüfung. Wenn wir diesen Test bestehen, wird die Last von uns genommen.

»Vielleicht willst du es lieber nicht sehen?«, wendet Romeo sich an mich.

Zander steht jetzt hinter mir, das Gesicht zur Tür, sein Rücken an meinem, unsere Finger noch immer ineinander verschlungen.

»Zander, willst du nicht hinsehen?«, fragt Romeo.

Zander bleibt ihm die Antwort schuldig. Stattdessen hebt Romeo nun den Deckel an, der sich ruckartig öffnet. Ich höre, wie Romeo nach Luft schnappt und etwas in seiner Muttersprache sagt. Es klingt wie ein Fluch oder ein Gebet. Ein Geruch wie an einer Fleischtheke steigt auf: kaltes, totes Fleisch. Es erinnert mich an den altmodischen Metzgerladen, in den meine Mutter uns immer freitags nach der Schule mitgenommen hat.

Ich zwinge mich hinzusehen. Desdemonas Gesicht und Haare sind mit Eiskristallen bedeckt. Die offenen Augen starren an die Decke. Ich kann sogar an ihren Wimpern Eiskristalle erkennen. Arme und Beine sind fast zur Embryonalstellung gebogen und die Finger der einen Hand noch immer klauenartig gekrümmt. Unsinnigerweise denke ich, dass sie da drinnen so ganz ohne Kleider entsetzlich frieren muss.

»Zander! Schau nur, was du angerichtet hast!«, stößt Romeo unter Tränen hervor.

Ich spüre, wie Zanders Schultern an meinen steif werden.

»Zander! Bitte!«, sagt er.

Zander löst seine Hand aus meiner und stellt sich neben mich. Dann sieht er auf Desdemona herab.

»Schau, was du angerichtet hast«, sagt Romeo ein weiteres Mal mit einem Schluchzen.

Zanders Gesicht ist aschfahl. Wie gebannt starrt er in die Truhe. Eine lange Zeit stehen wir alle schweigend da. Romeo wischt sich mit dem Ärmel seines Blaumanns das Gesicht. Ich tue es ihm nach und stelle erstaunt fest, dass mein Handrücken nass ist. In diesem Augenblick stürmt Zander hinaus, stößt mich dabei zur Seite und knallt die Tür hinter sich zu.

»Das reicht!«, sage ich. »Mach jetzt zu.«

Romeo spricht ein paar Worte in seiner Sprache. Diesmal klingt es eindeutig wie ein Gebet, was sich bestätigt, als er sich bekreuzigt. Dann macht er sacht den Deckel zu. Dabei ertönt ein leises Geräusch, und die Raumtemperatur kommt mir schlagartig wärmer vor. Romeo zieht das schwarze Isolierband wieder heraus und reißt einen langen Streifen ab und klebt es über den Deckel und bis an die Unterseite der Gefriertruhe. Ich nehme mir die Rolle und tue es ihm nach. Abwechselnd machen wir hastig weiter und kleben die Vorderseite und die beiden schmaleren Seiten der Gefriertruhe zu. Romeo reißt einen weiteren Streifen Isolierband ab.

»Das reicht, Romeo! Das reicht.«

Außer Atem sieht er mich an. Dann klebt er den

letzten Streifen auf die Gefriertruhe und schließt einen Moment lang die Augen.

»Hol deine Leute. Es ist an der Zeit, das Ding rauszutragen.«

Er öffnet die Augen und nickt. Dann drückt er sich an mir vorbei, das Gesicht ganz nass: Tränen auf den Wangen und Schweißtropfen auf der Stirn. Er ruft den anderen etwas zu, und im Flur ertönen Schritte, die näher kommen.

Romeo erteilt Anweisungen, die ich nicht verstehe. Ich versuche, Zander zu finden, indem ich im Wohnzimmer, auf der Terrasse und dann in der Küche nachsehe. Schließlich finde ich ihn im Schlafzimmer, seine massige Gestalt von Kopf bis Fuß in die Bettdecke gehüllt.

»Zed, alles okay?«

Keine Antwort.

»Zed?«

»Ja«, sagt er erstickt.

»Ich gehe nur mit ihnen nach unten und komme dann gleich wieder, okay?«

»Okay«, sagt er, die Stimme von der Daunendecke gedämpft.

Ich höre Romeo schreien und rase hinaus. Die vier Männer halten die Gefriertruhe in der Luft und sind bereits im Flur.

Ich schiebe mich an ihnen vorbei, greife mir die Schlüssel vom Flurtisch und öffne die Wohnungstür. Dann trete ich in den Korridor hinaus. Sie tappen langsam an mir vorbei und verständigen sich unentwegt mit

Wörtern, die ich nicht verstehe, durchzogen von Ächzen und Stöhnen.

Als sie im Korridor sind, gehe ich ihnen voraus zum Treppenhaus; die Gefriertruhe ist zu groß für den Lift. Immer wieder muss ich denken, dass das Ding ein provisorischer, schwarzweiß gestreifter Sarg ist und die Männer fast wie Sargträger wirken. Ganz vorsichtig schleppen sie das Ding die Treppen hinunter. Sie scheinen besonders darauf zu achten, weder die Wände zu verkratzen noch die Lackierungen zu beschädigen. Sie arbeiten als Team so gut zusammen, dass ich mich frage, wie oft sie das schon gemacht haben. Nach zwei Stockwerken sehe ich ihnen an, dass sie müde werden, und rufe ihnen aufmunternd zu: »Letzte Etage!« Es wäre ein Ding der Unmöglichkeit für Zander gewesen, dies allein zu bewerkstelligen.

In der Empfangshalle reißt Haraldo unverzüglich die Tür auf. Er zieht eine besorgte Miene, als er die grotesk anmutenden Isolierbandstreifen über der Gefriertruhe registriert. Als er mich ansieht, erröte ich peinlich berührt.

»Danke, Haraldo.«

Sie gehen an ihm vorbei auf den großen Vorplatz, wo ihr schwarzer Lieferwagen steht. Er hat keinerlei Markierungen. Ich wünschte, es stünde der Name einer Firma auf der Seite, da dies die Aktion weniger verdächtig wirken ließe. Romeo öffnet die Hecktüren, und sie hieven die Truhe hinein. Dann steigen sie ein, der Motor springt an, und ich beginne zu glauben, dass dieser Albtraum nun endlich vorbei ist. Der Wagen fährt an. Dann bleibt er stehen. Mein Herz macht einen Satz. Warum fahren sie nicht einfach weiter?

Haraldo gesellt sich zu mir. »Was ist los? Warum warten sie?«, fragt er.

»Ich weiß es nicht«, höre ich mich selbst murmeln. Ich will nur, dass sie verschwinden, doch der Motor des Lieferwagens scheint nicht mehr zu laufen.

»Soll ich hingehen?«, fragt Haraldo.

Ein Auto wartet darauf, dass es durchs Tor hereinfahren kann. Der Fahrer hupt.

»Madam?«, hakt Haraldo nach.

»Nein, lassen Sie sie«, sage ich scharf.

Zwei Männer steigen aus und gehen zum Heck. Sie schreien einander irgendetwas zu.

Der Fahrer des wartenden Autos hupt erneut.

»Was machen sie denn?«, fragt Haraldo. Sie haben die Einfahrt zu unserer Wohnanlage mittlerweile komplett blockiert. Zwei weitere Männer kommen aus dem Fahrerhaus, unter ihnen Romeo, der nun auch von hinten in das Auto steigt. Ob sie die Gefriertruhe befestigen müssen? Mein Herz rast. Ich habe ein Bild vor Augen, wie die fünf davonrennen und den Lieferwagen mit der Gefriertruhe einfach stehen lassen, mitten in unserem Einfahrtstor. Der wartende Fahrer drückt dreimal lang auf die Hupe.

»Ich gehe jetzt hin«, sagt Haraldo und macht Anstalten, die Stufen hinunterzusteigen.

Ich packe ihn am Arm. »Warten Sie.«

Romeo springt aus dem Laderaum und schließt die Doppeltür. Auch die anderen Männer spurten nun zum Fahrerhaus. Die Rücklichter leuchten auf, ehe der Motor wieder angelassen wird. Der Lieferwagen fährt los, biegt auf die Straße ein und verschwindet.

Ich küsse Haraldo auf die Wange und sage: »Tut mir echt leid.«

Er läuft rot an. »Schon gut, Madam.«

Ich rase die Treppen hinauf, zu erregt, um auf den Lift zu warten. Im Schlafzimmer liegt Zander immer noch unter der Decke.

»Sie sind weg, Zed!«, rufe ich.

Es kommt keine Antwort.

Vermutlich ist er eingeschlafen. Ich hole mir eine Flasche eisgekühlten Puligny und leere sie innerhalb der nächsten zwei Stunden.

ARABELLA

Samstag, 14. Dezember, Morgen

Helles Sonnenlicht strömt durch die Fenster herein. Keiner von uns hat gestern Abend die Vorhänge zugezogen. Ich taste nach Zander, doch er ist nicht im Bett. Ich habe Kopfweh. Dann fällt es mir wieder ein: Die Gefriertruhe ist weg. Ist das wahr, oder habe ich es nur geträumt? Ich stehe auf und schwanke ein wenig. Dann schlüpfe ich in meinen Bademantel und gehe ins Wohnzimmer. Zander steht in Shorts und T-Shirt auf der Terrasse und raucht. Ich haste hinüber zum Gästezimmer. Beim Näherkommen registriere ich das Fehlen des Summens. Die Tür ist geschlossen. Ich drehe den Knauf und stoße sie auf. Die Gefriertruhe ist tatsächlich weg! Auf dem Boden liegen stattdessen die Rolle Isolierband, die Vorhängeschlösser und der lange Schraubenzieher.

Ich gehe auf die Terrasse hinaus. Als ich die Tür aufschiebe, dreht sich Zander zu mir um.

»Oh, hey«, sagt er.

Ich gehe zu ihm hinüber und umarme ihn so fest wie ich nur kann.

»Sie ist weg, Zed«, sage ich, während er mich noch enger an sich zieht.

»Ich weiß.«

»Bist du glücklich?«

»Ja«, sagt er in merkwürdig neutralem Tonfall. »Machen wir mal Kaffee.«

In der Küche wirkt er angespannt. Ich verstehe nicht, warum.

Während ich das Pulver in die Espressokanne gebe, frage ich so beiläufig wie möglich: »Wie fühlst du dich heute?«

»Gut.«

»Ich dachte, du wärst glücklicher, weißt du …«

»Ich bin doch glücklich«, faucht er mich an.

»Na ja, eigentlich meinte ich erleichtert. Ich bin es jedenfalls.«

»Ich auch«, erwidert er. »Aber wir wissen immer noch nicht, was diese Typen mit ihr anstellen werden.«

»Darüber sollten wir nicht nachdenken, Zed. Das ist nicht unser Problem.«

»Vielleicht doch, wenn sie Mist bauen. Und du hast leicht reden. Ich bin schließlich derjenige, der sie getötet hat. Selbst wenn sie sie in nassen Beton legen, geht das nicht wieder weg. Ich muss damit leben.«

Seine Stimmung verwundert mich und dämpft die Euphorie, die ich empfunden habe. »Was möchtest du heute machen?«, versuche ich, das Thema zu wechseln.

»Ich bin irgendwie müde, weißt du. Noch ein bisschen gestresst von allem. Ich wollte ein paar Graphic Novels lesen und dann fernsehen.«

»Okay. Bist du noch einverstanden mit dem Abendessen heute bei Dean und Evie?«

»Bei ihnen zu Hause? Klar. Kein Problem.«

»Ich gehe vielleicht ins Wellness-Center. Gönne mir eine Anwendung. Eine Gesichtsbehandlung oder eine Massage. Möchtest du mitkommen?«

»Nein, danke. Darf ich heute Abend etwas trinken? Ich finde, ich habe es verdient …«

»Auf jeden Fall. Und ich rufe lieber mal die Polizei und die Versicherung wegen des Autos an«, sage ich.

»Ich habe mir überlegt, dass du es vielleicht lieber mich machen lässt. Es ist besser, dich da rauszuhalten«, sagt er.

»Bist du sicher, Zed?«

»Ja. Ich bin der Kriminelle in der Familie«, sagt er mit dem Hauch eines Lächelns.

Ich ergattere einen Neunzig-Minuten-Termin für eine Massage in meinem Lieblings-Wellness-Center im Hotel Mandarin Oriental. Als ich eintreffe, fragt mich die Rezeptionistin mit leiser Stimme: »Wir können Ihnen nur einen männlichen Physiotherapeuten zur Verfügung stellen. Sind Sie damit einverstanden?«

Ich hatte noch nie einen männlichen Physiotherapeuten und frage mich, ob irgendetwas dagegenspricht.

»Ja, das ist mir recht.«

»Bruno ist sehr gut. Er kommt aus der Schweiz – im

Grunde ist er unser bester Physiotherapeut«, fügt sie mit verschwörerischem Flüstern hinzu.

In der Umkleide überlege ich, ob ich für die Massage die Unterwäsche anbehalten soll. Wenn es eine weibliche Masseurin wäre, würde ich es nicht tun. Schließlich lasse ich den Slip an und schlüpfe in einen Bademantel. Dann warte ich in der dämmrigen, heimeligen Entspannungszone, wo ich mich auf eine Liege lege. Beruhigende asiatische Musik zieht durch den Raum. In der Mitte steht ein Brunnen mit leise plätscherndem Wasser.

Ich bin bereits am Einschlafen, als mit einem Zischen die Tür aufgeht. Durch halb geöffnete Augen sehe ich einen großen Mann mit dunklem Gesicht und kräftigen Armen auf mich zukommen.

»Arabella?«, flüstert er.

Ich hebe den Kopf vom Kissen, während er sich mit auf die Knie gestützten Händen zu mir herunterbeugt. Ich schaue ihm in die tiefbraunen Augen. »Ja.«

»Ich bin Bruno. Würden Sie mir bitte folgen?«, sagt er, nach wie vor im Flüsterton.

Der Behandlungsraum ist klein und dunkel. Ich sitze auf der mit einem Handtuch bedeckten Liege, während mir Bruno die bevorstehende Behandlung erläutert und sich vergewissert, dass ich keine konkreten Schmerzen oder Beschwerden habe.

»Standen Sie in letzter Zeit unter Stress?«, fragt er.

»Sehr.«

Er reibt mir Anti-Stress-Öl aufs Handgelenk und lässt mich daran riechen. Ich sage ihm, dass mir alles recht ist.

»Ich gehe jetzt hinaus, damit Sie sich ausziehen können. Wenn Sie bitte den Bademantel ablegen und sich mit dem Gesicht nach unten unter das Handtuch legen? Ich bin gleich wieder da.«

Dieselbe hypnotische, entspannende chinesische Musik läuft auch hier. Ich gehe zur Tür und ziehe den Bademantel aus. Dann streife ich auch das Höschen ab und hänge es unter dem Bademantel an den Haken.

Kurz darauf klopft Bruno an die Tür, und ich fühle mich irgendwie erregt. Ich glaube, ich habe mich in meinem ganzen Leben noch nie so auf eine Massage gefreut.

Er zieht das Handtuch von meinem Oberkörper und ölt mir den ganzen Rücken ein. Seine Hände sind stark und fest. Als er die Muskeln in meinen Schultern und am Nacken bearbeitet, spüre ich förmlich, wie die Anspannung meinen Körper verlässt. Dann deckt er meinen Oberkörper wieder zu und hebt das Handtuch von meinem linken Bein. Er massiert mir Öl in Wade und Schenkel und knetet dann meine Pobacke. Es ist mir nicht peinlich – das Entspannungsgefühl ist dermaßen stark, dass ich nicht verlegen werde. Schließlich deckt er die linke Seite wieder zu und wendet sich meiner rechten unteren Körperhälfte zu. Dann drehe ich mich auf den Rücken und schlafe ein.

Später weckt mich Bruno mit sanftem Flüstern. »Hat es Ihnen gefallen, Arabella?«

»Ja«, sage ich und öffne blinzelnd die Augen.

»Lassen Sie sich Zeit beim Aufstehen. Ich warte dann draußen mit einer Feuchtigkeitskur auf Sie.«

Zander ist wesentlich besser gelaunt, als ich nach Hause komme. Wir machen uns fertig für die Essenseinladung. Ich beschließe, mein eng anliegendes smaragdgrünes Kleid anzuziehen und dazu schwarze High Heels. Evie macht sich zum Abendessen immer schick, ob sie nun ausgehen oder zu Hause essen.

Zander steht auf der Terrasse und nippt an einer dunklen Flüssigkeit in seinem Glas.

Mit verlegenem Grinsen sieht er mich an. »Das ist nur Cola light, ich schwöre!«

»Heute Abend darfst du ja ruhig etwas trinken, mach dir keinen Kopf.«

»Ich warte bis später«, sagt er. »Ich habe bei der Polizei und der Versicherung angerufen und gemeldet, dass das Auto gestohlen wurde …«

»Was haben sie gesagt?«

Es freut mich, dass Zander die Initiative ergriffen hat, doch tief in meinem Inneren fürchte ich, dass wir lieber ein oder zwei Tage hätten abwarten sollen, ehe wir tätig werden.

»Sie wollten nur wissen, wo es geparkt wurde und wann, und dann haben Sie mir eine Vorgangsnummer oder so was gegeben … Das war alles«, sagt er schulterzuckend.

»Okay, danke, Zed«, sage ich, noch immer voller Angst, dass dies ein Fehler war.

Dann sehe ich seine Paul-Smith-Samtjacke über einer Stuhllehne hängen. Die Jacke, die er am ersten Abend mit Romeo und Desdemona anhatte.

»Nein. Nicht diese Jacke, Zed.«

Er wirft einen Blick darauf und zuckt zusammen. »Ach so, ja, tut mir leid. Ich lasse sie weg«, sagt er mit gerunzelter Stirn.

»Das Hemd steht dir gut. Du brauchst kein Jackett.«

»Danke.«

Und er sieht wirklich gut aus mit dem schwarzen Hemd und den hellen Jeans. Richtig attraktiv – wie der alte Zander. Ich gehe hinüber und küsse ihn auf die Lippen, doch dann sehe ich, dass sein Blick über meine Schulter hinweggeht. Er schaut zu dem Fenster hinauf, aus dem das Blinklicht gekommen war, oben rechts.

Ich lege ihm eine Hand aufs Gesicht, doch er sieht mich weiter mit furchtvollen Augen an.

»Mach dir heute keine Gedanken über die da drüben. Vergessen wir einfach alles«, sage ich.

Wir umarmen uns erneut, aber als er mich loslässt, sehe ich, dass sein Blick schon wieder am Fenster gegenüber hängt.

Als wir unten eintreffen, macht uns Dean die Tür auf. Musik tönt durch den Flur. Evie hat ein paar ihrer typischen Kerzen angezündet, die einen Duft nach Jasmin und Vanille verströmen.

»Willkommen, Nachbarn!«, sagt Dean, gibt mir einen Kuss und schüttelt Zander die Hand. Dean trägt dunkelblaue Jeans und ein marineblaues Hemd mit offenem Kragen, darunter das Versace-Medaillon, das ihm Evie geschenkt hat.

»Das ist wirklich schön«, sage ich und berühre das Schmuckstück.

»Ja, wirklich!«, stimmt Zander mir zu.

Wir gehen weiter ins Wohnzimmer, das von zwei Tischlampen und dem Weihnachtsbaum beleuchtet wird.

»Perfektes Timing«, sagt Dean.

Er tritt hinter die Bar und schenkt aus einem Cocktailshaker durch ein Sieb die Drinks in Champagnergläser. Die Flüssigkeit hat die Farbe von milchig grünem Spülmittel. Dean hängt eine Orangenzeste an jedes Glas und bringt die Drinks zu uns herüber.

»Wow, was ist das?«, frage ich.

»Es heißt ›Sex in der Dusche‹«, sagt Dean lachend.

»Sieht es deswegen aus wie Duschgel?«, fragt Zander.

»Genau. Ist das okay? Möchte einer von euch etwas anderes? Wir haben auch alkoholfreie Getränke, wenn euch das lieber ist.« Dean zögert mit den drei Gläsern, die er unsicher auf einem kleinen Tablett balanciert.

Ich schaue zu Zander hinüber.

»Wir trinken heute Abend beide etwas. Ist ja nicht so weit, um nach Hause zu stolpern«, sagt er.

Ein erleichtertes Lächeln legt sich über Deans Gesicht, und er hält uns die Gläser hin.

Der Drink schmeckt weich und süß, mit einem Hauch Schärfe.

»Sehr köstlich«, sage ich.

»Ja!«, ruft Zander und macht große Augen. »Was ist denn da drin?«

»Blue Curaçao, Triple Sec, Butterscotch-Likör … ach, und Orangensaft.«

»Wirklicht gut«, wiederholt Zander.

»Ich schaue nur mal schnell nach Evie – sie ist in der Küche.« Dean verschwindet mit dem Cocktail in der Hand.

Zander trinkt sein Glas aus und inspiziert den Weihnachtsbaum.

»Schön, oder?«, frage ich.

»Ja. Aber nicht so schön wie unserer …«, flüstert Zander.

Er geht ans Fenster und blickt hinaus. Ich sehe ihm an, dass er nach oben schaut.

»Was guckst du denn da?«, frage ich, während ich mir mit einem Cocktailspießchen eine Olive nehme.

Schweigen. Zander strengt sich an, um höher am Haus gegenüber hinaufsehen zu können.

»Zed?«

Er fährt herum. »Ja?«

»Was schaust du denn?«

»Das Licht: Sie haben es wieder an.«

Dean kommt wieder herein. »Wer hat Licht an?«, fragt er und schaut zu Zander.

Zander schweigt unsicher.

»Ähm, in einem der Fenster gegenüber ist ein Licht immer wieder an- und ausgegangen«, antworte ich stattdessen.

»Ach, das sind wahrscheinlich nur Kinder, die herumalbern. Evie kommt gleich«, sagt er.

»Bringt sie die Jungs ins Bett?«

»Nein, die schlafen beide bei Freunden … Gott sei Dank!« Er registriert, dass sich Zander verrenkt, um aus dem Fenster nach oben zu schauen. »Alles okay, Zander?«

Zander nickt und setzt sich zu mir aufs Sofa. »Wir sind begeistert von eurem Baum, Dean«, sagt er.

»Oh, danke! Die Jungs sind bei Freunden auf dem Land, und so haben wir heute schon jede Menge Weihnachtsvorbereitungen hinter uns gebracht. Geschenke kaufen und so weiter«, sagt Dean.

»Wir haben noch nicht mal angefangen«, sage ich.

»Seid ihr sonst nicht immer super organisiert? Habt alles schon ganz früh erledigt?«

»Normalerweise ist A in der ersten Dezemberwoche mit allem fertig. Sie ist unglaublich …«, sagt Zander.

»Dieses Jahr hinke ich etwas hinter dem Zeitplan her«, sage ich. »Gelegentlich würde ich zu ein bisschen Hilfe nicht Nein sagen«, sage ich mit einem bezeichnenden Blick auf Zander.

Er zuckt die Achseln. »Ja, ich müsste mehr tun, Liebes. Aber ich bin ein Mann – ich hasse Shopping. Das ist genetisch.«

Dean lacht. »Wem sagst du das? Wenn Evie erst mal anfängt mit Shoppen … dann wird's schnell manisch.«

»Was sagst du da über mich?« Evies schleppender Akzent kündigt an, dass sie den Raum betreten hat.

»Ich sage nur, dass du beim Shoppen schnell manisch wirst«, sagt Dean.

»Ich werde bei allem schnell manisch«, erwidert sie und küsst Zander und mich auf beide Wangen.

Sie trägt einen kurzen, rot karierten Rock und eine weiße Seidenbluse. Ihre Beine wirken endlos. Sie setzt sich und neigt die Knie elegant auf eine Seite. Dean reicht ihr einen Cocktail.

»Wie heißt der?«, fragt sie.

»Er heißt ›Sex in der Dusche‹«, sagt Zander.

»Oh, du Schlimmer!«, lacht sie und hebt uns mit einem »Prost« ihr Glas entgegen.

»Eure Gläser sind leer«, sagt Dean.

Ich sehe nach meinem Cocktail und dann nach Zanders – wir haben beide schon ausgetrunken.

»Ah, man darf nicht mit leeren Gläsern anstoßen, das bringt Unglück«, sagt Evie.

»Und es macht auch keinen Spaß«, ergänzt Zander. Seit Evie den Raum betreten hat, wirkt er deutlich entspannter.

Dean schenkt uns etwas von der süßen grünen Mixtur nach. Erneut prosten wir uns zu. Aus den Augenwinkeln ertappe ich Zander dabei, wie er einen verstohlenen Blick auf Evies lange Beine wirft. Selbst mein Blick wird von ihnen angezogen.

»Also, sollen wir rübergehen?«, fragt Evie im selben Moment.

Evie und Dean machen sich auf den Weg ins Esszimmer. Sie sind ein so schönes Paar, so sportlich und schlank. Irgendwie zeigt sich das von hinten noch mehr als von vorn.

Zander ist erneut ans Fenster getreten und späht nach oben.

»Sollen wir rübergehen?«, frage ich.

»Ja – das Licht ist wieder an.«

»Zed, es spielt keine Rolle. Versuch, nicht daran zu denken.«

»Es ist einfach verrückt. Ich verstehe nicht, was sie vorhaben …«

»Es sind nur Lichter, Zed. Manchmal sind sie an, und manchmal sind sie aus. Es steckt kein großes Geheimnis dahinter.«

Er dreht sich zu mir um. »Natürlich steckt ein verfluchtes Geheimnis dahinter: nämlich wer zum Teufel mit seiner Telefonnummer beschriftete Tennisbälle zu uns herüberwirft.«

Seine Augen sind nun weit geöffnet, und das Blut steigt ihm in die Wangen.

Dean kommt zurück. »Alles in Ordnung? Das Essen steht auf dem Tisch, und die Köchin erwartet eure Anwesenheit.«

Er sieht zu Zander am Fenster hinüber. Das Aroma von frisch gebratenem Fleisch weht durch die Tür.

»Wir sind schon unterwegs«, sage ich.

Dean geht uns voraus, während Zander erneut aus dem Fenster starrt.

»Komm mit, Zed«, rufe ich und versuche, lässig zu klingen.

Das Abendessen ist ein opulentes Festmahl mit sieben Gängen, an denen Evie stundenlang gearbeitet haben muss. Wein und Champagner fließen in Strömen. Erst um Mitternacht kommen Zander und ich wieder in unsere Wohnung, wo er unverzüglich zum Haus gegenüber sieht.

Er dreht sich zu mir um. »Die Lichter blinken wieder«, sagt er.

ZANDER

Sonntag, 29. Dezember, Morgen

Ich wache mit Kopfschmerzen auf. Kommt das vom Alkoholkonsum der letzten Nacht oder von den Schlägen gegen den Kopf, die ich in den letzten Tagen einstecken musste? Es spielt keine Rolle, denn die Minibar winkt. Viel ist nicht mehr drin. Ich leere fast eine Minibar pro Tag. Es ist eine teure Art zu trinken, aber was soll's? Ich schätze, ich habe ein Recht auf ein paar Extravaganzen, nach all den Qualen.

Das Einzige, was noch übrig ist, sind Portwein, Gin und weißer Rum. Gin zum Frühstück wirkt irgendwie albern, und Portwein geht gar nicht. Aber ein Gläschen Rum? Da fühle ich mich gleich wie ein Seemann, ein altmodischer Matrose auf Abenteuerfahrt in unbekannte Gefilde. Und das bin ich ja auch. Ich öffne das winzige Fläschchen und leere die klare aromatische Flüssigkeit in ein Glas. Dann mische ich sie mit einer kleinen Dose Cola. Da fällt mir ein …

Ich gehe hinüber ins Badezimmer. Alles, was ich brauche, ist da: ein Päckchen Kokain und Papier zum Zusammenrollen. Ich baue mir eine mittelgroße Koksbombe und schlucke sie. Ich war noch nie ein Fan der Schnupferei. Ich meine, warum soll man sich den Scheiß ins Gehirn ziehen? Selbst wenn es der gute peruanische Stoff ist. Mir kommt es immer verkehrt vor. Nein, man schluckt seine Stimulanzien, seien es Drogen oder Alkohol, man schluckt alles, nur so ist es richtig; es ist cleaner. Ich stecke einen feuchten Finger in das Plastiktütchen, tupfe den Rest des Pulvers auf und reibe es mir aufs Zahnfleisch. Mein Mund prickelt, als würde er gefrieren, ehe alles taub wird.

Ich spüle die Koksbombe mit der Rum-Cola hinunter. In ein paar Minuten bin ich auf Hochtouren. Das Summen in meinem Gehirn wirkt wie ein Sirenenruf. Meine Kopfschmerzen lassen bereits nach.

Das war der letzte Rest des Koks, ich brauche einen neuen Termin mit meinem Dealer. Kokain und Alkohol sind mein Treibstoff, während ich auf meinem Feldzug bin und für Arabella alles aus dem Weg räume. Sie wäre stolz darauf, was ich schon alles geschafft habe, wenngleich ihr meine Methoden nicht gefallen würden.

Ich setze mich aufs Bett und sehe mir die Liste an, die ich mir auf dem Handy gemacht habe. Sie lautet:

1. R fertigmachen
2. D.s Schwester
3. M
4. Einhorn

Romeos Name ist durchgestrichen. Aufgabe erledigt.

Okay, Nummer zwei auf der Liste ist also die Schwester.

Ich ziehe mich an und sehe, dass die Zeit noch reicht, um es zur Messe in die Oratorianerkirche in Brompton zu schaffen. Den Priestern des heiligen Philip Neri, die den Gottesdienst dort leiten, würde es garantiert schwer missfallen, dass ich zugedröhnt mit Alkohol und Koks zu ihnen komme – aber das verrate ich ihnen ja nicht.

Es ist ein frischer, sonniger Morgen, und ich fühle mich gut, als ich die Old Brompton Road entlang in Richtung Kirche gehe. Mein langer schwarzer Mantel wärmt mich. Arabella nennt ihn meinen »Batman-Mantel«. Der Name hat mir schon immer gefallen. Ich bin der Dark Knight, auf der Suche nach Gerechtigkeit und auf Kriegsfuß mit dem Gesetz. Ich bin mir sicher, das Richtige zu tun, ganz egal, was die Gerichte Ihrer Majestät in der Zukunft einmal dazu sagen werden.

Meine Beine sind schwer, als ich die Stufen zur Kirche hinaufsteige. Mir wird schwindlig, und als ich mich durch die schwere Tür nach drinnen zwänge, bricht mir an Nacken und Schultern der Schweiß aus. Der Gottesdienst hat bereits begonnen. Ich höre die verstärkte, blecherne Stimme des Priesters von den hohen Wänden widerhallen. Doch seine Worte sind nur ein wirrer Klangsalat in meinem Kopf. Ich beginne zu schwanken, während die Worte des Priesters bis in die äußersten Winkel der Kuppel vordringen. Ich bin dieser Worte nicht würdig. Als ich die Hand ins Weihwasserbecken tauche, muss ich mich beinahe übergeben. Wie von Sinnen stürze ich hinaus und werfe dabei einen kleinen alten Mann zu Boden. Doch ich renne einfach weiter. Ich hätte nicht hierherkommen sollen. Mein Herz hämmert. Sollte ich jetzt sterben, würde ich direkt in die Hölle kommen.

Ich winke mir ein Taxi herbei und bitte den Fahrer, mich nach Mile End zu bringen, was für mich inzwischen zu Feindesland geworden ist. Aber ich muss meine Liste abarbeiten, ungeachtet der Gefahren. Das ist das Versprechen, das ich Arabella gegeben habe.

Ich lasse mich am Black Penny absetzen. Auf dem Wirtshausschild ist eine alte viktorianische Briefmarke, aber jedes Mal, wenn ich das Schild sehe, schießt mein Adrenalinspiegel in die Höhe. Soll ich reingehen? Möglicherweise sind ja Romeos Kumpane drinnen. Na und? Ich bin bereit für eine Schlägerei. Als ich die Tür öffne, empfängt mich lautes Stimmengewirr. Das Pub ist sonst immer leer, doch jetzt sind mehrere Tische besetzt, und ein paar Leute stehen am Tresen. Die Atmosphäre ist weniger bedrohlich, als ich sie in Erinnerung habe. Ich gehe auf den Barmann zu. Es ist derselbe dürre Typ mit den stacheligen Haaren und den Nasenpiercings. Er zapft gerade Bier und registriert mich. Ich sehe, wie er schluckt. Nachdem er zwei andere Gäste bedient hat, kommt er rüber.

»Ja?«, sagt er defensiv.

»Ich suche jemanden.«

»Wen diesmal?«

»Die Frau, die dabei war. Die junge Albanerin mit den schwarzen Haaren. Kennst du sie?«

Er schaut auf meine Hände.

Ich greife in die Tasche und ziehe einen Zwanziger heraus. Drei davon habe ich parat. Ich lege den ersten auf den Tresen. Er sieht ihn an und rümpft die Nase.

»Mehr«, sagt er.

Ich zerre die anderen zwei Zwanziger heraus und klatsche sie auf den Tresen.

»Am selben Ort wie der andere Typ.«

»In derselben Wohnung?«

»Im selben Haus.«

»Welche Nummer?«

»Keine Ahnung.«

Er steckt das Geld ein und marschiert ans andere Ende des Tresens.

Ich mache mich auf den Weg zum besagten Wohnblock und warte am Eingang. Es könnte Stunden dauern. Ich frage mehrere Leute nach einer dunkelhaarigen Albanerin, doch keiner von ihnen kennt sie oder ist bereit, es mir zu sagen. Wahrscheinlich mache ich einen ziemlich suspekten Eindruck.

Als sie endlich erscheint, ist es bereits dunkel. Schwarze Haare und die gleichen Augen – sie ist unverkennbar mit Desdemona verwandt.

»Hey!«

Sie dreht sich zu mir um, ihre Miene ist angespannt. »Kann ich kurz mit dir reden?«

»Warum?«, fragt sie, während sie sich umsieht und

registriert, dass wir allein unter der gelben Straßenlampe stehen. Offenbar erkennt sie mich von dem Treffen im Pub wieder. Sie weicht einen Schritt zurück.

»Ich will nur mit dir reden«, sage ich.

»Ich habe nichts zu sagen …«

Ich warte, dass sie weiterspricht, doch das war alles.

»Es geht um deine Schwester.«

Schmerz flackert in ihren Augen auf, und ich fürchte schon, dass sie zu weinen anfängt. Ihre Haare sind kurz, aber sie hat die gleichen intensiven blauen Augen. Wieder schlägt mein Gewissen heftig. Wie hatte ich das alles nur tun können?

»Worüber wir sollen reden?«, fragt sie.

Das ist eine gute Frage.

»Ich weiß nicht. Ich will einfach nur mit dir reden«, sage ich.

Zu meiner Verwunderung nickt sie.

Wir gehen ins Black Penny. Der Barmann mit den Nasenringen hat wohl inzwischen Schichtende. Für unser Gespräch brauche ich dringend einen Drink. Ich bestelle einen Kaffee für sie und zwei Pints Peroni für mich.

Wir setzen uns an einen kleinen runden Tisch. Im Pub ist nach wie vor Betrieb, es werden verschiedene Sprachen gesprochen, und es gibt Musik. Gerade läuft »Slave to Love« von Bryan Ferry, und ich denke an Desdemona.

Als wir uns setzen, treten ihr die Tränen in die Augen, und ich weiß, sie kann jeden Moment die Beherrschung verlieren, und ich kann es nachempfinden.

»Romeo hat mir gesagt, was passiert ist …«, beginnt sie schließlich.

Ich trinke mein Bier halb aus, ehe ich antworte.

»Er hat gesagt, es war ein Unfall«, fügt sie hinzu.

»Es war ein Unfall, das schwöre ich dir.«

»Sie ist ausgerutscht und hat sich den Kopf angeschlagen?«, fragt sie.

Ich nicke und starre in mein Glas.

»Weißt du, sie war Romeos feste Freundin, aber er hat mit jeder geschlafen. Er hat es sogar bei mir versucht«, sagt sie.

»Was für ein Drecksack.« Ich will nicht die jüngste Episode der Romeo-Geschichte erörtern, denn das würde sie völlig fertigmachen.

»Er ist kein guter Mensch«, sagt sie.

Ich beiße mir auf die Lippe und behalte meine Meinung ausnahmsweise für mich.

»Er hat Despina viel Ärger gemacht. Despina war ihr richtiger Name.«

»Das wusste ich nicht.«

»Wir sind vor drei Jahren zusammen rübergekommen. Haben uns in Zeebrugge hinten in einem Laster versteckt. Das Meer war sehr rau, und allen ist schlecht geworden. Es war finster und hat furchtbar gestunken. Es gab keine Toilette, und wir konnten kaum atmen. Wir dachten alle, wir müssten sterben. Aber wir haben geglaubt, dass wir hier in England etwas Gutes finden würden. Wir hätten zu Hause bleiben sollen.«

Ich leere mein erstes Glas Bier, während sie fortfährt.

»Romeo hat von Despina verlangt, für Geld Sex zu machen. Ich habe ihr gesagt, sie soll es lassen. Aber es war so viel Geld. Und wir können alle nicht so einfach arbeiten, weil wir nicht legal hier sind.«

»Verstehe.«

»Unser Leben ist sehr schwer. Aber wir sind keine schlechten Menschen«, sagt sie, und ihre Augen glänzen zutraulich.

»Ich weiß«, sage ich, ungewiss, woher. Ich sehe ihr einfach an, dass sie ein guter Mensch ist. Sie ist fast noch schöner als Desdemona und hat die gleiche blasse, makellose Haut, die sich straff über hohe Wangenknochen zieht.

Ich möchte ihr die Wahrheit gestehen. Das würde mich erleichtern. Irgendjemandem muss ich es gestehen, das weiß ich. Dem katholischen Glauben zufolge wird einem nur vergeben, wenn man seine Sünden beichtet. Wenn einem nicht vergeben wird, wird man bestraft. Aber wenn ich die volle Wahrheit gestehe, würde das dann für sie nicht alles noch schlimmer machen? Und für Arabella auch?

»Romeo ist kein guter Mensch. Und ich bin nicht mit dem einverstanden, was sie mit euch gemacht haben …«, sagt sie und nippt zum ersten Mal an ihrem Kaffee. Schwarz und ohne Zucker, so wollte sie ihn haben. Ihre Hand zittert, als sie die Tasse in der Luft hält. »Ich hatte nichts mit ihnen zu tun.«

»Ich weiß. Ich mache dir überhaupt keinen Vorwurf.«

»Es war falsch. Aber sie haben kein Geld, keiner von ihnen. Weißt du?«

Ich nicke und mache mich über mein zweites Bier her.

»Ich will dir helfen«, sage ich.

Sie stellt ihre Tasse ab und runzelt die Stirn.

»Ich habe eine Tasche voller Geld. Zwanzigtausend. Die will ich dir geben.«

»Was?« Sie schluckt und sieht sich um, als hätte sie Angst, dass jemand herüberkommt und uns verhaftet. »Zwanzigtausend? Warum?«

»So viel ist das gar nicht, angesichts der Umstände. Es ist alles, was ich momentan flüssig machen kann. Aber ich will, dass du es bekommst. Für dich und für deine Familie in Albanien. Wie auch immer, du entscheidest.« Ich trinke noch einen Schluck Bier. »Ich habe ein schlechtes Gewissen. Ich werde nie vergessen, was passiert ist, und ich gehe zurzeit durch die Hölle. Wenn du das Geld annimmst, fühle ich mich vielleicht besser.«

Sie denkt ein paar Sekunden nach. »Welche Religion hast du?«

»Katholisch«, sage ich.

»Wir auch.«

Ich winke ein Taxi herbei, und wir fahren schweigend zurück zum Berkeley Hotel.

Ich zünde mir eine Zigarette an. Der Taxifahrer fängt im Rückspiegel meinen Blick auf. »Rauchen verboten, Mister!«

»Ich gebe Ihnen zehn Pfund extra«, sage ich.

»Aber machen Sie das Fenster auf, ja?«, erwidert er.

Sie sieht mich kopfschüttelnd an.

Als wir vor dem Hotel ankommen, sagt sie: »Ich warte hier im Taxi.«

Ich laufe hinauf zu meinem Zimmer und öffne den Schrank. Unter den Decken in der Ecke erspähe ich die Ausbuchtung durch den Rucksack. Wie kann man nur zwanzigtausend Pfund in einem Hotelzimmerschrank herumliegen lassen? Arabella würde durchdrehen. »Leg es wenigstens in den Safe«, hätte sie gesagt. Aber meine Aufmerksamkeit für Kleinigkeiten ist momentan etwas eingeschränkt, und ich sehne mich nach einer weiteren Koksbombe.

Etwa tausend von dem Geld nehme ich mir heraus, für die laufenden Unkosten, Drogen und dergleichen. Neunzehn reichen fürs Erste auch für die junge Frau. Ich gebe ihr mehr, wenn ich es habe. Ich schlinge mir den Rucksack über die Schulter und gehe hinunter.

Das Taxi steht immer noch auf dem Vorplatz des Hotels. Als ich ankomme, läuft alles in Zeitlupe ab. Durchs Fenster sehe ich ihren gebeugten Kopf. Sie telefoniert. Ich ziehe die Autotür auf, und sie wendet sich erschrocken zu mir um. Ihr Gesicht ist tränenüberströmt, über ihre Wangen laufen schwarze Rinnsale.

Aufgeregt spricht sie auf Albanisch in ihr Handy. Dann steigt sie aus, stößt mich beiseite und rennt ein paar Schritte davon, ehe sie sich wieder zu mir umdreht.

»Du hast sie getötet? Du hast sie getötet?«

»Nein«, sage ich und hebe den Rucksack hoch. »Ich habe das Geld.«

Weinend schüttelt sie den Kopf. Dann kehrt sie mir den Rücken zu und läuft davon.

Ich bezahle den Taxifahrer und gebe ihm fünfzehn Pfund Trinkgeld.

»Oh, danke. Ist mit ihr alles in Ordnung?«, fragt er.

»Keine Ahnung.«

»Nachdem Sie ausgestiegen sind, hat sie zu telefonieren angefangen und in einer seltsamen Sprache geredet …«

»Albanisch.«

»Ja, vielleicht, und dann ist sie auf einmal hysterisch geworden. Ich dachte schon, ich muss sie zum Aussteigen auffordern. Worum ging es denn da überhaupt?«

»Sie glaubt, ich hätte ihre Schwester getötet.«

»Oh. Und, haben Sie?«, fragt er lachend.

»Ja, schon. Aber es war ein Unfall.«

Das fegt das Lachen von seinem Gesicht.

Mit den zwanzigtausend in der Tasche gehe ich in eine Kneipe. Vermutlich ist es sicherer, wenn ich das Geld bei mir behalte, statt es in meinem Hotelzimmer aufzubewahren. Ich rufe den Dealer an und bitte um Nachschub. Ich brauche dringend noch eine Koksbombe. Er sagt, er kann erst später am Abend vorbeikommen. Bis dahin muss ich mich eben mit Alkohol über Wasser halten.

Nummer zwei auf meiner Erledigungsliste ist Desdemonas Schwester. Mir fällt auf, dass ich ihren Namen noch immer nicht weiß. Wenigstens habe ich Desdemonas richtigen Namen rausgefunden: Despina – das werde ich nie vergessen.

Ich mache einen Haken hinter Nummer zwei, streiche den Punkt aber noch nicht durch, weil ich zwar Kontakt zu ihr aufgenommen, aber noch nicht alles mit ihr geklärt habe. Realistisch betrachtet habe ich wahrscheinlich alles noch schlimmer gemacht.

Ein Blick auf die Liste sagt mir, dass Nummer drei »M« ist – Maxim. Dann wird das also meine Mission für Montag sein.

ARABELLA

Sonntag, 15. Dezember, nach Mitternacht

Wir sind im Wohnzimmer von Dean und Evie, und Zander ist noch immer besessen von dem Fenster im Haus gegenüber. Wir haben beide zu viel getrunken.

»Wen juckt's, wenn die Lichter blinken?«, sage ich. »Ist doch egal.«

»Siehst du es denn nicht? Kapierst du es nicht? Das ist eine Botschaft an uns. Es ist eine Drohung. Schau doch mal selbst.«

Ich trete ans Fenster. Er hat recht. Das Licht im Fenster oben rechts blinkt immer wieder. Das Wetter ist grässlich, es regnet in Strömen. Zander hat diesen verkrampften Blick aufgesetzt, eine gerunzelte Stirn und ein verkantetes Kinn. Meistens heißt das, dass er gleich etwas Unüberlegtes tut.

»Das sind doch nur Kinder, die Blödsinn machen …«, sage ich.

»Kinder? Um Mitternacht? Das sind keine Kinder. Da steckt etwas anderes dahinter. Ich gehe jetzt da rüber!«

»Das ist doch Wahnsinn, Zed, was willst du denn machen?«

Dean und Evie kommen zu uns herein. Sie schwanken leicht. Dean hält eine Flasche Courvoisier in der Hand.

»Hey, was macht ihr denn?«

Zander stellt sein Glas ab und drängt sich an den beiden vorbei. »Rausgehen«, sagt er.

Dean und Evie sehen mich fragend an.

»War es das Essen, oder habe ich irgendwas gemacht?«, fragt Evie mit einem Lachen.

»Oder der Wein?«, sagt Dean und hebt die Cognacflasche. Sie lachen beide.

»Nein. Es geht um das Blinklicht von gegenüber … Es stört Zed.«

»Was für ein Blinklicht?«, fragt Evie mit übertrieben verwirrter Miene. Ich begreife, dass sie genauso betrunken ist wie ich.

»Aus dem Fenster gegenüber kommt ein Blinklicht …«, erkläre ich.

»Lass mal sehen«, sagt Evie und kommt eilig herüber.

»Dort oben«, sage ich und zeige hin.

Sie legt eine Hand auf meine Hüfte, um sich abzustützen, und rümpft die Nase.

»Ooooh jaaaa! Es blinkt tatsächlich …«, sagt sie. »Hey! Da ist Zander!«

Und wirklich. Zander läuft im strömenden Regen über die Straße.

»Was macht er denn?«, fragt Evie.

Sie muss noch mal Parfüm aufgelegt haben, denn sie riecht nach Blumen und Gewürzen. Ich spüre Deans

Hand unten an meinem Kreuz. Alle drei stehen wir dicht aneinandergedrängt da, während Zander auf die Tür des Hauses gegenüber zustürmt und am Griff rüttelt.

»Was zum Teufel treibt er da?«, fragt Dean.

»Er versucht, ins Haus zu kommen!«, sagt Evie.

»Aber warum?«

»Um die Sache mit den Lichtern zu ergründen«, sage ich.

»Wen interessieren schon die Lichter?«, fragt Dean.

Zander dreht sich zu uns um und zuckt mit den Schultern.

»Er holt sich noch eine Erkältung da draußen«, sagt Evie.

»So ein Spinner!«, sagt Dean.

Zander tritt zurück und sieht hoch zu den Fenstern. Das Licht hat aufgehört zu blinken. Er dreht sich zu uns um und hebt die Hände. Wir alle winken ihm zu.

»Keine Ahnung, ob er uns sehen kann«, sage ich.

Zander überquert die Straße und verschwindet durchs Eingangstor.

»Jetzt ist das Licht aus!«, sagt Evie.

Wir starren alle auf das Fenster.

»Jetzt ist es aus …«, murmele ich, indem ich Evies Worte nachspreche. Ihr Gesicht ist immer noch nah bei meinem. Sie dreht sich zur Seite und küsst mich auf die Wange. Ich erröte.

»Trinken wir doch einen Cognac«, schlägt sie vor.

Wir stolpern zu den Sofas, als Zander wieder hereingestürmt kommt, außer Atem und völlig durchnässt.

»Habt ihr das gesehen?«, fragt er aufgeregt und mit hervortretenden Augen.

»Du bist patschnass«, sage ich.

»Ja, zieh lieber gleich die nassen Sachen aus«, fügt Evie hinzu.

»Wir haben dir alle zugesehen, Mann«, sagt Dean.

»Nein. Ich meine, ob ihr gesehen habt, wie die Lichter zu blinken aufgehört haben, als ich rübergegangen bin?«, sagt Zander.

»Na und?«, frage ich.

»Das heißt, sie schauen rüber. Beobachten uns. Und sie haben es gesehen. Gesehen, was wir gemacht haben!«

»Gesehen, was ihr gemacht habt? Was gemacht?«, fragt Dean.

»Zander ist ein bisschen durcheinander«, mische ich mich ein.

»Ich bin nicht durcheinander. Das heißt, dass sie uns beobachtet haben und wissen, was wir getan haben. Deshalb haben sie auch das Licht ausgemacht, als ich rübergegangen bin. Weil sie Angst vor mir haben.«

Dean und Evie wechseln einen betrunkenen Blick.

»Jetzt blicke ich aber nicht mehr durch …«, sagt Evie.

»Sollen wir einen Cognac trinken?«, frage ich.

»Ja. Gute Idee«, sagt Dean und geht in Richtung Bar.

»Setzen wir uns doch und trinken einen Brandy, Zed«, sage ich.

Zander schüttelt stur den Kopf. »Nein, mach mir bloß keine Vorschriften. Begreifst du denn nicht, was das heißt? Diese Leute wissen, was wir gemacht haben.«

Dean kehrt von der Bar zurück, zwischen den Fingern balanciert er vier große Cognacschwenker.

»Was habt ihr denn gemacht, Zed?«, fragt er mit besorgter Miene.

Zander sieht mich an. Ich schüttele langsam den Kopf. Das ist die Gefahr dabei, Zander außer Haus trinken zu lassen, wenn er derart labil ist. Es war mein Fehler.

»Nichts. Wir haben überhaupt nichts gemacht«, sage ich.

»Doch, haben wir. Und sie haben es gesehen. Sie haben es gesehen.«

»Bitte, Zander, du machst mich wahnsinnig. Was ist denn los?«, fragt Evie.

Zander sieht mich flehend an. »Sag's ihnen. Sag's ihnen. Sie sind unsere Freunde – wir müssen es ihnen sagen.«

Wenn ich mir nicht ganz schnell etwas einfallen lasse, wird Zander mit Desdemonas Tod herausplatzen, was ganz neue Probleme für uns aufwerfen könnte. Obwohl mein Gehirn wie in Nebel gehüllt ist, kommt mir doch eine Idee, wie ich die Situation retten könnte.

»Gut, aber es ist entsetzlich peinlich«, sage ich. »Können wir uns alle erst mal hinsetzen?«

Zander kommt herüber, und ich lege ihm eine Hand auf die Schulter, die nass und kalt ist. Darunter fühle ich seine angespannten Muskeln. Wir setzen uns alle, und Dean schenkt den Cognac ein.

»Okay, also das wird euch jetzt schockieren …«

»Ihr könnt uns nicht schockieren«, sagt Dean.

Zander wirft mir einen Seitenblick zu und nickt. »Erzähl's ihnen.«

»Neulich abends … auf unserer Terrasse … hatten wir mit einem Paar aus dem Internet Sex zu viert …«, sage ich.

Evie japst und schlägt sich eine Hand vor den Mund.

Dean sagt »Wow!« und grinst.

»Das ist noch nicht alles …«, sagt Zander und starrt in seinen Cognac. Er hat die Schultern zusammengezogen und angespannt.

Irgendwie erinnert er mich an die riesige Atlas-Statue auf der Fifth Avenue in New York: der Titan, der die ganze Welt auf seinen breiten Schultern trägt.

»Und was ist nun das große Geheimnis?«, fragt Evie lächelnd und schaut zwischen Zander und mir hin und her.

»Na ja, wir hatten Sex zu viert auf unserer Terrasse, und die Leute von gegenüber haben es wahrscheinlich gesehen.«

»Oh! Peinlich!«, sagt Dean, der ebenfalls lächelt.

»Aber solange sie keine Fotos haben, wo ist das Problem?«, fragt Evie. »Wir hatten auch Sex zu viert mit einem anderen Paar, letztes Jahr auf St. Kitts«, fügt sie mit roten Wangen hinzu.

»Evie!«, ruft Dean.

»Tja, hatten wir doch! Warum sollen wir es ihnen nicht sagen? Sie haben es uns doch auch gesagt.«

Zander starrt weiter in seinen Cognacschwenker.

Eigentlich hätte ich erwartet, dass er Evies Geständnis mit mehr Begeisterung aufnimmt.

Dean und Evie halten Händchen. Sie sieht mit gebeugtem Kopf zu uns auf. »Es war wirklich schön …«

»Wie war es bei euch?«, fragt Dean.

»Wir kannten die Leute nicht. Wir hätten sie lieber vorher kennengelernt«, sage ich.

Dean und Evie nehmen Blickkontakt auf. Sie kichert. »Na ja, uns kennt ihr doch, oder?«, sagt sie zu mir.

Zander schaut mich an. Auf einmal zeichnet sich auf seiner Miene Furcht statt Unruhe ab. Dean und Evie halten immer noch Händchen.

»Also, wir haben an euch gedacht, bevor wir die anderen angerufen haben«, sage ich. »Aber wir wussten nicht, wie wir euch fragen sollten …«

»Ihr könnt uns alles fragen, zu jeder Zeit. Auch jetzt …«, sagt Evie mit scheuem Lächeln.

Zander starrt mich an und schüttelt den Kopf. Nein. Mir ist schwindlig. Es passiert zu viel auf einmal. Was will ich überhaupt? Was Zander denkt, weiß ich.

»Wie sollten wir das denn machen?«, frage ich.

»Ganz einfach. Wir gehen alle zusammen in unser Schlafzimmer, ziehen uns aus und sehen dann, was passiert. Es ist nicht so kompliziert«, antwortet sie.

Zander steht auf, nach wie vor kopfschüttelnd. »Nein. Das machen wir nie wieder. Es war eine absolute Katastrophe!« Er streckt die Hand nach mir aus und zieht mich in die Höhe. »Wir müssen jetzt gehen. Vielen Dank für alles.« Er zerrt mich in Richtung Tür.

»Tut mir leid!«, rufe ich Dean und Evie noch zu, die von unserem überstürzten Aufbruch befremdet sind.

Auf dem Weg zu unserer Wohnung stelle ich erfreut fest, dass ich es geschafft habe, Zander von den Lichtern abzulenken. Doch zugleich sind meine Gefühle für Evie und Dean gemischt. Sie einfach so sitzen zu lassen … Wenn wir mit ihnen die Vierer-Nummer durchgezogen hätten statt mit den anderen beiden, wäre jetzt alles ganz anders.

Gegen zehn stehe ich auf und gehe in die Küche. Zander schläft noch fest. Beim Kaffeekochen denke ich an die Ereignisse von gestern Abend. Wie kurz wir davor gestanden haben, mit unseren Nachbarn ins Bett zu gehen. Rückblickend betrachtet, kommt es mir unwirklich vor, ja regelrecht lächerlich. Wie ist es nur so weit gekommen? Es ist alles so peinlich im kalten Tageslicht. Wie konnten wir das nur zulassen? Ich habe das Gefühl, den beiden nie wieder gegenübertreten zu können.

Mit meiner Kaffeetasse gehe ich auf die Terrasse hinaus. Es ist kalt und dunkel. Fröstelnd ziehe ich den Bademantel enger um mich, als mir etwas Pinkfarbenes auf der anderen Terrassenseite ins Auge sticht. Mir wird flau im Magen. Es sind drei Tennisbälle. Auch diesmal wieder beschriftet. Auf allen dreien derselbe Imperativ: *Ruft uns an!* Zander darf sie auf keinen Fall sehen. Ich lasse sie in den Taschen meines Bademantels verschwinden und gehe wieder hinein.

Zander liegt immer noch schlafend im Bett. Leise

lege ich die Bälle in eine meiner Schrankschubladen, sicher, dass er dort nicht hineinschauen wird.

Wir sind beide entsetzlich verkatert und beschließen, zum Brunch ins PJ's zu gehen. Im Lift nach unten befürchten wir beide, irgendwo im Haus Dean und Evie zu begegnen. In der Tiefgarage begreifen wir, dass das Auto nicht mehr da ist. Auf der Campden Hill Road nehmen wir uns schließlich ein Taxi zur Fulham Road. Das PJ's ist eines von Zanders Lieblingslokalen, weil dort eine ungezwungene Atmosphäre herrscht und sie den Burger genau nach seinem Geschmack zubereiten. Er steht nicht immer auf der Karte, ist aber immer zu haben. Wir bekommen unseren Lieblingstisch in der Ecke am Fenster. Es ist eigentlich ein Tisch für vier Personen, aber Giovanni, der Oberkellner, überlässt ihn uns, weil Zander Stammkunde ist und großzügig Trinkgeld gibt.

»Einen Drink vorweg?«, fragt Giovanni.

»Nur eine Flasche Mineralwasser mit Kohlensäure, bitte«, sage ich.

»Eine Spicy Bloody Mary?«, fragt Zander.

Ich sehe ihn an.

»Kommt sofort, Sir«, sagt Giovanni und geht.

»Ich dachte, du hast einen Kater?«, sage ich.

»Schon. Aber so als Konterdrink … Funktioniert immer.«

Zander greift nach der langen, schmalen Speisekarte. Ich weiß, dass er sie nicht wirklich liest, weil er den Burger nehmen wird, außerhalb der Karte, wie immer.

Das Lokal ist voll. Die Wände sind mit poliertem Holz und Spiegeln geschmückt, was eine gemütliche Club-Atmosphäre erzeugt. Draußen stehen aufgereiht mehrere kleine Christbäume, dekoriert mit violetten Kugeln und bunten Lichtern. Die Gäste sind die gewohnte Mischung aus Amerikanern und Europäern vom Kontinent, vor allem Banker mit ihren Frauen und Kindern.

Giovanni kehrt mit den Drinks zurück. Er schenkt uns Wasser ein und serviert Zander seine Bloody Mary.

»Sind Sie bereit zum Bestellen? Madam?«

»Ja, ich möchte bitte den Burger«, sage ich.

»Welche Garstufe? Ist medium in Ordnung?«

»Ja.«

»Und Sie, Sir, auch den Burger, nehme ich an?«

»Nein, heute nicht. Ich glaube, ich nehme das Reuben-Sandwich und dazu eine Portion Pommes.«

Giovanni nickt und geht davon.

»Aber du isst doch sonst immer den Burger?«, sage ich.

»Mir war nach etwas anderem …«

Zander wirkt an diesem Morgen irgendwie befangen. Er sieht mir nicht richtig in die Augen. Ich hoffe, er macht mich nicht für das verantwortlich, was gestern Abend vorgefallen ist. Ich folge seinem Blick und sehe eine Familie. Einen kleinen dunkelhaarigen Jungen mit braunen Augen, etwa acht Jahre alt. Er sieht aus wie eine kleine Version von Zander.

»Der Junge könnte fast dein Sohn sein.« Ich lege meine Hand auf seine.

»Zed, du machst mich doch nicht für das verantwortlich, was gestern Abend passiert ist, oder?«

»Warum sollte ich dich dafür verantwortlich machen?«

»Ich habe das Treffen mit Romeo erwähnt, und dann haben sie uns von ihrem Erlebnis erzählt, und eines führte zum anderen. Ich habe es nur gesagt, weil du über Desdemona reden wolltest, über das, was passiert ist …«

»Hab ich das?«

»Ja, du hast gesagt, wir sollten es ihnen erzählen, weil wir mit ihnen befreundet sind.«

»Ehrlich? Daran kann ich mich nicht erinnern.«

»Ja, du hast mich aufgefordert zu sagen, was passiert ist – da bin ich in Panik geraten, weil ich dachte, du würdest von Desdemona erzählen. Deshalb habe ich den Sex zu viert erwähnt, und dann ist alles aus dem Ruder gelaufen. Evie hat uns von ihrem Erlebnis auf St. Kitts erzählt und gewissermaßen angedeutet, dass wir vier es doch mal zusammen ausprobieren sollen. Und dann bist du hinausgestürmt und hast mich hinter dir hergezerrt.«

»Ist es so gelaufen? Ich kann mich an nichts davon erinnern. Mist, tut mir leid. Du hast uns gerettet.« Er sieht mich mit traurigen Augen an. »Ich will jedenfalls nie wieder so etwas machen – was wir mit den Leuten aus dem Internet gemacht haben.« Die Beine meines hölzernen Stuhls scharren über den Boden, als er mich an sich zieht.

Seine Kraft und seine Wärme bedeuten mir so viel. Er ist ein Teil von mir. Ich frage mich, ob ich je allein existieren könnte, getrennt von Zander. Hier ist der Zander, den ich liebe. Der andere Zander ist verrückt und gefährlich. Diese Zweigesichtigkeit erklärt auch den Zwiespalt meiner Gefühle für ihn. Vielleicht gibt es ja zwei Versionen von jedem von uns.

Er hält mich fest, bis der Kellner unser Essen bringt. Er stellt es wortlos vor uns hin und verzieht sich wieder. Zander schaut auf sein Reuben-Sandwich herunter. Es besteht aus Corned Beef, Schweizer Käse und Sauerkraut.

Enttäuscht sieht er mich an. »Hätte ich bloß den Burger bestellt.«

»Du kannst meinen haben«, sage ich. »Bist du sicher?«

»Ich bin nicht so hungrig – habe immer noch Kopfweh …«

»Danke«, sagt er, und wir tauschen die Teller. Er greift nach dem dicken Burger und beißt hinein. Er ist weniger durchgebraten als sonst, und ihm läuft ein wässriges rotes Rinnsal die Finger entlang, doch er bemerkt es gar nicht, als er zum zweiten Mal hineinbeißt.

»Zed!«

Er hebt den Kopf mit der Miene von jemandem, der eine Zurechtweisung erwartet, aber nicht weiß, warum.

»Du hast Blut an den Fingern.«

Verstört legt er den Hamburger ab, ehe er sich mit

der Stoffserviette die Hände abwischt und rote Flecken darauf hinterlässt. Mir wird ganz schlecht von dem Anblick.

Ein Kellner kommt an den Tisch. »Noch eine Bloody Mary, Sir?«

»Ja, bitte. Nur eine. Danach keine mehr.« Zander dreht sich zu mir und zuckt mit den Schultern.

Mit einem weiteren Bissen ist der Hamburger weg. Ich schaue auf das Reuben-Sandwich hinab – ein Berg von totem Fleisch auf meinem Teller.

»Isst du dein Sandwich nicht?«, fragt Zander.

»Mir ist nicht danach. Willst du es?«

»Wenn du es nicht isst …«

»Nein. Ich nehme nur ein bisschen Brot und Butter«, sage ich.

Er tauscht erneut die Teller aus.

»Zed, glaubst du, wir haben richtig gehandelt?«

Den Mund voller Reuben-Sandwich, hört er auf zu kauen und starrt mich an. Ich sehe zu, wie er schluckt und sich mit der Serviette den Mund abwischt. Dabei schmiert er sich einen roten Fleck auf die Wange.

»Was meinst du damit? Dass wir es Dean und Evie gesagt haben?«

»Nicht das. Wegen Desdemona …«

Er legt die Serviette ab und sieht aus dem Fenster.

»Ich meine, es ist schrecklich … was wir getan haben«, sage ich.

»Ich weiß, A. Ich bin ein elender Mörder …«, stößt er mit flackerndem Blick hervor.

»Du hast sie nicht ermordet. Im schlimmsten Fall war es Totschlag …«

»Dann bin ich eben ein Totschläger … Ich weiß, Arabella. Damit muss ich jetzt leben, Tag für Tag, für den Rest meines Lebens. Und danach komme ich wahrscheinlich auch noch in die Hölle.« Er schiebt den Teller weg.

Ich registriere, dass die Familie am Nebentisch die Köpfe dreht, um zu hören, worum es bei dem Gespräch mit den erhobenen Stimmen geht.

»Davon rede ich nicht«, sage ich.

»Tja, wovon denn dann?«

Ich lehne mich zu ihm hinüber und senke die Stimme. »Du weißt schon. Wegen der Leiche. Haben wir da das Richtige getan?«

»Was hätten wir denn sonst tun sollen? Sie der Polizei übergeben und mich von ihnen ins Gefängnis werfen lassen? Hätten wir das tun sollen?«

»Das sage ich ja nicht …«

Giovanni kommt mit einem breiten Lächeln an den Tisch. »Wie war Ihr Essen?«

»Sehr gut«, sage ich.

»Super, danke, Gio. Können wir dann die Rechnung bekommen, bitte? Meine Frau hat Kopfschmerzen.«

»Natürlich, Sir.«

»Reden wir lieber nicht mehr davon, Arabella. Wir haben uns die Suppe eingebrockt, jetzt müssen wir sie auch auslöffeln, okay?«

Ich nicke.

»Es ist geschehen, und wir müssen jetzt damit leben. Vielleicht haben die Leute im Haus gegenüber im Grunde gar nichts gesehen. Ich hoffe, wir hören nie wieder etwas von ihnen.«

Ich nicke und denke an die drei Tennisbälle, die ich in meiner Schrankschublade versteckt habe.

ARABELLA

Montag, 16. Dezember, Morgen

Der Wecker klingelt um sechs. Ich wache auf und stelle fest, dass Zander nicht neben mir liegt. Ich schlüpfe in meinen Bademantel und gehe hinüber ins Wohnzimmer. Zander steht draußen auf der Terrasse und raucht, in der freien Hand ein Drehbuch. Ich ziehe die Tür auf und gehe hinaus. Es ist noch dunkel, und er hat sämtliche Lichter auf der Terrasse angemacht.

»Morgen«, sagt er lächelnd und hebt den Blick.

»Was machst du denn so früh schon auf?«

»Ich habe heute Nachmittag das Vorsprechen. Für den Film, schon vergessen?«

»Ach ja. Der Spionagefilm?«

»Genau. Das ist heute. Nur noch zwei im Rennen.«

Ich gehe hinüber und umarme ihn. »Stress dich nicht.«

»Mir geht's gut. Und ich gehe gleich wieder ins Bett.«

Ich verlasse den Lift und gehe auf die Haupttür unserer Wohnanlage zu. Diesmal steht nicht Haraldo am Empfangstresen. Ich nicke dem anderen Mann zu, der neu sein muss. Als ich durch die Tür gehe, ruft jemand meinen Namen.

»Arabella?«

Dean kommt von drinnen auf mich zugelaufen. Sein Gesicht ist stark gerötet.

»Geht es euch gut?«, fragt er.

»Ja, und euch?«

Er zuckt die Achseln. »Ja, alles gut. Die Jungs sind wieder da.«

»Oh, gut!«, sage ich.

»Arabella, du weißt schon. Was passiert ist …«, sagt er und schaut auf seine Schuhe.

»Ich weiß«, sage ich.

Er sieht mich an. »Wir hoffen einfach, dass wir weiter Freunde bleiben können. Wir möchten nicht, dass sich daran etwas ändert …«

»Ja, geht uns genauso.«

Sein Gesicht leuchtet auf, und er lächelt.

»Es tut uns echt leid, dass wir so überstürzt aufgebrochen sind«, sage ich. »Zander ging es in letzter Zeit nicht so gut …«

»Ach, das verstehen wir doch. Tut uns leid, wenn wir ihn aus der Ruhe gebracht haben. Ich bin einfach froh, dass es euch gut geht. Super. Ich muss jetzt in die Garage …«, sagt er und zeigt nach hinten ins Haus.

»Ich muss zur U-Bahn. Bis bald«, sage ich und gehe in Richtung Tor. Ich durchquere den Vorgarten mit seinen zugeschnittenen Hecken. Das Tor schwingt automatisch vor mir auf, und ich winke der schwarzen Plastikkuppel an der Mauer zu, in der eine der Überwachungskameras verborgen ist.

Bei der Arbeit schaffe ich es, einen Berg Verwaltungskram abzuarbeiten. Im Handelssaal ist es ruhig. Es ist einer dieser späten Montage. Manchmal geht es da zu wie wahnsinnig, und ein andermal kommen die Kunden nur schleppend ins Büro. Die meisten aus unserem Team sind unterwegs bei Verkaufsgesprächen. Maxim und Kurt sind heute beide in Frankreich. Das gehört nicht zu meinem Gebiet, also muss ich nicht dabei sein. Was Maxim wohl für Gehässigkeiten über mich erzählen wird? Aber Kurt ist klug genug, um nicht alles zu glauben, was er hört.

Mir ist klar, dass die Ereignisse der letzten Tage eine Belastung für meine Aufstiegschancen bedeuten. Also nehme ich mir vor, mit mehr Engagement auf Kurt zuzugehen und ihm meine Ideen perfekt zu präsentieren. Er will, dass ich Erfolg habe, und wird mir helfen.

Ich habe einen guten Tag und verlasse den Handelssaal mit dem optimistischen Gefühl, dass ich eine Wende zum Besseren herbeiführen kann. Als ich aus dem Lift komme, stoße ich mit Maxim und Kurt zusammen.

»Oh, hi. Wie war die Besprechung?«

»Ist gut gelaufen«, sagt Kurt.

»Gehst du schon nach Hause?«, fragt Maxim.

»Lassen Sie sie in Ruhe, Max«, wirft Kurt ein. Er lächelt und zwinkert mir verstohlen zu. Heute sieht er noch attraktiver aus als sonst, mit der grauen Haarlocke, die ihm in die Stirn fällt.

»Okay, dann bis bald«, sage ich.

»Vergiss den Termin morgen früh bei Travers nicht«, sagt Maxim. Ich sehe mich um und fange einen giftigen Blick von ihm auf, den ich mit einem Lächeln quittiere.

An der Station Marble Arch steige ich aus der U-Bahn und gehe zu Fuß bis Holland Park, um mehr Schritte zu sammeln. In letzter Zeit habe ich meine Trainingseinheiten stark vernachlässigt. Als ich an Dr. Asllanis Praxis angelange, zeigt mein Handy, dass ich 11227 Schritte getan habe – also schon mehr als die zehntausend, die ich am Tag brauche, und auf dem Nachhauseweg werde ich noch weitere sammeln.

Wie gewohnt fragt mich Dr. Asllani, wie es mir seit unserer letzten Sitzung ergangen ist. Ich sage ihm, dass ich wegen des Wettlaufs um die Beförderung unter enormem Stress stehe. Er fragt, wie es mit Zander läuft, und ich sage gut.

»Und was ist mit dem Sex zu viert – hat das irgendetwas zwischen Ihnen und Zander verändert?«, fragt er, beide Hände um seinen schwarzen Stift geschlungen.

»Ich weiß nicht genau. Ich habe das Gefühl, dass wir etwas Schlimmes getan haben – wie ein Geheimnis –, aber dass dieses Geheimnis uns vielleicht sogar enger miteinander verbunden hat. Zugleich habe ich allerdings mehr und mehr das Gefühl, dass ich wegwill …«

»Warum betrachten Sie es als schlimm?«, fragt er und notiert sich ein paar Worte auf seinem Block.

»Es ist einfach, als hätten wir etwas Unverzeihliches getan – und wenn ich mit Zander zusammenbleibe, werde ich immer daran erinnert werden …«

Wir schweigen beide, während er sich mit der einen Hand Notizen macht und mit der anderen über seinen grau melierten Bart streicht.

»War es denn ein angenehmes Erlebnis – der Sex zu viert?«

»Wir haben es beide genossen. Aber wir wollen es keinesfalls wiederholen.«

»Warum nicht?«

»Wir wollen einfach nicht. Man weiß nie, auf wen man trifft – es könnte gefährlich sein.«

»Aber Sie haben gesagt, dass Sie sich bei Zander immer sicher fühlen, aufgrund seiner Statur … dass Sie sich ›beschützt‹ fühlen …«

»Ich fühle mich ja sicher bei ihm. Das ist wohl eines der Dinge, die mich an ihm angezogen haben. Wahrscheinlich hat der Raubüberfall etwas damit zu tun.«

»Raubüberfall?«

»Ich bin überfallen worden. Als ich angefangen habe, im Bankenviertel zu arbeiten, habe ich in einer Seitenstraße der Old Kent Road gewohnt. Eines Abends habe ich sehr lange gearbeitet, und ein Mann ist mir von der Bushaltestelle aus gefolgt. Er hat nach meiner Tasche gegriffen, und als ich mich gewehrt habe, hat er mir mit der Faust ins Gesicht geboxt und mir den Kiefer gebrochen.«

»Das ist ja schrecklich. Also sehen Sie Zander als eine Art Beschützer?«

»Nicht als Superhelden oder so, aber ja, er würde mich vor jeder Form von Gewalt beschützen … falls nötig.«

»Und ist der Sex zu viert in Gewalt ausgeartet?«

»Das habe ich nicht gesagt.«

»Vielleicht können wir darauf nächstes Mal näher eingehen«, sagt er und sieht auf die Uhr. »Unsere fünfzig Minuten sind um.«

Ich vereinbare mit Dr. Asllani, dass ich vor Weihnachten noch einmal zu ihm komme, und gehe zu Fuß nach Hause, um noch ein paar Tausend Schritte unterzubringen. Als ich unser Haus betrete, sehe ich, dass Haraldo wieder Dienst hat. Er löst sich von seinem großen Holztresen und kommt herüber.

»Guten Abend, Mrs Clayton. Wie geht es Ihnen? Die Gefriertruhe ist geliefert worden …«

Ich bleibe stehen.

»Gefriertruhe?«

Haraldo sieht verwirrt drein.

»Die Lieferanten von neulich haben Ihre Gefriertruhe wieder zurückgebracht. Sie haben gesagt, sie hätten sie repariert.«

»Was? Ich meine, wann?«, frage ich verlegen.

Haraldo läuft rot an. »Heute Nachmittag. Mr Clayton war nicht zu Hause. Also habe ich sie eingelassen. Sie haben sie wieder in den Raum gestellt, wo sie zuvor gestanden hat. Sie haben gesagt, Sie wollten sie dort haben.«

Ich gehe zu den Aufzügen, so schockiert, dass ich kaum den Boden unter meinen Füßen spüre.

Haraldo ruft mir nach: »War das falsch, Madam?«

»Nein. Ist schon gut.«

Der Lift trifft mit einem leisen Klingellaut ein, und ich steige in die Kabine. Ich klammere mich an den Handlauf in dem beengten Raum und frage mich, was das bedeuten soll. Ich kann nicht glauben, dass sie uns die Gefriertruhe tatsächlich zurückgebracht haben.

Der Lift stoppt im dritten Stock. Ich laufe zu unserer Wohnung und versuche aufzuschließen. Der Schlüssel zittert in meiner Hand und trifft nicht ins Schloss. Ich kann die Hand kaum ruhig halten. Endlich. Das Schloss dreht sich. Drinnen stürme ich sofort ins Gästezimmer und mache Licht. Das große weiße Gerät steht vor mir, überzogen von schwarzem Isolierband. Es ist eingequetscht zwischen Bett und Wand, genau wie zuvor. Doch irgendetwas an der Truhe selbst ist anders. Und dann fällt es mir ein: Der Unterschied ist das Geräusch. Sie brummt nicht. Das Kabel ist nicht eingesteckt. Spontan hole ich das nach. Augenblicklich ertönt das scharrende, mahlende Geräusch. Ich weiche zurück und verlasse den Raum. Dann schließe ich die Tür, lasse aber das Licht brennen.

Im Flur entdecke ich, dass die Wohnungstür noch offen steht. Ich schlage sie zu, gehe ins Wohnzimmer und rufe Zander an.

»Ja?«, höre ich ihn sagen. Es ist laut im Hintergrund.

»Wo bist du, Zed?«

»Ich bin im Pub.«

»Kannst du nach Hause kommen?«

»Ich bin hier mit dem Regisseur und den Casting-Leuten …«

»Zed, komm jetzt nach Hause!«

»Hey, geht's dir gut?«

»Ja. Aber komm einfach so schnell wie möglich nach Hause. Bitte.«

»Ich gehe gleich los. Bin in zwanzig Minuten da.«

Ich lege das Handy auf den Couchtisch und beschließe, mich nicht vom Fleck zu rühren, bis er zurückkommt.

Eine halbe Stunde später höre ich seinen Schlüssel in der Wohnungstür.

Er kommt herein, seine Miene alarmiert und ängstlich. »Was ist los?«

Ich laufe zu ihm, und er umarmt mich. Dann weicht er zurück und umfasst mit beiden Händen mein Gesicht.

»A, was ist denn los?«

Ich rieche Bier in seinem Atem, sein Blick ist verschwommen.

»Sie haben die Gefriertruhe zurückgebracht.«

»Was? Blödsinn!«

»Doch.«

»Wann?«

»Während du weg warst.«

»Die Gefriertruhe? Wo ist sie?«

»Im Gästezimmer.«

»Was?«

Er lässt mich los und stapft über den Flur.

»Arschlöcher!«, sagt er, als er die Truhe selbst in Augenschein nimmt. Er greift schließlich nach meiner Hand. »Warum haben sie sie zurückgeschickt?«

»Keine Ahnung«, sage ich.

»Warum tun sie uns das an?«

»Ich weiß es nicht.«

Da fällt ihm etwas ein. Er sieht aus, als hätte er einen Geistesblitz. »Wie sind sie denn überhaupt hier reingekommen?«, fragt er.

»Haraldo …«

»Ah, immer so verflucht hilfsbereit«, sagt er und starrt auf seine Hände. Ohne Blickkontakt aufzunehmen, fragt mich Zander: »Hast du reingesehen?«

»Nein, noch nicht. Ich habe nur den Stecker eingesteckt. Sie war nicht eingesteckt.«

»Das ist doch noch immer dasselbe Isolierband, oder?«, fragt er. Jetzt sieht er mich an. »Sollen wir nachschauen?«

Ich nicke. Und dann beginnen wir, das Isolierband abzureißen. Es macht ein ratschendes Geräusch, wenn es sich von der kalten weißen Fläche löst. Nachdem wir vorsichtig mehrere Streifen Klebeband abgezogen haben, wissen wir, wie es geht, und reißen den Rest im Eilverfahren ab. Als alles weg ist, stehen wir etwas außer Atem nebeneinander da.

»Willst du nachsehen?«, frage ich Zander.

Er sieht zu Boden und schüttelt den Kopf. »Kannst du es machen?«, fragt er.

Ich will eigentlich nicht hineinsehen. Die Vorstellung, dass sie seit zwei Tagen nicht ans Stromnetz angeschlossen war und ihr Inhalt sich deshalb erheblich verändert haben könnte, graust mich. Aber ich will auch nicht, dass Zander das sehen muss. »Möchtest du draußen warten?«

»Nein. Ich warte hier. Ich kann sie nur nicht ansehen«, sagt er, den Blick noch immer zu Boden gerichtet.

Schließlich hole ich tief Luft und hebe den Deckel. Der Anblick schockiert mich. Ich hatte alles Mögliche erwartet. Nur das nicht. Die Truhe ist leer. Ich stehe da und stütze mich mit den Händen auf ihrem Rand ab. Mir fehlen die Worte.

»Was ist da?«, ruft Zander mit panischem Unterton.

»Es ist okay, Zed. Du kannst hinsehen.«

Er hebt den Kopf und tritt näher zu mir. Seine Augen werden weit, und er blickt vom einen Ende der Gefriertruhe zum anderen. Ich registriere ein paar rote Blutflecken an der Stelle, wo Desdemonas Kopf gelegen hat.

»Was hat das zu bedeuten?«, fragt er schließlich.

Ich mache den Deckel zu und gehe hinaus. Er folgt mir, während ich schon Romeo anrufe. Wie gewohnt, meldet sich sofort die Mailbox.

»Was hat das alles zu bedeuten?«, fragt Zander noch einmal.

ARABELLA

Dienstag, 17. Dezember, Morgen

Es ist kalt, und mir gefriert der Atem vor dem Mund, als ich auf die Treppe zum U-Bahnhof Notting Hill zugehe. Aus den Augenwinkeln nehme ich eine Bewegung wahr. Als ich mich umdrehe, sehe ich hinter einer Säule jemanden stehen und winken. Ich ignoriere ihn und gehe weiter die Stufen hinab.

»Arabella!«

Ich wende mich um und erkenne Romeo. Er trägt eine schwarze Baseballkappe. Vor Angst und Wut werde ich ganz starr. Hatte ich doch zu hoffen gewagt, seine Visage nie wieder sehen zu müssen. Ich beschließe, ihn zu ignorieren und gehe einfach weiter. Meine Absätze klacken, sodass ich bei jedem Schritt denke, er folgt mir. Tapfer marschiere ich auf die Sperre zu. Dort ziehe ich meine Oyster-Card durch, woraufhin sie sich mit einem Klicken öffnet. Nachdem ich hindurchgegangen bin, wende ich mich um. Er steht am Fuß der Treppe und starrt zu mir hoch.

In der U-Bahn tue ich so, als würde ich die *Financial Times* lesen, indem ich sie vor mich halte, um mein

Gesicht zu verbergen. Was wollte er? Diesmal wirkte er regelrecht schüchtern. Früher lief er einfach auf mich zu und grapschte mich an. Natürlich hätte ich von ihm wissen wollen, warum sie uns die Gefriertruhe zurückgebracht haben. Dann fällt mir ein, dass das Einzige, wovor er sich wirklich fürchtet, die Polizei ist. Mir wird heiß unter meinem Mantel.

Ich falte die Zeitung zusammen, lehne mich zurück und schließe die Augen. Vielleicht fürchtete er, die Polizei würde mich beobachten. Aber warum? Vermutlich gibt es ein Problem mit der Entsorgung der Leiche. Erneut trifft mich die Erkenntnis, dass unser Leben in den Händen von Leuten liegt, über die wir rein gar nichts wissen.

Und das Schlimmste daran ist, dass wir absolut nichts dagegen tun können. An der Station Bank verlasse ich die U-Bahn. Ich renne erst die Rolltreppe und dann die Treppe hinauf und wälze dabei in Gedanken unentwegt meine Probleme. Natürlich könnte es ein Fehler sein, aber ich muss einfach wissen, was Romeo dort zu suchen hatte und was er will – die Spannung ist unerträglich.

Auf der vorletzten Stufe stolpere ich, Aktentasche und Zeitung fliegen mir aus der Hand.

»Alles in Ordnung, junge Frau?«, fragt ein Mann mit einer gelben Sicherheitsweste und hilft mir auf.

»Ja, vielen Dank.«

»Sie brauchen auch so einen!«, sagt er und klopft auf seinen gelben Helm.

»Ja.«

Er reicht mir Aktentasche und Zeitung und verschwindet die Treppe hinunter.

An meiner Hand ist Blut, und als ich nach unten sehe, stelle ich fest, dass meine Strümpfe am linken Knie zerrissen sind. Dabei haben wir jetzt gleich einen Termin mit einem Klienten. Pendler drängen sich an mir vorbei, rempeln mich an, allesamt in Eile auf dem Weg zur Arbeit.

Ich humpele zur Seite und betrachte mein linkes Knie. Es blutet, und unter den zerfetzten Strümpfen breitet sich bereits ein dunkelroter Bluterguss aus. Ich zücke mein Handy und tippe auf Wahlwiederholung. Romeo meldet sich sofort.

»Bist du komplett verrückt geworden?«

»Was?«

»Ich muss dich dringend sprechen.«

»Warum?«

»Etwas ganz Schlimmes.«

Ich sehe Maxim die Treppe heraufkommen, superpünktlich. Als er mich sieht, werden seine Augen zu kleinen Schlitzen.

»Ich muss dich sofort sprechen! SOFORT!«, herrscht Romeo mich an.

»Okay, wo?«, entgegne ich rasch. Maxim ist nur noch wenige Schritte entfernt.

»Wo du mich gesehen hast. Ich warte. Und sag deinem Mann, er soll auch kommen.«

Die Verbindung bricht ab. Ich nehme das Handy vom Ohr. Maxim steht neben mir.

»Was machst du denn da?«, fragt er.

»Wonach sieht es denn aus? Ich telefoniere.«

»Haha, sehr witzig. Gehen wir dann jetzt rüber zu Travers?«, fragt er.

Schon bei den ersten Schritten zucke ich zusammen. Der Schmerz fährt mir durchs Bein.

»Was hast du denn?«

»Ich bin hingefallen. Mein Bein tut weh.«

»Dann lass uns ein Taxi nehmen. Ist doch Unsinn, zu Travers rüberzuhumpeln. Wir kommen sonst noch zu spät.«

»Max, ich weiß nicht, ob ich überhaupt mitkommen kann. Ich habe mich verletzt. Ich glaube, ich gehe lieber nach Hause.«

Er funkelt mich an. »Das ist eine wichtige Besprechung. Du musst mitkommen.«

»Tja, ich kann aber nicht. Ich bin gestürzt und habe mich verletzt. Und ich gehe jetzt nach Hause.«

»Was ist denn eigentlich los mit dir in letzter Zeit?«

»Ich bin verletzt, Maxim. Kapierst du das nicht?«

»Nein. Da steckt noch mehr dahinter. Was ist los mit dir?«

Ich humpele an den Straßenrand und winke mir ein Taxi herbei. Als ich die Tür aufziehe, um einzusteigen, spüre ich eine Hand auf meiner Schulter.

»Arabella«, sagt Maxim. »Ich weiß, dass du irgendwie in Schwierigkeiten steckst. Vielleicht hattest du eine Affäre mit Romeo, oder Zander hatte eine Affäre mit Desdemona. Das ist mir egal. Aber du bist eine wandelnde Katastrophe. Überlass die Beförderung mir, und wir regeln dann alles später, ja?«

Er steht da, wartet auf meine Reaktion und glaubt offenbar ernsthaft, dass ich jetzt klein beigebe und sage: »Ja, Max, du hast recht. Nimm du die Beförderung, für die ich mich die letzten sechzehn Jahre abgerackert habe. Ich verdiene sie eigentlich gar nicht.«

Kalte Wut steigt in mir auf. »Diese Beförderung steht *mir* zu«, sage ich, »du mieses, hirnloses Arschloch!«

Ich steige ins Taxi, schlage die Tür zu und bin im ersten Moment begeistert von mir selbst, weil ich das letzte Wort behalten habe. Normalerweise hat er es.

»U-Bahn-Station Notting Hill«, weise ich den Fahrer an.

Als wir losfahren, sehe ich Maxim mit offenem Mund am Straßenrand stehen.

Ich rufe Zander an.

»Hallo?«, sagt er mit dumpfer Stimme. Er liegt noch im Bett.

»Zed, ich komme nach Hause. Wir treffen uns in einer halben Stunde im Costa Coffee in Notting Hill.«

»Warum? Was ist los?«

»Komm einfach, Zed. Ich kann es am Telefon nicht sagen.«

Das Taxi saust die London Wall entlang und biegt dann links ab, sodass die imposante Kuppel der St.-Paul's-Kathedrale in Sicht kommt. Ich überlege, was ich Zander sagen soll. Wenn ich es falsch ausdrücke, rastet er aus, und Gott weiß, was er dann anrichtet. Aber ich muss ihm sagen, was ich vermute, bevor wir Romeo treffen. Das Taxi passiert den wuchtigen grauen Bau des Old Bailey, des Zentralen Strafgerichtshofs. Oben auf der Kuppel thront eine Statue. Justitia nennt man sie. Sie ist blind, weil die Gerechtigkeit blind gegenüber deinem Status und deiner Herkunft ist. Ich denke an Desdemona und das traurige Leben, das sie geführt haben muss. Wahrscheinlich ist es das, was uns Romeo sagen will. Ich beginne zu weinen. Um sie, um mich selbst, um uns alle.

»Alles in Ordnung, junge Frau?«, fragt der Fahrer, während er mich im Rückspiegel mustert.

»Ja.«

Was soll ich ihm sonst sagen? Alles andere ist einfach unaussprechlich.

Zander und ich treffen uns im Costa Coffee und gehen dann zu der kleinen Ladenzeile neben der U-Bahn. Hinter einem der Pfeiler kommt Romeo hervor. Als wir uns nähern, tritt er einen Schritt zurück.

»Was zum Teufel ist los?«, sagt Zander.

»Sprich leise«, mahnt Romeo. »Vielleicht werden wir beobachtet.« Er schiebt uns hinter den Pfeiler.

»Was liegt an?«, fragt Zander erneut.

Romeo sieht erst Zander und dann mich an. »Wir stecken in Schwierigkeiten.«

»Was für Schwierigkeiten?«, fragt Zander und rückt näher an ihn heran.

»Sie wollen mehr Geld«, sagt er.

Zander packt ihn am Hals und presst ihn gegen die Wand.

»Zander, nicht!«, rufe ich.

»Sag ihnen, es gibt nicht mehr Geld …«

Eine Frau mit einem Kind im Kinderwagen schnappt erschrocken nach Luft, als sie an uns vorbeigeht.

»Alles gut …«, sage ich zu ihr.

Romeo ringt um Atem. Sein Gesicht sieht aus, als würde es gleich explodieren, seine Augen treten hervor.

Ich ziehe an Zanders Schulter. »Zed, bitte.«

Er lässt los. Romeo beugt sich vor, würgt und hustet. Da kommt mir der Gedanke, dass es wirklich besser für uns wäre, diesen Mann einfach zu töten, wie es Zander vorgeschlagen hat.

Romeo atmet durch und sagt: »Mach so was nie wieder! Ich versuche, euch zu helfen …«

»Wer sind diese Leute?«, frage ich.

»Albanische Mafia.«

»Mafia?«, fragt Zander.

»Sie kontrollieren das Sex-Business in London. Sie haben auch Desdemona nach London geschleust.«

Zander und ich wechseln einen Blick.

»Es sind dieselben Leute, die Desdemonas Leiche abgeholt haben. Sie war eines ihrer Mädchen.«

»Und warum hast du die Gefriertruhe zurückgeschickt?«, will Zander wissen.

»Ich habe sie nicht geschickt. Das waren sie.«

»Warum?«, frage ich.

»Es ist ein Symbol. Begreifst du nicht? Diese Leute arbeiten mit Symbolen.«

»Was für ein Symbol?«, frage ich.

»Es bedeutet, dass sie euch in der Hand haben …«

»Was redest du denn da?«, fragt Zander.

»Sie haben jetzt ihre Leiche. Also haben sie euch in der Hand.«

»Sie haben die Leiche. Also ist es jetzt ihr Problem«, sagt Zander.

»Nein. Weil nämlich deine DNA überall an ihrem Körper ist. Und ihre DNA ist auch in der Gefriertruhe. Ihr werdet es nie schaffen, alles komplett zu entfernen, verstehst du?«

Zander sieht mich erschrocken an. In meinem Magen rumort es. Es ist ein Gefühl, als stünden wir alle in einem Lift und rasten hinab in die Tiefen der Hölle.

»Verstehst du? Sie können die Leiche irgendwo ablegen und dann der Polizei mitteilen, dass du es warst. Und dann kommt die Polizei und findet die Gefriertruhe mit ihrer DNA.«

»Dann streiten wir es ab … und die Gefriertruhe können wir entsorgen«, sagt Zander.

Ich weiß, ich sollte das nicht fragen, doch ich kann nicht anders. »Wie viel wollen sie denn?«

»Sie wollen einen Haufen Geld …«

»Kommt überhaupt nicht infrage, A«, sagt Zander.

»Wie viel?«, frage ich.

»Eine Million Pfund«, sagt Romeo und weicht unwillkürlich vor einer erwarteten Attacke von Zander zurück. Doch es kommt keine Attacke. Zander scheint völlig baff zu sein – als hätte ihn die schiere Höhe der Forderung aus der Bahn geworfen. Mir erscheint die Forderung lachhaft.

»So viel Geld haben wir nicht …«, sage ich.

»Sie wissen, wo ihr wohnt. Sie haben eure Wohnung online geprüft und sagen, sie ist zwei Millionen Pfund wert. Ihr könnt ihnen die Hälfte eurer Wohnung geben.«

»Das ist verrückt!«, sage ich.

»Nein, ist es nicht. Die Albaner haben einen englischen Anwalt, der die Eigentumsübertragung vornehmen wird. Ihr könnt euch mit ihm treffen, dann erklärt er es euch. Wenn ihr die Hälfte eurer Wohnung abgebt, sind sie eure Partner, weshalb sie natürlich nicht wollen, dass es Ärger zwischen euch und der Polizei gibt. Denn dann fliegt der Deal auf und wird wegen Erpressung per Gericht annulliert, und sie stehen mit nichts da. Versteht ihr? Dadurch könnt ihr euch gegenseitig vertrauen. Der Deal ist fair, fifty-fifty. Es ist ein Bonus dafür, dass sie die Leiche sicher entsorgen. Und ihr behaltet die Hälfte der Wohnung. Versteht ihr? Ihr seid immer noch reich, und niemand wird je erfahren, was ihr gemacht habt.«

»Sag ihnen, dass wir uns darauf nicht einlassen. Und wenn ich dich je wiedersehe, erwürge ich dich, hast du mich verstanden?« Zander packt Romeo am Jackenkragen und zieht ihn zu sich her. »Verstehst du?«

»Ich sag's ihnen«, sagt Romeo und nickt.

Zander lässt Romeo los, legt mir einen Arm um die Schultern und führt mich davon. Unterwegs wird mir klar, dass wir eine schwache Verhandlungsposition haben. Die Albaner haben vorgelegt, sie wollen die Hälfte unserer Wohnung. Und wahrscheinlich haben sie recht in Bezug auf den Wert.

Der Regen durchnässt uns, bis wir zu Hause ankommen. Es dauert doppelt so lange wie sonst, weil ich mit dem verletzten Knie nur humpeln kann. Während ich mich in bedrücktem Schweigen die Straße entlangschleppe, geht mir auf, dass die Albaner uns nach und nach alles nehmen: unser Geld, unser Auto und jetzt unsere Wohnung. Es scheint keinen Weg aus dieser Qual zu geben.

Zu Hause gehe ich sofort ins Badezimmer und tupfe mir Desinfektionsmittel auf mein blutendes Knie. Die Schramme und der Bluterguss tun weh und sitzen direkt auf dem Knie. Es brennt. Dann klopft es, und Zander kommt mit einem Becher Kaffee herein.

»Alles okay? Keine Sorge, A. Wir geben ihnen gegenüber nicht nach. Ich finde einen Ausweg.«

Tief in meinem Inneren weiß ich, dass er machtlos ist.

ZANDER

Samstag, 28. Dezember, Morgen

Am Morgen warte ich in der Caramel Bar des Berkeley. Ich sitze drinnen, abseits der Fenster, nur für den Fall, dass zufällig ein Polizist vorbeigeht und hereinschaut. Der Raum ist praktisch das Vorzimmer des Marcus-Wareing-Restaurants. Es gibt dunkle Holztische und eine Wandtäfelung aus Eichenholz mit darin eingelassenen, goldgerahmten Spiegeln – opulent und diskret. Und genau das brauche ich: ein bisschen First-Class-Diskretion.

Ich hoffe, Dean hält den Mund, bis wir reden können.

»Darf ich Ihnen etwas bringen, Sir?«, fragt ein Kellner mit gegeltem Haar.

»Zwei Margaritas. Klassisch, mit Salz.«

Er nickt und verschwindet. Eine Doppel-Margarita: eine super Art, mein Konto für den Tag zu eröffnen. Ich brauche einen Muntermacher.

Die beiden Margaritas rutschen hinunter wie köstlicher flüssiger Honig, und zum Erstaunen des Kellners bestelle ich noch eine dritte. Das Prickeln und Kribbeln des Tequilas beschwingt mich bereits, als Dean eintrifft. Er scheint auf der Hut zu sein und behält den Mantel an, als wollte er jederzeit zu einem überstürzten Aufbruch bereit sein. Ich muss ihm an Weihnachten einen gehörigen Schreck eingejagt haben. Angesichts unseres unterschiedlichen Körperbaus ist das kein Wunder. Er mag ja groß sein, aber er hat keine Muskeln.

Okay, jetzt muss ich also entscheiden, wie ich mit ihm verfahre.

»Was ist los, Zed?«, fragt er, indem er Arabellas Namen für mich verwendet.

Ich ignoriere dieses kleine Ärgernis und komme auf den Punkt. Mir fehlt die Zeit, um herumzureden. »Hast du Arabella gesehen?«

»Nein. Seit Weihnachten nicht mehr. Warum? Was ist denn los?«

Der geschniegelte Kellner mit den auf Hochglanz polierten Knöpfen an der Jacke taucht neben uns auf. Wir heben beide den Blick.

»Kommen Sie in zehn Minuten noch mal«, sage ich, und er verschmilzt wieder mit dem Hintergrund.

»Pass auf, ich kann dir nicht viel sagen, du darfst es nicht wissen. Aber Arabella wird vermisst …«

»Vermisst?«, fragt Dean. Ein panischer Ausdruck tritt in seine Augen, und er zuckt zurück, als hätte ich Mundgeruch.

»Nein. Nicht in dem Sinn … Sie hält sich versteckt …«, sage ich.

»Wovor hält sie sich versteckt? Ich kann dir nicht

folgen, Zander.« Jetzt benutzt er nicht mehr meinen Spitznamen.

Ich kann dem Mann nicht alles anvertrauen – es könnte ihn in Bedrängnis bringen. Er ist schließlich Anwalt und hat seinen Verhaltenskodex. Wenn er zu viel erfährt, muss er uns vielleicht anzeigen. Das hat jedenfalls Arabella gesagt. Ich habe keine Ahnung, wie der Schwachsinn funktioniert.

»Dean, ich sage ja nur, falls du Arabella siehst, richte ihr bitte aus, sie soll mich unter der neuen Nummer anrufen, okay? Ich habe mein Handy verloren.«

»Aber wovor versteckt sie sich denn?«, fragt er noch einmal. Da kommt seine inquisitorische Seite, seine Anwaltsmentalität zum Vorschein.

»Das brauchst du nicht zu wissen. Sie versteckt sich, und ich auch …«

Mit verständnisloser Miene schiebt er sich die Brille mit dem schwarzen Gestell höher auf die Nase. »Und warum seid ihr nicht zusammen?«

Ich beuge mich vor. »Erinnerst du dich an das Problem mit dem Erpresser?«

»Ja, natürlich. Ich dachte, das hättet ihr geklärt …«

»Haben wir. Wir haben eine Abmachung getroffen. Aber dann ist alles schiefgelaufen. Man konnte ihm nicht trauen. Und jetzt werde ich von der Polizei gesucht.«

»Von der Polizei?«

In diesem Moment steht der Kellner wieder neben uns.

»Kommen Sie später wieder!«, herrsche ich ihn an.

Sein Gesicht wird puterrot. »Entschuldigen Sie, Sir.« Und schon ist er weg. Alkohol macht mich oft reizbar.

»Das mit der Polizei …«, flüstere ich. »Das weiß ich nicht genau. Aber ich habe Angst, dass der Erpresser versucht hat, sie auf unsere Spur zu bringen. Deshalb habe ich versucht, die Sache mit ihm zu klären. Den ersten Teil habe ich gestern geregelt. Mit Arabella habe ich abgemacht, dass wir uns verstecken sollten, bis ich alles bereinigt habe …«

»Sich verstecken? Das klingt verrückt …«, sagt Dean und knetet seine Finger.

»Misch dich nicht ein, okay? Ich bitte dich lediglich darum, Arabella auszurichten, dass sie mich unter meiner neuen Nummer anrufen soll, wenn du sie siehst. Ich habe eine gute und eine schlechte Nachricht für sie.«

»In Ordnung. Aber kannst du ihr denn keine E-Mail schicken?«

»Wir haben ausgemacht, dass es fürs Erste keine schriftliche Kommunikation zwischen uns geben soll. In der Zwischenzeit bringe ich alles ins Reine – es ist besser, wenn du die Einzelheiten nicht kennst … Aber es könnte Rückschläge geben. Deshalb würde ich es ihr gerne kurz auf dem neuen Telefon erzählen.«

Ein paar Minuten lang sitzen wir schweigend da. Ich sehe, wie er versucht, mit seinem klugen Kopf aus alldem schlau zu werden.

»Aber wo ist Arabella?«, fragt er schließlich.

»Das weiß ich nicht genau. Sie kann es mir nämlich

nicht sagen. Eigentlich müsste sie bei ihrem Vater in Devon sein. Aber ich weiß nicht, ob sie wirklich dort ist. Ich darf sie nicht anrufen. Und außerdem steht seine Nummer nicht im Telefonbuch.

»Dann ist sie also verschwunden?«

»Sie ist nicht verschwunden – vermutlich hat sie mir auf meinem alten Handy eine Nachricht hinterlassen. Aber das hab ich verloren, das hab ich dir doch schon zehnmal gesagt. Sie könnte sogar bei der Arbeit sein und versuchen, mit diesem widerlichen Maxim den neuen Managementplan umzusetzen. Du musst sie lediglich bitten, mich anzurufen, wenn du sie siehst. In der Zwischenzeit bringe ich alles in Ordnung. Okay?«

»Wie willst du das anstellen?« In seinen Augen steht die Angst. Ich erinnere mich vage daran, dass es ein ganz ähnlicher Ausdruck ist wie neulich an Weihnachten, als ich ihm die Hände um die Gurgel gelegt habe.

»Mach dir deswegen keinen Kopf. Ich habe schon angefangen. Besser, du weißt nicht, was wir vorhaben … Tu einfach, worum ich dich gebeten habe, okay? Wenn du uns helfen willst. Und halt dich ansonsten raus.«

Da ist etwas in seinen Augen, ein verletzter Blick. Doch da ist noch mehr, er ringt mit etwas. Womit? Er sieht sich erst im Raum um, blickt zur Decke und dann wieder auf den Tisch. Er schaut überallhin, nur nicht zu mir. Ich beschließe, ihn von seinem Elend zu erlösen.

»Spuck's aus, Dean. Sag mir, was du sagen willst. Ich verspreche, ich würge dich nicht wieder …«

Er schenkt mir ein kleines Lächeln, als glaube er, ich mache Witze. Aber ich mache keine Witze. Ich werde ihn nicht wieder würgen, solange er mir sagt, was er bisher verschweigt. Ich sehe ihm an, dass es ihn massiv belastet.

»Also, was zum Teufel liegt an?«

Er lehnt sich vor und beißt sich auf die Lippe, als wollte er ein Geständnis abgeben. Mein Blut gerät allmählich in Wallung. Als ich ihm versichert habe, dass ich ihn nicht wieder würgen würde, hatte ich gewissermaßen die Finger gekreuzt – zumindest in Gedanken. Tief in meinem Inneren weiß ich nämlich, dass ich für nichts mehr garantieren kann, wenn er mir etwas über sich und Arabella erzählt, was mir nicht gefällt. War es das? Nein, ich bilde mir bestimmt etwas ein. Das kann es nicht sein. Aber was ist es dann? Verdammt, diese ganze Geschichte hat mich paranoider gemacht als einen kommunistischen Spion in Washington zur Zeit des Kalten Kriegs. Er hebt beschwichtigend die Hände, die Handflächen zu mir gedreht. Instinktive Körpersprache, mit der er mir zeigt, dass er keine Waffen bei sich hat. Er will keinen Konflikt. Doch wenn er nicht bald auf den Punkt kommt, schlage ich ihn – unbewaffnet oder nicht.

»Also, Zed …«, sagt er, indem er erneut meinen Spitznamen benutzt. Er macht einen auf vertraulich mit mir. Und das stresst mich noch mehr. »An Weihnachten hatte Arabella eine Art Nervenzusammenbruch …«

»Ja, ich weiß. Ich war dabei, schon vergessen?«, sage

ich, obwohl meine Erinnerungen an Arabellas Zusammenbruch und diesen Tag im Allgemeinen angesichts des ganzen Alkohols, den ich mir einverleibt habe, vollkommen nebulös sind.

»Na ja, sie hat gesagt, dass ihr das alles über den Kopf wächst, weißt du?«

»Im Grunde ging es uns beiden so. Deshalb haben wir ja den Plan geschmiedet, dass sie nach Devon verschwindet und mich alles regeln lässt.« Ich nehme an, dass es so abgelaufen ist. Ich erinnere mich nicht konkret daran, aber ich schildere es Dean so, als wäre ich sicher, dass es so war.

Er nickt. Aber es ist ein ernstes, gönnerhaftes Nicken, begleitet von diesem langsamen Blinzeln. Er wartet nur darauf, dass ich ausgeredet habe, damit er mir sagen kann, wie der Hase wirklich läuft. Dass es keinen Weihnachtsmann und keine Zahnfee gibt. Er will mir etwas sagen, was ich übersehen habe, das weiß ich einfach.

»Tja, zu mir hat sie gesagt, dass sie sich überlegt wegzulaufen …« Er lehnt sich zurück, außer Reichweite, für den Fall, dass ich nach ihm schlage.

»Wegzulaufen?«, plappere ich nach wie ein Idiot.

Arabella wollte weglaufen? Wohin denn zum Teufel? Und warum? Okay, unser Leben hat sich allmählich in einen Höllenschlund verwandelt. Aber wir haben uns doch hindurchgekämpft, oder nicht? Das tue ich ja auch jetzt: alles für sie regeln.

»Wohin denn weglaufen?«, frage ich noch einmal.

»Das hat sie nicht gesagt, Zed. Sie hat nur gesagt, dass

sie am liebsten weglaufen würde. Als du dann gerade gesagt hast, dass sie verschwunden ist, habe ich mich eben gefragt … Bist du sicher, dass sie nicht weggelaufen ist?«

Woher soll ich wissen, ob Arabella weggelaufen ist? Warum sollte sie? Mir fallen zehntausend Gründe dafür ein. »Welchen Grund hat sie genannt?«, frage ich.

Dean weicht auf seinem Stuhl noch weiter zurück. Er will nicht näher bei mir sein als unbedingt nötig.

»Die doppelte Erpressung war zu viel für sie geworden …«

»Moment mal, doppelte Erpressung?«, frage ich, während mein Blut erneut in Wallung gerät.

»Ja. Sie hat gesagt, es gäbe zwei Erpressungen – die eine, die mit dir zu tun hat, und dann noch eine andere …«

»Warum hast du mir das nicht schon früher gesagt, Dean? Ich hoffe, du hast eine gute Erklärung dafür, sonst schlage ich den Tisch hier in Trümmer.«

Sein Gesicht ist auf einmal ganz weiß, so weiß wie sein Hemd. Ich habe diese Wirkung auf andere, wenn ich allmählich die Beherrschung verliere.

»Sie hat gesagt, dass noch jemand anders sie erpresst und du zum Teil davon wüsstest, aber nicht die ganze Geschichte.«

Er hat recht. Arabella versucht immer zu dosieren, was sie mir erzählt. Manchmal behandelt sie mich wie ein Kleinkind. Beschützt mich, wenn eigentlich ich sie beschützen sollte, verdammt noch mal. Das tut richtig weh. Ich fühle mich wertlos, sobald ich weiß, dass Arabella sich allein mit etwas herumgeschlagen hat. Ich bin der Mann. Normalerweise sollten Männer die unangenehmen Dinge regeln. Nicht die Frauen. Dann dämmert es mir. Über wen hat sie Informationen zurückgehalten? Ja, jetzt passt alles zusammen.

»Es kam einfach irgendwie heraus, als wir miteinander geredet haben«, sagt Dean.

Kam einfach irgendwie heraus? Tja, ewig schade für sie. Denn jetzt stattet ihnen Batman einen Besuch ab. Und er bringt keinen Kuchen mit.

Ich stehe auf. »Kannst du für meine Drinks unterschreiben? Ich habe Zimmer 303«, sage ich, leicht schwankend.

»Sicher. Wo willst du denn hin?« Dean schaut schon wieder beklommen.

Doch ich habe es nicht auf ihn abgesehen – diesmal nicht.

Ich gehe zur Kensington High Street und kaufe eine Dose Tennisbälle. Nachdem ich die Campden Hill Road hinaufmarschiert bin, vergewissere ich mich, dass vor unserem Haus keine Polizeiautos stehen. Die Luft scheint rein zu sein. Ich muss beinahe vierzig Minuten warten, bis jemand aus dem Haus gegenüber kommt. Eine alte Dame in einem eleganten Mantel, die sich beim Hinausgehen schwertut. Ich halte ihr die wuchtige Haustür auf, und sie scheint mir sehr dankbar zu sein – aber nicht so dankbar wie ich ihr. Ich laufe die

Treppe bis ins oberste Stockwerk hinauf. Ein Blick aus dem schmalen Fenster im Flur sagt mir ziemlich genau, welche Wohnung unserer gegenüber liegen muss. Ich klingele und warte. Die Tür wird von einer Frau Anfang vierzig geöffnet. Sie trägt einen engen marineblauen Pullover und abgewetzte Jeans. Sie ist attraktiv.

»Hallo?« Ihre Stimme klingt misstrauisch und ausländisch. Allerdings hat sie keine Kette vorgelegt. Ich könnte mich hineindrängen, wenn ich wollte.

Ich hole einen Tennisball heraus und zeige ihn ihr. »Ist das Ihrer?«

»Was?«

»Der Tennisball. Ich wohne im Haus gegenüber, und jemand hat Tennisbälle auf unsere Terrasse geworfen.«

Sie runzelt besorgt die Stirn. Als sie sich umblickt, sehe ich ein Teenagermädchen auf dem Sofa sitzen.

»Vielleicht spielt Ihre Tochter ja Tennis?«, frage ich und nicke zu dem Mädchen hin. Die Frau bewegt sich zur Seite, um mir den Blick auf ihre Tochter zu verstellen, als wäre ich ein Pädophiler oder so was.

Sie nickt. »Ja, das tut sie.«

Dann sagt sie etwas auf Französisch zu ihrer Tochter, es klingt wie eine Frage.

Ich höre die Antwort ihrer Tochter: »Non.«

Die Mutter stellt ihr noch eine Frage. Ich vermute so etwas wie: »Bist du sicher?« oder »Sagst du mir die Wahrheit?«

»Kann ich vielleicht kurz reinkommen?«, frage ich. »Ich glaube, Ihre Tochter …«

Ich sehe, wie sie ihr Bein hinter die Tür klemmt, für den Fall, dass ich versuche, mich an ihr vorbeizudrängen.

»Sie sagt, sie war es nieschd.«

Ich liebe diesen Akzent: »nieschd«.

»Hören Sie, es waren zwei Mädchen, die das gemacht haben. Sie haben Bälle mit einer Handynummer darauf herübergeworfen – ich habe sie in meiner Wohnung, falls Sie möchten, dass ich sie hole. Als meine Frau die Nummer angerufen hat, haben sie gesagt: ›Wir haben gesehen, wie Sie etwas auf der Terrasse gemacht haben, und wir beobachten Sie.‹ Seltsame Drohungen und dergleichen. Haben Sie zwei Töchter, oder hat Ihre Tochter eine Freundin, die spätabends bei ihr zu Besuch ist?«

Die Frau blinzelt. Das Ganze kommt ihr offenbar nur allzu bekannt vor. Sie sieht sich erneut um, als eine ältere Tochter das Wohnzimmer betritt. Die Frau sagt etwas Strenges auf Französisch, worauf die Tochter patzig antwortet. Die Frau wendet sich wieder mir zu. »Sie sagen, sie haben gesehen, wie vier Personen auf Ihrer Terrasse Sex hatten …«

Erleichterung überkommt mich, und ich hoffe, das ist alles, was sie gesehen haben. Ich frage mich, ob sie es sagen würden, wenn sie mehr gesehen hätten – wenn sie Desdemona tot auf unserer Terrasse hätten liegen sehen. Aber ich weiß nicht, wie ich das herausfinden soll.

»Hören Sie«, sage ich. »Meine Frau und ich und zwei Freunde haben im Whirlpool herumgeknutscht, das war alles … Ich verspreche, wir werden uns in Zukunft diskreter verhalten. Aber sagen Sie den beiden, sie sollen keine Tennisbälle mehr auf unsere Terrasse werfen. Sonst verständige ich die Polizei.«

Die Frau nickt. Ihr Gesicht ist rot angelaufen. Ich habe das Gefühl, dass sie, sobald ich gegangen bin, den beiden die Leviten lesen wird. Gut. Hauptsache, sie hören mit den Tennisbällen auf.

»Okay dann«, sage ich.

Sie seufzt. »Entschuldigen Sie«, sagt sie. »Es wird nieschd wieder vorkommen.« Ihr Akzent ist entzückend.

»Danke«, sage ich und verspüre zum ersten Mal ein Lächeln im Gesicht. »Ist ja nicht so wild.«

Sie schließt die Tür. Ich bleibe noch einen Moment lang stehen und höre, wie die Frau auf Französisch losbrüllt und die Mädchen sich mit erhobenen Stimmen verteidigen. Verzogene Gören. Es muss aufregend für sie gewesen sein, älteren Leuten anonym Angst einzujagen. Aber wenn *Maman* mit ihnen fertig ist, werden sie wahrscheinlich keine Bälle mehr zu uns herüberdreschen.

Das Geheimnis ist also aufgedeckt, der Fall gelöst und die Mission erfolgreich abgeschlossen – ein weiterer Punkt, der abgehakt werden kann, denn ich bin mir ziemlich sicher, dass sie Arabella nicht noch mal belästigen werden. Ich kann es kaum abwarten, bis endlich Silvester ist und ich es ihr sagen kann.

ARABELLA

Mittwoch, 18. Dezember, Morgen

Erneut verbringe ich eine unruhige Nacht. Der Vorschlag der Albaner geistert mir stundenlang durch den Kopf. Zander scheint gut zu schlafen und schläft noch, als ich ins Büro aufbreche.

Bei der Arbeit kann ich mich nicht konzentrieren. Ich gehe in einen kleinen Raum neben dem Handelssaal und zücke meinen Block. Dann versuche ich, die Situation zu analysieren, als wäre es eine Verhandlung – was es ja in Wirklichkeit auch ist. Ich teile die Seite durch einen Strich in der Mitte in zwei Hälften und schreibe oben links »Pro« und oben rechts »Contra« hin.

Dann überlege ich, aus welchen Gründen wir den Forderungen der Albaner nachgeben sollten: Zuallererst ist das die Tatsache, dass sie Desdemonas Leiche haben. Unter Pro schreibe ich: *1. DL.* Unter Contra schreibe ich: *1. Hören die Forderungen nie auf?* Spalte Pro: *2. Zanders Gesundheit.* Spalte Contra: *2. Keine Ahnung, wer sie sind, Vertrauenswürdigkeit.*

Ich denke über Romeos Worte nach – dass die Albaner, wenn wir ihnen die Hälfte unserer Wohnung übertragen haben, einen Anreiz hätten, alles unter Verschluss zu halten, weil die Abmachung vor Gericht gekippt werden könnte, denn schließlich wäre sie Teil einer rechtswidrigen Erpressung. Dies jedoch nur, wenn alles aufgedeckt wird, einschließlich der Wahrheit über Desdemona. Wir würden praktisch ein Joint Venture mit den Albanern eingehen, um zu gewährleisten, dass unsere Geheimnisse nie herauskommen. Es ist verrückt, aber vielleicht ist es die sicherste Option.

Unter Pro schreibe ich weiter: *3. Joint Venture mit den Albanern (gemeinsames Interesse).*

Die Tür wird aufgestoßen, und Maxim stürmt herein. Er hat kein Wort mit mir gewechselt, seit ich ihn gestern ein Arschloch genannt habe. Seitdem hat er einen respektvollen Abstand gewahrt, doch diese kleine Unterbrechung scheint nun vorüber zu sein.

»Was treibst du denn so heimlich hier drinnen?«, fragt er und sieht sich um, als könnte ich jemanden in der Ecke oder hinter der Tür versteckt haben. Er schaut auf meinen Notizblock, den ich rasch zuschlage.

»Was kann ich für dich tun?«

»Oh, ehrlich gesagt eine ganze Menge«, sagt er, zieht sich einen Stuhl heraus und setzt sich zu mir an den runden Tisch.

»Ich bin gerade beschäftigt, Maxim.«

»Ja, das hab ich gesehen. Arbeitest du an einer deiner berühmten Verhandlungstabellen? Was machst du eigentlich? Planst du, wie du mit mir verhandeln willst?«

»Das geht dich nichts an …«

»Tja, weißt du, unsere Situation ist eher wie ein Pokerspiel als wie eine Verhandlung. Die Situation zwischen dir und mir …«, sagt er, während er die Ellbogen auf den Tisch stützt und die Finger ineinander verflicht.

Ich lege meinen Stift ab, lehne mich zurück und verschränke die Arme. Am liebsten würde ich ihn hinauswerfen, aber ich spüre, dass er mir gleich einen seiner langen Vorträge halten wird, in dem er mir unabsichtlich einiges über seine Gedanken und seine Strategie verrät. Hybris ist ein zentraler Fehler bei einem Verhandlungsführer – es ist am besten, wenn man sein Ego außen vor lässt. Deshalb verhandeln Frauen meistens besser als Männer.

»Oh, bitte klär mich auf, Maxim. Ich interessiere mich brennend für deine Ausführungen zu unserer ›Situation‹.«

Er wirft mir sein schiefes Pseudo-Lächeln zu. »Sarkastisch wie so oft. Ich weiß, dass das deine Abwehrstrategie mir gegenüber ist. Aber in ein paar Minuten bist du bestimmt nicht mehr so selbstsicher, das garantiere ich dir …«

Er hält einen Moment lang inne und mustert mich eingehend. Er sucht nach Schwächen oder Unsicherheiten. Ich zeige keine. Mein sarkastischer Tonfall ärgert ihn, das weiß ich. Also tue ich es wieder: »Tja, Maxim, warum legst du nicht die Karten auf den Tisch, dann sehen wir ja, wer diese kleine Pokerrunde gewinnt …«

»Ja, aber weißt du, deine Selbstsicherheit ist komplett

unbegründet … Ist das das richtige Wort? ›Unbegründet.‹ Vielleicht eher ›irregeleitet‹. Ja, deine Selbstsicherheit ist sehr irregeleitet. Beim Pokern gewinnt nämlich normalerweise derjenige, der alle Asse in der Hand hält. Würdest du dem nicht zustimmen?«

Sein Lächeln wird breiter, sodass ich plötzlich das Gefühl habe, als stünde mein Stuhl auf einer dünnen Eisscholle, die im Schmelzen begriffen ist.

Ich schieße noch mehr Sarkasmus auf ihn ab. »Warum sagst du nicht einfach, was du zu sagen hast? Langsam klingst du wie ein Bond-Bösewicht.«

»Tja, ich weiß nicht, ob es schon mal einen Bond-Bösewicht aus Liechtenstein gegeben hat, aber wenn ja, übernehme ich die Rolle gerne.«

»Jedenfalls siehst du schon mal aus wie ein Bond-Bösewicht.«

Er beugt sich noch näher zu mir her und legt die Hände weit vor sich flach auf den Tisch. Jetzt sieht er aus wie ein Hund, der am Kopf getätschelt werden möchte.

»Weißt du, ich hab's jetzt endlich rausgekriegt. Letztlich war es gar nicht so schwer. Ich musste nur konzentriert nachdenken. In nicht mal einer Stunde intensiver Fokussierung hatte ich es geschafft.«

Ich spüre, wie das Eis unter mir rissig wird.

»Du blinzelst? Du spürst deine Verletzlichkeit …« Er fixiert mich mit seinem Blick. »Schau mich an, wenn ich zwei Worte zu dir sage.« Er sieht mir tief in die Augen. »Couples Encounters.«

Meine Fassade bricht zusammen. Das Blut schießt mir ins Gesicht, mir wird heiß und schwindelig. Auf einmal fehlt die Luft im Raum. Er ist eine Schachtel – eine winzige Schachtel, und ich sitze mit Maxim hier drinnen fest.

Er beobachtet mich mit gehässiger Freude, während ich um Fassung ringe. Ich denke an die Lektion, die ich in Brüssel gelernt habe: alles leugnen, egal was, wehre ihn einfach nur ab.

»Ich habe keine Ahnung, wovon du sprichst«, sage ich.

»Ich glaube doch ...« Er steht auf und geht zur Tür. »Weißt du«, sagt er, »ich hatte tatsächlich alle Asse. Ich habe nicht geblufft. Denk mal drüber nach ...« Ehe er verschwindet, steckt er noch einmal den Kopf zur Tür herein. »Ach, und deine Reaktion gerade hat alle meine Vermutungen bestätigt. Du pokerst nämlich nicht so gut, wie du glaubst, weißt du, Miss Bond?«

Offenbar ist er sehr zufrieden mit sich selbst, weil er in dieser Runde das letzte Wort behalten hat.

Ich halte den ganzen Druck nicht mehr aus, der von allen Seiten auf mich ausgeübt wird. Wenn ich doch nur einfach vor allem davonlaufen könnte – verschwinden und mich unerkannt irgendwo verstecken. Ich muss dringend mit jemandem darüber reden. Meine Welt ist dabei zu implodieren. Aber es gibt niemanden. Das wird mir verzweifelt klar. Zander steht zwar bereit, doch er nützt uns nicht viel. Ich erwäge, Dr. Asllani anzurufen, doch er würde mir keinen Rat geben, er würde nur dasitzen und zuhören. Ich weiß, dass alles an mir allein hängen bleibt. Mein Job ist lebenswichtig für uns beide – er finanziert uns. Wenn wir die Hälfte meiner Wohnung weggeben, werde ich meinen Job vermutlich dringender brauchen als je zuvor. Ich reiße mich zusammen und klappe den Notizblock auf. Es gibt noch etwas, was ich unbedingt erledigen will, ehe ich wieder zu meiner albanischen Verhandlungstabelle zurückkehre. Ich schlage eine neue Seite auf und schreibe oben hin: *Anti-Maxim-Plan*.

Als ich abends nach Hause komme, will ich unbedingt sofort mit Zander reden. Ich gehe durch die Wohnungstür und sehe seine Beine ausgestreckt auf dem Sofa liegen. Er scheint zu schlafen.

»Heya!«, rufe ich. Ich ziehe Mantel und Schuhe aus und gehe zu ihm ins Wohnzimmer, doch als ich ihn schüttele, regt er sich nicht. »Zander! Zander!«

Sein Gesicht ist kalt. Ich lege ihm die Finger an den Hals und spüre einen Puls. Ich schüttele ihn erneut. Er ist zwar bewusstlos, aber nicht tot. Unter dem Couchtisch liegt eine leere Flasche Bourbon. Maker's Mark – sein Lieblingswhisky. Die Schiebetür zur Terrasse steht weit offen, und ich registriere, dass es im Zimmer eiskalt ist.

Ich weiß nicht, was ich tun soll, also zücke ich mein Handy und rufe Evie an.

»Hallo, meine Liebe, wie geht's dir?«, fragt sie.

»Kannst du bitte raufkommen? Es ist etwas mit Zander. Ich habe Angst.«

Dean und Evie kommen sofort. Mit vereinten Kräften tragen wir Zander ins Bett. Als das geschafft ist, kehren wir ins Wohnzimmer zurück. Dean und Evie machen Kaffee für uns drei.

»Der arme Zander. Hatte er in letzter Zeit wieder Probleme? Was ist der Grund dafür?«, fragt Evie.

»Eigentlich ging es ihm zuletzt gut«, sage ich und nippe an meiner Kaffeetasse. Das heiße, bittersüße Getränk tröstet mich.

»Es ist nichts Besonderes passiert, was das jetzt ausgelöst hat?«, fragt Evie schuldbewusst, als wäre sie womöglich verantwortlich dafür, dass sich Zander bei dem Abendessen aufgeregt hat.

»Sag uns auf jeden Fall Bescheid, wenn wir etwas für euch tun können … Wir sind für euch beide da …«, sagt Dean.

Ich stütze den Kopf in die Hände. Am liebsten würde ich ihnen alles sagen, weiß aber genau, dass ich das nicht darf. Es würde alles nur noch schlimmer machen. Sie kommen herüber, setzen sich rechts und links von mir aufs Sofa und nehmen mich in die Arme.

»Keine Sorge, er erholt sich schon wieder«, sagt Evie und streicht mir übers Haar.

»Ich komm schon klar. Ehrlich«, sage ich.

»Soll ich heute Abend bei dir und Zander bleiben?«, fragt Evie. »Dean kann sich um die Jungs kümmern.«

»Nein. Ich komme zurecht.«

Sie schärfen mir ein, sie anzurufen, wenn ich sie brauche. Ich gehe ins Schlafzimmer und sehe noch einmal nach Zander. So etwas ist im Lauf der letzten Jahre schon öfter passiert. Wie er da so liegt, fast komatös, sieht er anders aus. Vielleicht ist das der böse Zander – der Zander, vor dem ich weglaufen will.

ARABELLA

Donnerstag, 19. Dezember, Morgen

Als ich aufwache, ist es bereits hell. Bis etwa drei Uhr morgens bin ich wach geblieben, um Zander beim Schlafen zuzusehen, aber jetzt ist er nicht mehr im Bett. Ich habe vergessen, meinen Wecker zu stellen, und nun ist es schon nach neun Uhr. Ich finde Zander rauchend auf der Terrasse und weiß, dass der gute Zander zurückgekehrt ist.

»Wie fühlst du dich?«

»Noch ein bisschen wackelig …«

»Was war denn gestern Abend los?«

»Null Ahnung. Ich hatte einen Drink und dann noch einen. Das Ganze ist meine Schuld. Wenn ich diese Website nicht gefunden hätte …« Er sieht mich an. »Es tut mir leid, A. Ich hab uns die Suppe eingebrockt …«

»Egal. Wir müssen sie nur auslöffeln. Die Sache durchstehen.«

»Ja, aber wie?«

»Da hab ich mir schon was überlegt …«

Zander und ich sitzen hinten in einem Taxi und halten uns an den Händen. Er hat sich in Anzug und Krawatte geworfen. Ich weiß nicht, warum – es ist Jahre her, seit ich ihn zuletzt mit einer Krawatte gesehen habe. Das Taxi saust durch die Southampton Row, dann in den Kingsway und passiert die U-Bahn-Station Holborn. Zu meiner Linken liegt die schmale Gasse, in der mir Romeo den Rucksack gestohlen hat. Seitdem ist vieles passiert, ein Albtraum, der immer schlimmer wird.

»Wäre vielleicht besser, wenn ich das Reden übernehme«, sage ich.

»Ja, klar«, sagt Zander, der noch immer ein bisschen groggy wirkt. »Wie viel dürfen wir ihm sagen?«

»Wir müssen darauf achten, sein Berufsethos als Jurist nicht zu kompromittieren. Im Finanzbusiness haben wir die gleichen Verpflichtungen …«

»Was für Verpflichtungen?«

»Wir müssen sämtliche verdächtigen Transaktionen wie etwa Geldwäsche der Polizei melden, selbst wenn es uns vertraulich mitgeteilt wird. Die Vertraulichkeitspflicht gegenüber dem Kunden deckt solche Transaktionen nicht ab.«

»Was ist mit Mord oder Totschlag?«

»Das weiß ich nicht … aber ich glaube, wir sollten lieber auf Nummer sicher gehen.«

Er schweigt. Ich teile seine Bedenken, doch ich sehe keine Alternative.

Wir biegen links ab und passieren Lincoln's Inn Fields zu unserer Rechten. Das große, parkartig angelegte Viereck inmitten all der Anwaltskanzleien und Gerichte ist eine Überraschung.

Das Taxi bleibt vor dem kleinen Eingangstor zu Lincoln's Inn stehen, und der Wachmann erklärt uns, wo die Kanzlei liegt. Die Grünflächen und die hübschen Backsteinhäuser mit dem Kopfsteinpflaster dazwischen verleihen der ummauerten Anlage ein Flair wie in einem Roman von Dickens und zugleich eine uralte, feierliche Autorität.

Wir betreten das Gebäude und werden gebeten, am Empfang zu warten. Die Büromöbel sind hell und modern, ein Kontrast zu der strengen, alten Holztäfelung. Eigentlich passt beides nicht richtig zusammen.

Dean kommt herausgelaufen; über Anzug und Krawatte trägt er seine Anwaltsrobe. Er sieht aus wie ein Strafverteidiger aus einem Gerichtsdrama der BBC.

»Hallo, hallo!«, sagt er mit entspanntem Lächeln. Er schüttelt Zander die Hand und küsst mich auf beide Wangen. Dabei zeigt er nicht das geringste Anzeichen von Verlegenheit nach dem abrupten Ende der Abendeinladung neulich. Zander scheint von alldem ein bisschen überwältigt zu sein.

»Hier entlang.«

In seinem Büro liegen überall Papiere herum. Der Raum hat eine hohe Decke und große Fenster, die auf den Rasen in der Mitte des Gebäudekomplexes hinausgehen.

»Das ist ja eine nette Überraschung. Leider habe ich

nur zehn Minuten Zeit. Ich muss in den Gerichtssaal … wie man sieht«, sagt er und zeigt auf seine schwarze Robe. »Setzt euch. Schön, dich gesund und munter zu sehen, Zed. Tee oder Kaffee?«

»Kaffee wäre super«, sagt Zander.

»Ich habe meinen eigenen Wasserkocher …«, sagt Dean und schaltet ihn ein. »Worum geht's denn?«, fragt er und setzt sich uns gegenüber hinter seinen Schreibtisch.

Mir fällt auf, dass Zanders Stuhl und meiner deutlich niedriger sind als der von Dean. Er überragt mich. Zander nicht, der ist zu groß.

»Wir stecken in der Klemme und wollten dich um Rat fragen«, beginne ich.

»Klemme?«, fragt Dean. Er lehnt sich vor, während sein Wasserkocher immer lauter gluckert.

»Ja. Wir wollen dich nicht mit den Einzelheiten belasten, aber einfach formuliert …« Ich schaue Zander an, und er nickt mir zu.

Das asthmatische Röcheln des Wasserkochers steigert sich zu ungeahnten Höhen.

»Ja?«

»Einfach formuliert: Jemand erpresst uns …«

Der Wasserkocher erreicht den Siedepunkt und schaltet sich mit einem Klicken ab, zugleich atmet Dean geräuschvoll aus. Mit gerunzelter Stirn starrt er in die Ferne. Dann springt er auf. »Kaffee für Zander und Arabella?«

»Für mich nichts«, sage ich und werfe einen weiteren

nervösen Blick auf Zander. Er streckt den Arm aus und drückt meine Hand.

»Milch, Zander?«

»Nein, danke – aber drei Stück Zucker.«

Dean gießt das dampfende Wasser in die Tasse, gibt den Zucker hinzu und rührt nachdenklich um. Er kommt herüber, gibt Zander die Tasse und setzt sich dann auf die Tischkante.

»Ich nehme an, das hat etwas mit dem Pärchen zu tun, von dem ihr uns erzählt habt?«

»Ja«, sage ich.

Er nickt. »Könnt ihr mir mehr dazu sagen?«

»Das möchten wir im Moment nicht ... Wir wissen auch, dass das nicht dein Gebiet ist ... Wir wollten nur ein paar Punkte mit dir abklären.«

Dean erhebt sich und geht zu dem Stuhl hinter seinem Schreibtisch.

»Zuerst einmal, kann man in juristischem Sinne irgendetwas tun, wenn man erpresst wird?«

»Tja, da hast du recht, das ist nicht mein Gebiet, aber Erpressung ist in England illegal. Wenn euch also jemand erpresst, müsst ihr die Beweise sammeln und euch professionelle Rechtshilfe suchen. Die Person oder die Personen, die das tun, könnten von den Behörden strafrechtlich verfolgt werden.«

»Aber würde das mit sich bringen, dass wir der Polizei offenbaren müssten, weswegen sie uns erpressen?«

Dean lehnt sich zurück, die Finger aneinandergelegt und zur Decke gerichtet, als würde er beten. »Ja, wahrscheinlich schon. Die Art der Drohungen würde sich ja wahrscheinlich auf die Handlung beziehen, die die Grundlage der Erpressung ist.«

Zander trinkt seinen Kaffee aus und stellt die Tasse auf dem Schreibtisch ab. »Dann würde unser Geheimnis also ans Licht kommen, wenn wir versuchen würden, die Person strafrechtlich verfolgen zu lassen?«

»Höchstwahrscheinlich. Ich meine, ich spreche hier nur als Freund zu Freunden. Ihr müsst euch unbedingt offiziell juristisch beraten lassen. Ihr müsst wirklich … Ich kann euch gleich mal ein paar Anwälte empfehlen …«

»Zweitens wollen wir dich nicht in eine ethisch heikle Lage bringen«, sage ich.

Dean setzt sich auf und beugt sich vor. »Wir sind Freunde … Vergesst das nicht …«

Ich schaue hinaus auf den grünen Rasen im Innenhof. Er wirkt wie ein Symbol der Freiheit. Ich wünschte, Zander und ich wären dort draußen im blassen Sonnenschein, sorglos und unbekümmert, frei von dieser Last. Dean wartet, dass ich etwas sage; er scheint den Atem anzuhalten.

»Okay, wenn wir etwas gemacht hätten. Etwas, das möglicherweise illegal war …«, sage ich.

Er runzelt die Stirn, und ich sehe, wie sein Blick einen Moment lang abschweift. Ich weiß nicht, ob ich es mir nur einbilde, aber ich glaube, ich sehe ihm an, wie er seine eigene Position überdenkt und sich fragt, ob es klug war, sich auf dieses Treffen mit uns einzulassen.

Dann sieht er mich wieder an. »Um welche Art von illegaler Handlung geht es denn eigentlich? Drogen?« Dean und Evie wissen über Zanders früheren Kokaingebrauch Bescheid.

»Das würden wir lieber nicht sagen«, antworte ich. »Aber wenn es das wäre, weswegen wir erpresst werden: Selbst wenn wir den Erpresser bezahlen würden, wie lange würde es dauern, bis die Polizei uns unsere Straftat nicht mehr anlasten kann? Gibt es so etwas wie eine zeitliche Grenze?«

»Auch das hängt davon ab, was für eine Straftat es war. Aber im englischen Recht kennen wir eigentlich keine Verjährung in dem Sinne wie in Europa oder in den USA. Soweit ich weiß, muss zum Beispiel die Polizei in Kalifornien sechs Jahre, nachdem eine Straftat verübt wurde, die Strafverfolgung einleiten. Aber hier haben wir keine gesetzliche Grenze. In der Praxis ist es allerdings so, dass ihr nach zehn oder mehr Jahren einwenden könntet, dass es Verfahrensmissbrauch ist, nach so langer Zeit Anklage zu erheben, und dass man nach einer so langen Zeitspanne kein faires Verfahren mehr zu erwarten habe … Hilft euch irgendetwas davon weiter?«, fragt er. »Ihr solltet euch wirklich konkret rechtlich beraten lassen.«

Im Büro ergreife ich die Initiative und bitte Maxim um eine Besprechung, abseits vom Handelssaal. Ich will die erste Phase meines Anti-Maxim-Plans in Gang bringen. Dabei muss ich realistisch sein und zugeben, dass ich weder die emotionale Energie noch den geistigen Freiraum habe, um beide Situationen zugleich zu bewältigen. Ich muss mir Luft verschaffen, bis ich die Sache mit den Albanern geregelt habe. Dann kann ich das mit Maxim klären. Aber ich muss es überzeugend vermitteln – ihn glauben lassen, dass er mich überraschen kann –, doch ich weiß bereits, welche Karten er spielen wird, noch ehe er angefangen hat.

Wir landen in dem winzigen Besprechungsraum mit dem runden Tisch. Maxims massiger Oberkörper scheint den Raum nahezu auszufüllen.

»Hast du über unser Gespräch von gestern nachgedacht?«, fragt er.

Ich nicke. Besser, ihn glauben zu lassen, dass ich in der Defensive bin – und so wenig wie möglich sagen.

»Hier ist mein Vorschlag für dich. Ich bin sicher, du wirst das Angebot attraktiv finden …«

»Schieß los!«

»Also, dir ist klar, wie das alles zustande kam?«, fragt er.

»Was?«

»Spiel keine Spielchen mit mir, Arabella.«

»Tu ich nicht. Beschreib mir einfach dein Angebot.«

»Okay. Wir wissen alle beide, warum du abgelenkt warst. Stimmt's? Diese beiden, Romeo und Desdemona, so ungewöhnliche Namen. Im Interesse der Firma und unserer Abteilung habe ich sie gegoogelt, um zu erfahren, wer sie sind und warum sie dich und Zander dermaßen unter Druck setzen. Weißt du noch, wie Zander im Zaika ausgerastet ist? Ja?«

Er sieht mich an. Zwingt mich dazu, seiner Logik zuzustimmen, eine klassische Verkaufsstrategie. Bring den Kunden dazu, deiner Logik Schritt für Schritt zu folgen, dann wird es schwerer für ihn, den Verkaufsabschluss zu verweigern.

»Weißt du es noch?«

»Natürlich weiß ich es noch, verdammt noch mal. Ich war ja dabei und musste ihm nachgehen. Weißt du das noch?« Ich tue so, als verlöre ich die Beherrschung, damit Maxim sich einbildet, er würde mir schwer zusetzen.

»Dann ist es ja gut. Jedenfalls hat mir das Kopfzerbrechen bereitet. Dass eine so wichtige Person aus meiner Abteilung …«

Er nennt es »seine Abteilung«, wo es doch in Wirklichkeit »unsere Abteilung« ist. Er übernimmt die Kontrolle über meinen Job und degradiert mich sozusagen im Vorübergehen. Ich lasse es zu, denn das ist Teil meines Plans. Mach ruhig weiter, Maxim, ich bin dir meilenweit voraus.

»Ich dachte, ich sollte mal schauen, ob ich dir helfen kann. Deshalb habe ich ›Romeo und Desdemona‹ gegoogelt, aber nichts gefunden. Na ja, massenhaft Zeug über Shakespeare, du weißt schon, *Othello* und *Romeo und Julia* – womit ich mich im Englischunterricht in der Oberstufe beschäftigt habe, ob du's glaubst oder nicht.«

Ich wusste, dass er das tun würde. Ihre Namen zu googeln war der nächste folgerichtige Schritt für ihn. Doch ich werde einfach so tun, als mache ich matte Versuche, ihn abzuwehren.

»Das ist ja alles sehr interessant, Maxim …«

»Ja, es ist interessant, und soll ich dir etwas noch viel Interessanteres erzählen?«

Er beugt sich vor, die Hände ineinander verflochten und kaum imstande, seine Erregung zu verhehlen. Er genießt das scheinbare Ungleichgewicht in unserer Beziehung – liebt das Gefühl der Überlegenheit mir gegenüber. Das ist sein Augenblick des Triumphs. Gleich wird er mir den Gnadenstoß versetzen.

»Etwas noch viel Interessanteres … Ich habe überlegt und überlegt. Und wie gesagt, nach einer Stunde intensiver Konzentration fiel es mir endlich ein. Ich meine, wer läuft schon mit Namen wie Romeo und Desdemona herum? Es müssen Pseudonyme sein, stimmt's? Wie zum Beispiel Stripperinnen … ›Destiny‹ oder ›Chyna‹ mit Ypsilon, weißt du?« Er starrt mich durchdringend an. »Namen, wie Stripperinnen sie benutzen oder auch Escorts? Also, dann habe ich gegoogelt: ›Romeo Desdemona London Escorts‹, und plopp! Auf meinem Bildschirm erschien ein Eintrag auf der Website Couples Encounters.«

Ich spüre, wie ich erröte. Ich wusste, dass diese Enthüllung kommen würde, aber es ist mir trotzdem peinlich. Egal, diese unfreiwillige Reaktion wird mein vorgetäuschtes Erstaunen über seine Entdeckung noch glaubwürdiger machen.

»Dass du rot wirst, sagt mir, dass du weißt, dass ich über alles im Bilde bin …«

»Na und?«, sage ich, indem ich weiter an meiner gespielten Abwehr festhalte.

»Zander hat einen flotten Dreier mit ihnen veranstaltet. Oder warst du es, die sich zu dritt mit ihnen vergnügt hat? Vielleicht habt ihr es sogar zu viert getrieben – egal, welchen Perversionen du frönst, geht mich nichts an«, sagt er und leckt sich die Oberlippe.

Das ist die kleine Gelegenheit, ihm etwas entgegenzusetzen.

»Sehr richtig, Maxim, das geht dich nichts an!«

»Es sei denn, sie tragen dazu bei, dass es in meiner Abteilung nicht mehr rundläuft …«

Er spricht schon wieder von »seiner« Abteilung.

»Weißt du, ich habe nämlich Buch geführt über deine Aussetzer in letzter Zeit …«

Er zieht ein gefaltetes Blatt aus der Brusttasche und schiebt es mir zu. Ich falte es auf: Er hat unter der Überschrift »Arabella Arbeitszeit« eine Tabelle aufgestellt.

»Hier findest du eine Auflistung deiner seltenen Anwesenheit bei Besprechungen, deiner Verspätungen und mysteriösen ›Krankheiten‹. Verstehst du, ich musste diesen ungewöhnlichen Schritt unternehmen und mir Einblick in dein Privatleben verschaffen, weil dein Verhalten die Abläufe in meiner Abteilung gestört hat. Aus deinem Schweigen schließe ich, dass du meiner Analyse zustimmst. Also, statt diese Peinlichkeit mit den Escorts aufs Tapet zu bringen, halte ich es für besser, wenn wir die Sache für uns behalten. Solange du einwilligst, dass ich die Abteilung leite und du meine Stellvertreterin bist, wird davon nie wieder die Rede sein. Kurt und der Vorstand brauchen nie etwas davon zu erfahren. Aber natürlich erwarte ich, dass du deine Angelegenheiten in Ordnung bringst und Zander vielleicht dazu überredest, eine Therapie oder so was zu machen … Dann können wir weiterarbeiten. Stimmst du mir zu?«

Er hat sich exakt so verhalten, wie ich es kalkuliert hatte. Damit kann ich leben – fürs Erste.

Nach der Arbeit fahre ich mit einem Taxi nach Hause, weil ich die U-Bahn nicht ertrage. Ich rufe Zander an, um mich zu vergewissern, dass bei ihm alles in Ordnung ist. Ich lege auf und lasse die Londoner Straßenszenen an mir vorüberziehen. Es gibt so vieles, woran ich denken muss.

Mein Telefon klingelt. Es ist Romeo. Ich gehe nicht dran. Kurz darauf ruft mich meine Mailbox an. Ich nehme den Anruf entgegen: »Pass auf, sie brauchen bis morgen eure Antwort. Ja oder nein. Ruf mich zurück.« Kurz und prägnant.

Ich habe das Gefühl, in einem Auto ohne Bremsen zu sitzen: Nichts ist mehr zu stoppen. Zumindest halte ich aber noch immer das Steuer in der Hand. Es ist an der Zeit, den nächsten Teil meines Plans umzusetzen.

Ich wähle Romeos Nummer.

»Hast du meine Nachricht bekommen?«, fragt er.

»Ja.«

»Was ist deine Antwort?«

»Wir wollen sie treffen«, sage ich.

ARABELLA

Freitag, 20. Dezember, Morgen

Als Erstes schicke ich Maxim eine Textnachricht und teile ihm mit, dass ich auch heute später komme. Weitere Munition für seine »Arabella Arbeitszeit«-Tabelle. Doch er glaubt, er hätte gewonnen, also wird er sich jetzt ein bisschen zurückhalten. Zander und ich frühstücken zusammen. Um elf Uhr brechen wir auf und beschließen, mit der Central Line nach Mile End zu fahren. Wir reden nicht viel. Wir haben bereits am Vorabend alles durchgesprochen und dann noch einmal heute Morgen.

An der U-Bahn-Station Mile End gehen wir hinüber zum Treffpunkt. Es ist kurz vor zwölf Uhr mittags, als wir am Black Penny eintreffen, einem dunklen, im viktorianischen Stil eingerichteten Pub mit Dielenboden und schummriger Beleuchtung. Drei alte Männer sitzen an einem Tisch in der Ecke und schweigen sich an. Ein junger Mann mit Stachelfrisur steht hinter dem Tresen und legt seine Zeitung beiseite, als wir hereinkommen. Sein Gesichtsausdruck sieht aus, als wüsste er, dass wir nicht hierhergehören. Er zeigt zur Seite und sagt: »Die

Treppe ist da.« Offenbar hat man ihn präpariert, nach uns Ausschau zu halten.

Ich gehe auf die Treppe zu. Zander legt mir eine Hand auf den Arm.

»Das gefällt mir nicht, A. Es kommt mir vor wie eine Falle …«

»Was sollen wir machen?«

»Ich regele das. Du bleibst hier unten. Wenn alles okay aussieht, hole ich dich.«

»Sie müssen mit uns allen beiden sprechen«, sage ich.

»Lass mich einfach mal nachsehen.«

»Okay.«

»Stell dich an die Tür, und wenn etwas schiefgeht, kannst du loslaufen und Hilfe holen. Und halt dein Telefon bereit, um notfalls die Polizei zu rufen.«

Ich gehe zurück in Richtung Tür, während mich der Barmann über den Rand seiner Zeitung hinweg beobachtet. Zander stapft die schmale Holztreppe hinauf. Unter seinem Gewicht knarren die Stufen. Ich ziehe mein Handy aus der Manteltasche, und Zander verschwindet außer Sichtweite.

Die drei alten Männer in der Ecke starren mich an. Wir hätten niemals hierherkommen sollen, denke ich. Es war ja der Plan gewesen, die Leute hinter Romeo zu treffen, die wahren Entscheider. Doch jetzt zweifle ich stark daran. Wenn es sich tatsächlich um die albanische Mafia handelt, warum habe ich Zander allein dorthin gehen lassen? Ich hatte geglaubt, sie bräuchten uns genauso sehr wie wir sie – doch jetzt bin ich mir da nicht mehr so sicher. Der Barmann hat seine Zeitung sinken lassen und lehnt nun mit dem Rücken an einem Pfosten. Mit verschränkten Armen sieht er mich an. Mir fällt auf, dass er mehrere Nasenringe hat.

Ich beschließe, Zander nachzugehen; es ist höchste Zeit.

Ich stürme also in den ersten Stock hinauf. Dort stehe ich vor drei Türen, von denen die eine als Herrentoilette gekennzeichnet ist. Aus dem Raum zu meiner Linken kommen Stimmen. Ich trete ein. Romeo sitzt flankiert von vier Männern am Kopfende eines langen Tischs. Es scheint dieselbe Crew zu sein, die auch die Gefriertruhe abgeholt hat. Einer von ihnen ist Ervin, der in unser Auto gestiegen ist. Zander steht direkt hinter der Tür. Vor Romeo auf dem Tisch liegt ein Schriftstück.

»Arabella, du bist mitgekommen?«, sagt Romeo.

Zander geht auf mich zu. »Der Boss kommt nicht …«

»Warum nicht?«, frage ich.

»Er will anonym bleiben«, antwortet Romeo.

»Dann wissen sie also, wer wir sind, aber wir wissen nicht, wer sie sind?«, frage ich.

»Leider ja …«, sagt Romeo.

Zander tritt einen Stuhl krachend gegen die Wand.

Die vier anderen Albaner springen auf. Romeo bedeutet ihnen, sitzen zu bleiben, und sie gehorchen. Offenbar hat Romeo das Sagen, solange der Big Boss nicht da ist.

Zander sieht sich das alles an und wendet sich mir zu. »Dann ist das alles reine Zeitverschwendung.«

»Es ist keine Zeitverschwendung. Nehmt das Dokument und schaut euch an, was sie vorschlagen«, sagt Romeo und schiebt uns die Blätter hin. »Wenn ihr es durchgelesen habt, können wir die nächsten Schritte ergreifen.«

Ich nehme das Dokument und quetsche es in meine Tasche.

»Das heißt nicht, dass wir zustimmen. Wir stimmen nicht zu …«, sagt Zander.

»Ihr wisst, dass ihr keine Wahl habt. Das hier oder Gefängnis, nicht wahr?«, sagt Romeo lächelnd.

»Du Arschloch«, sagt Zander und geht auf ihn zu. Romeos Kumpane springen erneut auf.

»Du kannst mich heute nicht attackieren, Zander. Du bist in der Minderheit. Du magst ja groß sein wie ein Bär, aber ein Fuchs ist viel schlauer. Jetzt ist Köpfchen gefragt, nicht Muskelkraft. Deshalb ist es nun deine Sache, Arabella. Ich empfehle dir, das Dokument zu unterschreiben …«

»Wenn wir uns das nächste Mal allein sehen, dann gnade dir Gott«, knurrt Zander.

Ich ziehe ihn am Arm. »Komm schon, Zed. Das ist doch Zeitverschwendung.«

Er funkelt die Männer noch einen Moment lang an. Romeo trägt nach wie vor dieses eiserne Grinsen zur Schau.

Ich ziehe erneut an Zanders Ärmel, und wir verlassen den Raum.

Draußen schnappen wir uns ein Taxi, das Zander

nach Hause bringen und mich unterwegs am Büro absetzen soll.

»Was meinst du?«, frage ich.

»Zeigen wir das Dokument doch Dean. Mal sehen, was er dazu sagt«, schlägt Zander vor.

»Ich glaube nicht, dass wir Dean noch mehr hineinziehen sollten. Außerdem ist es nicht sein Gebiet«, sage ich.

»Wir bitten ihn doch nur, sich das Dokument anzusehen. Weiter nichts.«

»Lass mich darüber nachdenken«, sage ich.

Bei der Arbeit versuche ich, mich auf die Liste der Kundenanrufe zu konzentrieren, die ich vor der Weihnachtswoche noch erledigen muss. Ich kann mich einfach nicht konzentrieren – jedes Mal, wenn ich überlege, wen ich anrufen soll, sehe ich Romeos oder Desdemonas Gesicht vor mir.

Auf der anderen Seite unseres Handelssaals registriere ich, wie Maxim mich anstarrt, sogar wenn er gerade mit einem Kunden telefoniert, und ich fühle mich wie eine kleine Maus, die von einem über ihr kreisenden Raubvogel ins Visier genommen wird.

Da spüre ich eine warme Hand auf meiner Schulter. Als ich mich umwende, sehe ich in Kurts lächelnde Miene.

»Haben Sie mal einen Moment Zeit?«

»Ja, sicher.«

Ich stehe auf, und Kurt gibt Maxim einen Wink, woraufhin er uns folgt. Wir gehen in Kurts Büro. Maxim und ich sitzen nebeneinander und mustern Kurt hinter seinem Schreibtisch.

»Okay, haben Sie sich schon miteinander verständigt?«

»Wir stehen kurz vor einer Einigung, nicht wahr, Arabella?«, sagt Maxim und dreht sich zu mir.

Ich nicke.

»Tja, ich hatte Ihnen ja gesagt, dass die Situation geklärt sein muss, bevor ich wieder nach New York fliege, und an Heiligabend geht mein Flieger zurück. Könnte das ein Problem werden?«

»Nein, das ist überhaupt kein Problem, oder, Arabella?«, fragt Maxim mit einem breiten Grinsen, während er mit Blicken Pfeile auf mich abfeuert.

»Nein, das müsste alles klappen, Kurt.«

»Okay, dann möchte ich den Managementplan für Ihre Gruppe bis Weihnachten haben. Er sollte von Ihnen beiden verfasst werden, und ich studiere ihn dann über die Feiertage. Am zweiten Januar bin ich wieder zurück. Dann können wir alles Weitere besprechen. Ist das in Ordnung für Sie beide?«

»Ja, den bekommen Sie, Kurt«, sagt Maxim selbstsicher und fährt sich mit den Fingern durch die Locken.

Als wir an unsere Schreibtische zurückkehren, ergreift Maxim das Wort. »Du hast keine Wahl, Arabella«, sagt er. »Darf ich davon ausgehen, dass du meinen Vorschlag akzeptiert hast?«

»Ich denke darüber nach, Maxim.«

Er packt meinen Arm so, dass es schmerzt. »Hör

mal gut zu. Bis jetzt bin ich nett zu dir gewesen. Aber nur, weil ich dich mag …«, sagt er und lässt den Blick zu meiner Brust schweifen. »Allerdings geht uns allmählich die Zeit aus. Du hast gehört, was Kurt gesagt hat. Wir haben noch bis Weihnachten, um ihnen den Managementplan zu schicken. Also musst du mir bestätigen, dass du meinen Vorschlag akzeptierst.«

Ich reiße mich los. »Ich habe gesagt, ich denke darüber nach.«

»Also, bis jetzt bin ich der Nette gewesen. Vielleicht möchtest du mal erleben, wie es ist, wenn ich ein Arschloch bin?«

»Das kann ich mir unschwer vorstellen, Maxim.«

»Gut so. Dann überleg dir mal Folgendes: Wenn du mir nicht bis Montag dein Einverständnis gibst, rufe ich bei Couples Encounters an und mache einen Termin mit Romeo und Desdemona aus, fünfhundert die Stunde. Das sind Peanuts. Ich finde alles heraus und gehe damit zu Kurt. Du hast die Wahl.« Damit stolziert er auf seine Seite des Schreibtischs hinüber.

Alle aus unserem Verkaufsteam starren mich mit besorgten Mienen an. Bei dem Lärm im Handelssaal können sie nicht gehört haben, was wir geredet haben, aber unsere Körpersprache muss ziemlich eindeutig gewesen sein.

Am Abend legen Zander und ich sanfte Musik auf und teilen uns eine Flasche Wein. Ich brauche das. Das zerknitterte Dokument liegt vor uns auf dem Tisch.

»Was sollen wir tun?«, frage ich.

»Ich begreife es nicht … Wenn sie die Leiche der Polizei übergeben, bekommen sie gar nichts …«

»Und Romeo wird verhaftet und des Landes verwiesen«, füge ich hinzu.

»Sie würden absolut nichts bekommen«, sagt Zander.

Ich versuche, mir ein entsprechendes Verhandlungsszenario auszumalen. Es wäre wie bei einem Kunden, der eines unserer Produkte braucht, sich aber weigert, es zu kaufen, weil ihm unsere Provision zu hoch ist. Dann bekommen wir zwar keine Provision, aber der Kunde auch nicht unser Produkt.

»Es ist eine Lose-Lose-Situation«, sage ich. »Also warum sollten sie das tun?«

»Vielleicht ist Romeo der albanischen Mafia egal. Wir zumindest sind ihnen *komplett* egal.«

»Aber was hätten sie denn davon, uns bei der Polizei anzuzeigen?«, frage ich.

»Sie wahren ihren Ruf. Wenn diese Typen Unterweltgangster sind, müssen sie zeigen, dass sie ihre Drohungen wahrmachen.«

Zander hat recht. Seine Analyse der Denkweise solcher Leute ließe die Möglichkeit einer Lose-Lose-Situation zu, nur damit sie ihren Ruf wahren können. Nicht zu fassen, dass ich hier sitze und versuche dahinterzukommen, wie man mit der albanischen Mafia verhandelt.

»Kommt darauf an, wer diese Leute sind. Bis wir sie treffen, haben wir keine Ahnung. Vielleicht sollten wir doch Dean bitten, einen Blick auf das Dokument zu werfen«, sage ich.

»Ich dachte, du willst ihn nicht weiter hineinziehen?«

»Na ja, er ist der Einzige, der uns eventuell helfen könnte«, entgegne ich.

»Scheiß auf die Typen. Wenn sie die Leiche tatsächlich noch irgendwo in einem Gefrierschrank liegen haben, dann sollen sie doch die Polizei verständigen. Wir können alles abstreiten. Sie haben weiter keine Beweise. Ich wette, Romeo würde sich aus dem Staub machen. Also stünde unser Wort gegen ihres.«

Zander hat gelegentlich solche Geistesblitze, die jedoch nie durchdacht sind. Es sind meistens Momente von übersteigertem Wagemut oder hemmungslosem Optimismus, die jeder Grundlage entbehren. Aber manchmal ist er sich so sicher, dass er mich ansteckt. Seine Haltung passt ja auch nur zu gut zu meinem Plan, nämlich Romeo massiver zuzusetzen.

Kurz nach zehn ruft Romeo mich an. Ich schalte den Raumlautsprecher ein.

»Habt ihr das Dokument gelesen?«, fragt er als Erstes.

»Nein«, sage ich.

»Warum nicht?«

»Weil wir es nicht unterschreiben.«

»Was redest du denn da? Dann übergeben sie die Leiche der Polizei. Zanders DNA-Spuren sind überall auf ihr. Seid ihr verrückt?«

»Na und? Sie können nichts beweisen. Okay, dass er sie getroffen hat, schon, aber weiter nichts …«

»Ich kann bezeugen, was Zander getan hat«, erwidert er.

»Ja, aber dann wird gegen dich auch ermittelt, und du musst das Land verlassen.«

Er scheint nachzudenken. Zander bedeutet mir, das Gespräch zu beenden.

»Seid ihr komplett verrückt? Weißt du, was diese Leute mit euch machen?«

»Was wollen sie denn machen?«, frage ich. »Verpiss dich, Romeo!«, sage ich zu meiner eigenen Überraschung. Ich beende das Gespräch und sehe Zander an.

»Gut gemacht.« Er umarmt mich. »Das war gut gespielt.«

»Es war leichter, als ich dachte«, sage ich. Meine Hand zittert, als ich das Telefon auf den Tisch lege.

»Du hast dich wacker geschlagen, A. Echt wacker. Damit hat er nicht gerechnet!«

»Ich sehe nicht ein, weshalb wir jedes Mal springen sollen, wenn er pfeift. Warten wir mal ab, wie sie reagieren.«

Später bekomme ich einen Anruf von Dr. Asllani.

»Hallo, Arabella. Ich melde mich, weil Sie gestern erneut einen Termin versäumt haben.«

»Tut mir leid, ich hatte zu tun.«

»Sie haben leider auch vergessen, telefonisch abzusagen. Wollen Sie jetzt mit mir sprechen? Die Sitzung am Telefon abhalten?«

»Ich kann jetzt nicht. Aber ich habe eine Frage an Sie.«

»Ja?«

»Erinnern Sie sich noch an die Geschichte von dem albanischen Escort-Pärchen, mit dem wir Sex zu viert hatten?«

»Ja … natürlich.«

»Wir haben Probleme mit ihnen. Sie erpressen uns und behaupten jetzt, die albanische Mafia habe die Finger im Spiel …«

Schweigen am anderen Ende – es ist schwer, mit ihm zu reden, wenn ich seinen Gesichtsausdruck nicht sehen kann. Am Telefon sind seine langen Schweigephasen noch quälender, als wenn ich ihm direkt gegenübersitze.

»Diese Leute haben die albanische Mafia erwähnt?«, sagt er schließlich. »Sind Sie sich da sicher?«

»Ja. Kann das überhaupt sein?«

»Arabella, das kann durchaus sein. Die albanische Mafia kontrolliert das Sex-Business in London. Das sind sehr gefährliche Kriminelle. Sie könnten in großer Gefahr sein. Ich rate Ihnen dringend, sich sobald wie möglich mit der Polizei in Verbindung zu setzen …«

ARABELLA

Samstag, 21. Dezember, Morgen

Der Wecker klingelt. Zander und ich schrecken gleichzeitig aus dem Schlaf.

»Was ist das?«, fragt er panisch.

Erneut ertönt das Geräusch, schrill und durchdringend. Mein Herz pocht.

»Es ist die Sprechanlage«, sage ich.

Ich springe aus dem Bett, laufe in den Flur und greife nach dem Hörer.

»Ja?«

»Entschuldigen Sie die Störung, Madam. Hier ist Haraldo. Wir haben hier einen Kurier mit einem dringenden Päckchen. Er braucht eine Unterschrift. Ist es in Ordnung, wenn ich für Sie unterschreibe? Oder wollen Sie selbst unterschreiben?«

Ich erwarte kein Päckchen und werde auf der Stelle misstrauisch. »Sagen Sie ihm, er soll warten. Ich komme runter.«

Ich kehre ins Schlafzimmer zurück.

Zander sitzt im Bett, die Decke bis zum Hals hochgezogen. »Was ist los?«

»Unten wartet ein Kurier mit einem Päckchen …« Ich schlüpfe in Jeans, Pulli und Schuhe. »Erwartest du irgendwas? Von deinem Agenten?«

»Nein. Es sei denn, es ist das vollständige Drehbuch für den Film«, sagt er. Seine Augen leuchten auf. Er greift nach dem Handy auf seinem Nachttisch und schaut aufs Display. »Keine Nachrichten.«

»Ich gehe runter«, sage ich.

»Soll ich mitkommen? Falls er es ist?«

»Nein. Haraldo ist ja da.«

Im Lift male ich mir aus, wie es wäre, wenn der Kurier das vollständige Drehbuch für den Film gebracht hätte und sie Zander die Rolle geben würden. Doch als ich im Erdgeschoss ankomme, packt mich die Angst.

Ein Mann in Lederkluft und mit Helm steht zusammen mit Haraldo neben dem Empfangstresen. Ein Motorradfahrer, den ich nicht kenne. In der Hand einen gepolsterten Umschlag

»Ah, Madam. Guten Morgen«, sagt Haraldo.

Der Motorradfahrer reicht mir das Kuvert. Ich nehme es, und er hält mir eine kleine elektronische Box mit einem Eingabestift aus Plastik hin. »Würden Sie bitte hier unterschreiben?«, sagt er mit beruhigendem Südlondoner Akzent.

Ich kritzele etwas auf das kleine Display. »Was ist es?«

»Keine Ahnung. Ein Brief oder so was.«

»Wer hat es geschickt?«

»Steht hinten drauf … Ich muss zur nächsten Zustellung, tut mir leid«, sagt er und hastet zur Tür hinaus.

»Alles in Ordnung, Madam?«, fragt Haraldo mit besorgter Miene.

Ich starre auf die Rückseite des Umschlags. Angst wallt in mir auf. Unter »Absender« steht: *Romeo und Desdemona. The Black Penny, Mile End.*

»Ja, alles gut, Haraldo.«

Ich steige in den Aufzug, das Päckchen in der Hand. Obwohl anscheinend nur Papiere darin sind, scheint es eine Tonne zu wiegen. Ob uns Romeo wohl noch einmal das Dokument geschickt hat, damit wir es unterzeichnen? Es war ein so gutes Gefühl, ihn gestern Abend zum Teufel zu schicken. Jetzt kommt es mir so vor, als wäre das eher ein Fehler gewesen.

Zander steht auf der Terrasse und raucht. Er dreht sich um und mustert mich mit diesem besorgten Hundeblick, den ich in letzter Zeit so oft an ihm gesehen habe.

»Was ist es?«, fragt er.

»Irgendwelche Dokumente von Romeo.«

»Schickt uns das Arschloch noch mal den Vertrag zum Unterschreiben?«

Ich zucke die Achseln.

Zander wirft die Zigarette zu Boden und tritt sie aus. Ich verkneife mir, ihn darauf hinzuweisen, dass er einen Aschenbecher benutzen soll.

»Sollen wir es uns drinnen ansehen?«, schlägt er vor.

»Ja«, sage ich. »Ich mache Kaffee.«

Während die Kaffeemühle ihren Lärm verbreitet, verfolge ich, wie Zander das Päckchen nimmt und Vorder- und Rückseite studiert.

»Er hat unsere Nachnamen herausgefunden«, sagt Zander.

»Das kann nicht besonders schwierig gewesen sein …«

»Können wir das gleich machen? Ich kann nicht länger warten«, sagt er.

Er greift sich ein Küchenmesser aus dem Messerblock. Eigentlich bräuchte er keines unserer besten Fleischmesser zum Aufschlitzen eines Plastikumschlags, doch irgendwie erscheint es mir angebracht, dass wir das Waffenarsenal unserer Küche benutzen, um an den Inhalt des Päckchens zu kommen. Er reißt das Plastik auf und zieht einen braunen Papierumschlag heraus. Ich nicke ihm zu, während er den inneren Umschlag aufschlitzt und hineinspäht. Sein Gesicht erstarrt.

»Zed, was ist es?«

Er schluckt und blinzelt dann ein paarmal.

»Zeig's mir!«

Er fasst erneut in den Umschlag und zieht ein paar DIN-A4-Blätter heraus. Ich sehe sofort, dass sie Bilder gedruckt haben.

Er breitet sie auf der Arbeitsfläche aus. Es sind insgesamt fünf. Das Erste, das ich in Augenschein nehme, zeigt Desdemonas Leiche auf unserer Terrasse. Es wurde vermutlich vom oberen Ende der Treppe zur Whirlpool-Plattform gemacht. Desdemonas Kopf ist zur Seite gedreht, daneben eine rote Lache. Das nächste Foto zeigt dasselbe Motiv, jedoch von der Seite, in Richtung unseres erleuchteten Wohnzimmers. Das Bild ist dunkel, aber es ist klar, dass es auf unserer Terrasse gemacht wurde. Man sieht nur Desdemonas Hinterkopf. Die Finger ihrer rechten Hand stehen nach oben, als hielten sie etwas Unsichtbares. Ich weiß noch, wie sie im Fallen mit den Fingern in die Luft gekrallt hat. Das dritte Bild wurde von ihrem Kopf aus in Richtung der Treppe zum Whirlpool gemacht. Im Hintergrund sieht man die Lichter der Wohnungen gegenüber. Das nächste ist ein Bild ihrer Leiche unter dem Laken. Neben ihrem Kopf ist bereits ein dunkler Fleck zu sehen. Das letzte Bild ist eine Großaufnahme ihres Kopfes. Ihre Augen sind offen, und die Wimperntusche läuft ihr übers Gesicht, als hätte sie schwarze Tränen geweint.

Wieder und wieder sehen wir die Fotos an, während das Wasser in der Espressokanne überkocht.

Mit zitternder Hand hebt Zander die Nahaufnahme von Desdemonas Kopf in die Höhe und starrt mehrere Sekunden darauf. Ich will ihm das Blatt wegreißen, doch er hält es fest im Griff.

»Zed? Lass los …«

Er antwortet nicht.

»Zed?«

Ich lege ihm meine Hand auf die Schulter – er wirft den Kopf zu mir herum, einen wilden Blick in den Augen.

»Zed …«, sage ich. Ich ziehe ihm das Foto weg und lege es wieder in den Umschlag. »Wir sollten die Bilder zerstören.«

»Was soll das bringen? Er kann noch mehr ausdrucken …«

»Wir wollen sie nicht in unserer Wohnung herumliegen haben.«

»Es spielt keine Rolle, jetzt hat er uns in der Hand«, sagt Zander und stützt den Kopf in die Hände.

Ich stehe auf und nehme die Espressokanne vom Herd. Dann stecke ich die anderen drei Fotos in den Umschlag und verstecke ihn zwischen den Kochbüchern auf dem Regal.

»Du hast nicht mitgekriegt, wie er die Bilder gemacht hat?«, fragt Zander.

Sein vorwurfsvoller Unterton bringt mich auf. Will er etwa mich für die Fotos verantwortlich machen?

»Nein, natürlich nicht.«

»Wann hat er sie denn gemacht?«

»Keine Ahnung. Ich erinnere mich nur verschwommen.«

»Offenbar hat er sie mit seinem Handy gemacht, als du nicht da warst. Nicht zu fassen, dass du ihn mit der Leiche allein gelassen hast.«

»Ich habe ihn nicht mit der Leiche allein gelassen.«

»Musst du aber – wie hätte er sonst die Bilder machen sollen?«

»Okay, ich habe ihn allein gelassen, aber ich musste etwas erledigen …« Ich denke krampfhaft nach. Wann war das passiert? Dann fällt es mir wieder ein. »Es war, als du ins Schlafzimmer zurückgegangen bist. Du bist ausgerastet.«

»Wie hättest du reagiert, Arabella? Ich hatte gerade einen Menschen getötet!«

»Das weiß ich. Ich sage ja nur, dass ich reingekommen bin, um nach dir zu schauen – um mich zu vergewissern, dass mit dir alles in Ordnung ist.«

»Dann ist es jetzt also irgendwie meine Schuld?«

»Es ist keine Frage der Schuld, Zed. Ich versuche mich lediglich daran zu erinnern, was passiert ist. Ich war mit dir im Schlafzimmer. Ich habe ›Totschlag‹ gegoogelt. Ich habe versucht, alles irgendwie zu begreifen. Wir standen beide unter Schock. Er war mit der Leiche allein auf der Terrasse. Da hat er dann die Fotos gemacht. Dann ist er reingekommen und hat um ein Laken gebeten, um sie zuzudecken. Ich habe ihm eines gegeben, und da hat er dann das zweite Bild gemacht – nachdem er sie zugedeckt hatte.«

Zander seufzt. »Was für eine Katastrophe – das alles …«

»Ich weiß.«

»Damit sind wir erledigt.«

Später kommt Dean vorbei. Wir sitzen zu dritt schweigend im Wohnzimmer, während er das vierseitige Dokument liest.

Als er fertig ist, nimmt er die Brille ab und sieht uns an. Ich glaube, ich habe ihn noch nie so besorgt gesehen. Seine sonst so gelassenen, klaren Gesichtszüge wirken zerknittert, und seine sonst so lockere Art ist einem düsteren Ernst gewichen.

»Habt ihr das alle beide gelesen?«, fragt er.

»Ja«, sage ich.

»Und ihr versteht, was da steht?«

»Wir sind keine Juristen …«, sagt Zander.

»Deshalb fragen wir ja dich«, sage ich.

»Dieses Dokument besagt, dass ihr einwilligt, die Hälfte des Besitzrechts an eurer Wohnung an eine in Panama registrierte Firma abzutreten, als eine Art Geschenk …«

»Ja. Wissen wir«, sage ich.

»Was ist das für eine Firma?«

»Besser, du kennst keine Einzelheiten, Dean«, sagt Zander.

»Aber die Wohnung ist mehrere Millionen Pfund wert. Ihr würdet der Firma mindestens eine Million schenken – vielleicht sogar mehr …«

»Ist das Dokument juristisch korrekt? Hat es das tatsächlich zur Folge? Ich meine, wenn wir es unterschreiben, schenken wir ihnen dann definitiv die Hälfte der Wohnung?«, frage ich.

»Ja. Dieses Dokument hat jemand mit juristischem Fachwissen aufgesetzt – so wie es aussieht, jemand mit Kenntnissen in Liegenschaftsübertragung und Stiftungsrecht. Das wird nicht billig. Sagt mal, wer sind diese Leute, die euch das antun?«

»Besser, du weißt es nicht«, sagt Zander erneut.

»Aber was veranlasst euch, auf einen solchen Vorschlag einzugehen? Das ist ja schrecklich.«

Wir sagen nichts dazu.

»Womit auch immer sie euch erpressen … Es kann doch keine Million Pfund wert sein, oder?«

»Wir wollen nicht darüber reden. Wir wollten nur wissen, was du von dem Dokument hältst. Ob es gültig wäre … wenn wir es unterschreiben«, sage ich.

»Es wäre gültig. Ich will nicht neugierig sein, aber habt ihr eine Hypothek? Dann müsste nämlich der Kreditgeber auch damit einverstanden sein.«

»Nein, wir haben keine Hypothek«, sage ich.

»Und in wessen Namen ist die Wohnung amtlich registriert?«, fragt er.

»Auf Arabellas Namen. Die Wohnung gehört ihr, sie hat sie bezahlt«, sagt Zander.

»Arabella, du würdest diesen Leuten eine Million Pfund schenken. Das solltest du nicht tun. Es muss doch einen anderen Weg geben?«

Zander und ich reagieren nicht.

Dean wirft das Dokument auf den Couchtisch und reibt sich die Augen. Dann sieht er wieder zu uns auf. »In was für Schwierigkeiten steckt ihr denn?«

»Das können wir nicht sagen, Dean. Wir möchten dich schützen«, sagt Zander.

»Es ist sicherer für dich, wenn du es nicht weißt …«

Dean richtet das Gesicht zur Decke, als hätte er mit einem schweren inneren Konflikt zu kämpfen.

»Okay, also, der Vertrag ist jedenfalls wasserdicht. Ich bin kein Experte auf diesem Gebiet. Aber er wurde von einem Profi formuliert. Von einem Anwalt. Bitte lasst euch beraten. Ihr müsst augenblicklich professionellen Rat einholen. Und damit meine ich noch heute. Ich kann euch die Namen von ein paar sehr guten Anwälten nennen – ich frage gleich bei meinen Mitarbeitern nach. Sie nennen euch dann die Namen von Leuten, die euch am Wochenende einen Termin geben können. Soll ich das machen?«

Ich sehe zu Zander hinüber. Er sitzt da, den Kopf gesenkt.

»Ja, bitte, Dean«, sage ich. »Nenn uns die Namen, sobald du kannst.«

Als Dean gegangen ist, verkündet mein Handy einen verpassten Anruf, eine neue Nachricht auf der Mailbox und eine Textnachricht. Die Textnachricht stammt von Romeo und lautet: SIE BRAUCHEN MORGEN ANTWORT. LETZTE CHANCE.

Der verpasste Anruf ist von Dr. Asllani. Ich wähle meine Mailbox an: »Arabella, hier ist Dr. Asllani. Was Sie mir von der albanischen Mafia erzählt haben, beunruhigt mich sehr. Ich gehöre selbst zur albanischen Community und weiß, wozu diese Leute fähig sind. Bitte rufen Sie mich an. Sie müssen unbedingt zur Polizei gehen, falls Sie das nicht schon getan haben. Entschuldigen Sie, dass ich Sie belästige, aber bitte rufen Sie mich an – es ist sehr wichtig. Auf Wiederhören.«

Ich lösche die Nachricht, denn ich kann es nicht ertragen, mit ihm zu sprechen. Seine Besorgnis ist rührend, aber was er gesagt hat, macht mich nur noch nervöser.

ARABELLA

Sonntag, 22. Dezember, Morgen

Da ich nicht schlafen kann, gehe ich ins Wohnzimmer und lege mich im Dunkeln aufs Sofa. Ich überlege, ob wir irgendeine Verhandlungsstrategie außer Acht gelassen haben. Aber sie haben die Leiche und die Fotos, die Desdemona mit uns in Verbindung bringen. Darauf sieht man sie tot in unserer Wohnung liegen. Die Polizei hätte leichtes Spiel, wenn sie erst die Leiche und dann die Fotos bekäme. Ganz zu schweigen von Zanders DNA auf Desdemonas Körper sowie ihrem Blut und ihrer DNA in unserer Wohnung.

Romeo wäre allerdings nach wie vor schuldig, sich an der Vertuschung von Desdemonas Tod beteiligt zu haben, und müsste das Land verlassen. Sein Leben hier wäre vorüber. Falls die Polizei auf den Plan träte, könnten wir erklären, dass wir erpresst wurden. Aber erpresst von wem? Wir kennen nicht einmal die Namen der Leute, die dahinterstecken. Wer sind diese Albaner? Wie viele von ihnen sind es? Wir wissen ja nicht einmal Romeos richtigen Namen. Das Einzige, was wir wissen, ist das, was im Internet auf der Website von Couples

Encounters steht. Und die Website gab es vor ein paar Tagen noch, denn schließlich hat Maxim sie gefunden.

Ich fahre das iPad hoch und suche nach der Website, doch sie erscheint nicht. Ich google sie erneut, doch vergebens. Romeo muss sie in den letzten Tagen gelöscht haben.

Dieser Nachweis für Romeos Identität steht uns also nicht mehr zur Verfügung. Das Einzige, was wir haben, sind die Ausdrucke von der Website, die Zander an dem Tag gemacht hat, als Romeo mich überfallen hat. Damit bleibt also die Frage, ob ich fremden Leuten die Hälfte meines Eigentums überlassen soll. Dann fällt mir Romeos Argument wieder ein: Wenn wir ihnen einen Teil der Immobilie übereignen, wären wir Partner, und sie hätten dann kein Interesse mehr daran, die Polizei mit hineinzuziehen, weil der Vertrag ungültig würde, sobald wir aufdecken, dass er unter Zwang oder im Rahmen einer Erpressung unterzeichnet wurde. Das ist der Kern der ganzen Situation. Wenn wir das Dokument unterzeichnet haben, haben sie keine Veranlassung mehr, zur Polizei zu gehen. Ja, im Gegenteil – sie würden sichergehen wollen, dass Desdemonas Tod nie ans Licht kommt, damit sie nicht ihren Anteil an meiner Wohnung im Wert von einer Million verlieren.

Die Wolken in meinem Geist lichten sich allmählich. Auf einmal erscheint es mir als vernünftiges Geschäft. Bin ich bereit, eine Million Pfund zu bezahlen, um Zander und möglicherweise auch mich selbst vor dem Gefängnis zu bewahren? Selbstverständlich. Das steht völlig außer Frage. Es ist ein fairer Deal. Nun ja, nicht gerade fair, aber angesichts der Umstände ist er nicht allzu schlecht. Vor allem wären Zander und ich dann frei. Die Albaner und wir wären dann Partner. Doch irgendwie waren wir das von dem Moment an, als wir eingewilligt haben, dass sich Romeo um die Leiche kümmert: Wir waren zuerst Partner von Romeo und dann von den Albanern.

Ich erkenne, dass die zentrale Frage darin besteht zu klären, ob das Geschäft mit den Albanern annulliert werden könnte, falls nachgewiesen wird, dass es Teil einer Erpressung war. Wenn das zutrifft und ich die Albaner davon überzeugen kann, wäre ihnen daran gelegen, die Sache unter Verschluss zu halten und Desdemonas Tod zu vertuschen.

Ich stehe auf und kehre ins Schlafzimmer zurück. Meine Gedanken erscheinen mir glasklar. Ich sehe einen Ausweg.

Zander schläft und gibt kleine Schnurrlaute von sich.

Das durchdringende Gellen der Sprechanlage reißt uns in aller Frühe aus dem Schlaf. Ich laufe durch den Flur und nehme den Hörer ab.

»Hallo Madam, hier ist Haraldo. Hier ist wieder ein Kurier mit einer Sendung für Sie.«

Ich begebe mich nach unten. Diesmal ist es ein anderer Motorradfahrer. Ich bestätige den Erhalt der Sendung mit meiner Unterschrift. Im Aufzug werfe ich einen Blick auf den Absender. Diesmal lautet er:

»Romeo, The Black Penny«. Das Päckchen fühlt sich fest an, als wäre etwas Hartes darin.

Als ich in die Wohnung komme, wartet Zander im Flur auf mich.

»Schon wieder eine Eilzustellung«, sage ich.

»Was?«

»Da ist etwas Hartes drin«, sage ich.

Zander nimmt es mir ab und betastet es. »Glaubst du, es könnte gefährlich sein?«

»Wie was zum Beispiel?«

»Keine Ahnung, irgendeine Vorrichtung …«

»Glaub ich nicht«, sage ich ohne rechte Überzeugung.

Wir gehen in die Küche und legen das Päckchen auf die Arbeitsfläche, wo wir es eine Weile anstarren. Der braune Umschlag ist mit schwarzem Isolierband verklebt. Das wirkt wie eine übertriebene Sicherheitsmaßnahme, ja schon leicht gestört. Wahrscheinlich ist es das gleiche Isolierband, mit dem Romeo die Gefriertruhe versiegelt hat. Hat er es deshalb benutzt? So oder so, es sieht bedrohlich aus.

»Was sollen wir tun, Zed?«

Er atmet hörbar aus. »Verflucht, machen wir es halt auf.«

Ich greife nach dem Päckchen, doch Zander zieht es mir weg. »Lass mich. Nur für den Fall der Fälle.«

Er bedeutet mir, ein Stück zurückzugehen, und schlitzt das Päckchen mit unserem schärfsten Messer auf. Dann sieht er hinein und wirkt erleichtert. Er zieht eine DVD in einer Hartplastikhülle heraus. Auf der einen Seite steht mit einem roten Marker geschrieben: *DVD FÜR POLIZEI*.

»Was zum Teufel ist das?«, fragt er.

Ich schüttele den Kopf.

Wir gehen ins Wohnzimmer. Zander schiebt die DVD in den Player, wir setzen uns aufs Sofa und starren auf den Fernseher.

Ein Bild erscheint. Es ist unscharf und fährt hinauf und hinunter. Alles ist weiß. Dann bewegt es sich zur Seite, ein geschlossener Vorhang erscheint, und man erkennt, dass das weiße Bild eine Wand zeigt.

»Was ist das?«, fragt Zander.

Das Bild bewegt sich erneut, und ein blasses Gesicht, umgeben von langen schwarzen Haaren, erscheint. Tote blaue Augen starren ins Leere. Der Deckel der Gefriertruhe steht offen.

»O mein Gott«, sagt Zander.

Ich schnappe nach Luft und schlage mir die Hand vor den Mund.

Das Bild wandert zur Seite: Zander und ich sind auf dem Bildschirm zu sehen. Wir blicken zu Boden, nicht in die Kamera und nicht auf Desdemona. Die Vorhänge sind die in unserem Gästezimmer.

»Drecksack!«, flucht Zander.

»Wie hat er das gefilmt?«, frage ich.

»Er muss eine Minikamera an seinem Blaumann gehabt haben oder so. Damit hat er uns gefilmt, als sie die Gefriertruhe abgeholt haben.«

»Also sind wir auf dem Film, aber Romeo nicht?«, frage ich.

»Sieht ganz danach aus. Dieser Mistkerl!«, faucht Zander und vergräbt das Gesicht in den Händen.

Kurz nach elf Uhr vormittags treffen wir in der Regent Street ein. Sonntags sind zu dieser Uhrzeit die Straßen menschenleer. Ich klingele an einer kleinen anonymen Haustür.

»Zweiter Stock«, sagt eine vornehme Männerstimme.

Die kleine Tür geht mit einem Summen auf. Wir stapfen eine dunkle, schmale Treppe hinauf und gelangen an eine Tür im zweiten Stock, die offen steht. Ich klopfe und stoße sie auf.

Ein kleiner, übergewichtiger Mann in einem dreiteiligen Nadelstreifenanzug kommt auf uns zu und streckt die Hand aus.

»Kenneth Charles, sehr erfreut.«

Wir schütteln uns die Hände. Er führt uns durch einen vollgestopften Raum mit drei Schreibtischen in ein kleineres Zimmer, wo sich überall Papiere und Akten stapeln. Ein halbrundes Fenster geht hinaus auf die Regent Street.

»Bitte nehmen Sie Platz«, sagt er.

Seine Haare sind schütter und grau, und er scheint über siebzig zu sein. Doch er wirkt dynamisch und hat lebhafte blaue Augen.

»Also, ich habe eine Abschrift des fraglichen Dokuments erhalten. Und ich würde Sie bitten, mir zu sagen, worum es bei der ganzen Sache geht …« Er sieht erst Zander und dann mich an.

»Ganz einfach«, sage ich. »Ich möchte die Hälfte meiner Eigentumswohnung einer Briefkastenfirma im Ausland schenken.«

»Ja. Das verstehe ich. Und warum wollen Sie das tun?«

Zander und ich wechseln einen Blick. Mr Charles' Augen leuchten gespannt auf.

»Jemand erpresst uns …«, stößt Zander hervor.

»Oh! Sie wissen, dass das eine Straftat ist. Sie sollten die Polizei informieren. Ich weiß nicht, ob ich da der richtige Ansprechpartner bin …«

»Wir haben etwas gemacht. Und wir wollen der Person, die hinter der Firma steht, eine Belohnung geben …«, sage ich.

»Ah, verstehe. Sie wollen mit diesem Geschenk einen Freund für seine Loyalität belohnen?«, fragt Mr Charles. »Ja, so etwas könnten Sie tun. Aber ich würde Ihnen wirklich dringend empfehlen, stattdessen zur Polizei zu gehen.«

»Wir müssen wissen, welche Folgen es hätte, wenn wir das Dokument unterschreiben. Ist es unwiderruflich?«

»Die Unterzeichnung der Schenkungsurkunde ist in jedem Fall bindend und unwiderruflich – Sie würden damit die Hälfte des Besitzrechts an Ihrer Immobilie dieser Gesellschaft überschreiben. Wollen Sie das wirklich tun?«

»Ja«, sage ich. »Aber ich habe noch eine andere Frage.«

»Ja?«, fragt er mit dem Hauch eines Lächelns, als spüre er, dass dies der eigentliche Grund für mein Kommen ist.

»Ich will wissen, ob … falls sich jemals herausstellen sollte, dass ich das … unter Zwang … unterzeichnet habe … im Rahmen einer Erpressung zum Beispiel … Ich sage nicht, dass es so ist, aber …«

»Aber rein hypothetisch gesprochen?«, fügt er hinzu.

»Ja, rein hypothetisch. Falls bekannt würde, dass es die Folge einer Erpressung war, würde der Vertrag dann damit ungültig werden?«

Er lehnt sich zurück und denkt nach, während er aus dem halbrunden Fenster auf die Regent Street schaut. Ich sehe Zander an, und er nimmt meine Hand.

Mr Charles wendet sich wieder mir zu. »Ja, ich glaube, es ist sehr wahrscheinlich, dass ein Gericht entscheiden würde, den Vertrag nicht anzuerkennen, wenn erwiesen wäre, dass er unter Zwang unterzeichnet wurde. Und Erpressung ist eine Art von Zwang.«

»Wenn ich also diesen Vertrag unterzeichne und später bekannt wird, dass ich ihn unter Zwang in Form von Erpressung unterzeichnet habe … dann wäre der Vertrag somit nichtig?«

»Höchstwahrscheinlich, meiner Meinung nach, aber dazu müsste ich mehr wissen, und es würde sich lohnen, juristischen Rat einzuholen, um es abzusichern. Ich kenne einige Anwälte, die diese Frage mit größerer Autorität beantworten könnten als ich.«

»Nein, das ist alles, was ich momentan wissen muss«, sage ich und drücke Zanders Hand.

Wenig später steuert Zander uns in Richtung Piccadilly. Wir gehen in die Rivoli Bar des Ritz. Der kleine Raum, ein im Art-déco-Stil eingerichtetes Schmuckkästchen, lässt mich staunen. Die mit glänzendem Kampferholz getäfelten Wände werden durch Lalique-Glaseinsätze aufgelockert, auf denen weibliche Akte abgebildet sind. In die Decke sind Kuppeln eingelassen, in denen reich verzierte weiße Glaslüster hängen. Zander scheint die Bar gut zu kennen und findet einen Tisch in einer ruhigen Ecke. Auf der einen Seite ist ein Fenster, auf der anderen eine große goldgefasste Glasscheibe mit Leda und dem Schwan darauf.

Ich fühle mich erleichtert, während Zander schweigsam ist. Eigentlich hätte ich erwartet, dass er sich einen Cocktail oder ein anderes hochprozentiges Getränk bestellt, doch das tut er nicht. Ich hätte nichts gesagt. Jedenfalls wirkt er niedergeschlagen.

»Was denkst du?«, frage ich.

»Ich glaube nicht, dass wir es tun sollten …«, sagt er und rührt sich Zucker in den Kaffee.

»Warum denn nicht?«

Er zuckt mit den Schultern.

Seine Stimmungen sind zurzeit so schwer zu interpretieren. Mir erscheint es als faires Geschäft – angesichts der Umstände. »Es bleibt uns nichts anderes übrig«, sage ich.

Er starrt in seinen Kaffee. »Ich will nicht, dass du ihnen die Hälfte der Wohnung schenkst. Sie gehört dir. Du hast sie verdient. Warum sollst du ihnen eine Million von deinem Geld geben? Um mich zu retten? Da würde ich lieber ins Gefängnis gehen, als es diesen Schweinen zu schenken.«

»Ich rette nicht nur dich. Ich rette damit auch mich selbst. An der Vertuschung habe ich mich genauso beteiligt.«

»Du könntest immer noch sagen, dass ich die Kontrolle verloren und meine Medikamente nicht mehr genommen habe. Dass du Angst vor mir hattest. Deine Arbeitskollegen könnten dich unterstützen und aussagen, dass ich bei dem gemeinsamen Abendessen durchgedreht bin. Wir sollten lieber zur Polizei gehen und ihnen genau erzählen, was passiert ist. Mit den Konsequenzen muss ich leben. Ich würde ihnen sagen, dass ich dich unter Druck gesetzt und dazu gezwungen habe. Dann würdest du bestimmt straffrei ausgehen. Ich kann einfach nicht hinnehmen, dass du dein Geld diesen Drecksäcken übergibst. Ich habe einen Fehler gemacht – unabsichtlich –, es war ein Unfall, aber jetzt muss ich dafür bezahlen, und ich bin auch dazu bereit … Ich will es.«

Ich bin völlig baff. Irgendwie reagieren Zander und ich komplett entgegengesetzt auf die Beratung. Ich frage mich, ob er überhaupt hingehört hat. Viel hat er nicht gesagt.

»Hast du gehört, was Mr Charles gesagt hat?«

»Ja, natürlich.«

»Was ich meine, ist, ob du auch die Konsequenzen verstanden hast?«

»Ja klar, Arabella. Ich bin nicht völlig blöd.«

»Das sage ich ja nicht. Ich sage nur, wenn wir das tun … Es ist eben eine Möglichkeit, das alles hinter uns zu lassen. Wenn wir ihnen die Hälfte der Wohnung geben, haben sie einen Anreiz, alles unter Verschluss zu halten, denn wenn ans Licht käme, dass ich unter Zwang unterschrieben habe …«

»Ich habe gehört, was er gesagt hat, Arabella! Ich will nicht, dass du ihnen die Hälfte deiner Wohnung gibst, okay?«

»Es ist nicht meine Wohnung, Zed. Es ist unsere. Sie ist auf meinen Namen registriert, weil ich sie vor vielen Jahren gekauft habe, aber es ist unsere. Unser Zuhause. Deines und meines.« Ich schaue in mein Glas.

Zander erhebt sich von der anderen Seite des Tischs. »Liebling, ich habe dich nicht verdient. Wirklich nicht …«, sagt er und küsst mich auf den Kopf.

Ich lege meine Hand auf seine, als er mich umarmt.

Als ich nach Hause komme, schicke ich Romeo eine Textnachricht: Wir sind bereit. Wo? Wann? Ich gehe auf der Terrasse auf und ab, trinke Kaffee und warte auf eine Antwort. Zander sieht fern und scheint sich mit unserer Entscheidung abgefunden zu haben. Ich schaue zum obersten rechten Fenster im Haus gegenüber. Es brennt kein Licht. Ich hoffe, dass es Ausländer sind, wie so viele Leute hier im Viertel, die über Weihnachten nach Hause gefahren sind.

Nach fast einer Stunde erhalte ich eine Antwort: TREFFEN MORGEN. DETAILS FOLGEN. LETZTE CHANCE!

Er sagt immer »LETZTE CHANCE«. Diesmal habe ich allerdings das Gefühl, dass wir dem Ende der Sache wirklich näher kommen.

ARABELLA

Montag, 23. Dezember, Mittag

Den ganzen Tag bei der Arbeit sehe ich immer wieder auf mein Handy und halte Ausschau nach einer Nachricht von Romeo. Im Handelssaal ist es ruhig. Nur ein Viertel der Belegschaft ist anwesend, denn die meisten Händler und Verkäufer sind bereits in den Weihnachtsferien.

Bei uns in der Verkaufsabteilung sind noch zwei unserer Junior-Assistenten und Maxim anwesend. Gegen Mittag schlüpft er in sein Jackett und kommt zu mir herüber.

»Ich habe den Managementplan weiter ausgearbeitet und ihn dir gemailt. Sag mir Bescheid, ob das so okay ist. Kurt will, dass wir ihn alle beide unterschreiben …«

»Geht klar, ich werfe einen Blick darauf.«

Er dreht meinen Stuhl zu sich her.

»Was zum Teufel …«

»Du hörst mir nicht zu. Wir haben nicht viel Zeit, okay?«

»Ja, ich hab's kapiert, Maxim.«

»Ich brauche deine Antwort bis heute Abend, wegen der Beförderung.«

»Ich bleibe heute sehr lange, weil ich den Bericht über die Kundenaktivität fertig machen muss. Ich schau's mir an.«

Er sieht mich finster an und schiebt seine Hornbrille höher die Nase hinauf. »Gut, in Ordnung, dann …« Er geht.

Ich schaue mir den Managementplan an, wann ich will – nicht, wann er will.

Ich greife zum Telefon und rufe Zander an.

»Irgendwelche Neuigkeiten?«, fragt er.

»Noch nicht.«

»Dieses Arschloch hält uns ganz schön hin«, sagt er.

»Ich weiß.«

»Wenn du etwas hörst, sag mir Bescheid.«

Der Handelssaal leert sich schon früh.

Sogar Maxim packt um vier Uhr seine Sachen zusammen und kommt zu mir herüber. »Hast du ihn dir schon angesehen?«

»Nein, Maxim. Ich habe gesagt, dass ich es heute Abend mache.«

»Gut, dann mach es aber auch wirklich.« Er sieht sich in dem leeren Handelssaal um und geht davon.

Ich habe den Managementplan bereits überarbeitet, aber ich werde ihn Maxim nicht schicken, weil ich die Sache hinauszögern will. Wenn ich die Romeo-Situation geklärt habe, kann ich mich auf Maxim konzentrieren. Deshalb beabsichtige ich, den Bericht heute Abend so spät wie möglich abzusenden.

Ich arbeite an den Berichten über die Kundenaktivität, die Kurt angefordert hat, und hole mir zwischendurch einen Kaffee und einen Schokoriegel aus dem Automaten. Mittlerweile bin ich die einzige Person auf der Etage, abgesehen vom Reinigungspersonal, das Reihe für Reihe den Teppich zwischen den Handelstischen absaugt.

Kurz nach 22 Uhr bekomme ich eine Nachricht: KOMMT UM 11:30 UHR INS PUB. ZANDER UND DU.

Um mich zu vergewissern, simse ich zurück: Welches Pub?

Die Antwort lautet: DU KENNST ES.

Ich nehme an, er meint The Black Penny. Doch aus irgendeinem Grund will er den Namen nicht nennen. Ich will es genau wissen und simse: Wo wir schon mal waren?

JA. KOMMT NICHT ZU SPÄT. SIE KOMMEN AUCH.

Der letzte Teil ist ziemlich unklar, doch ich nehme an, dass er damit die Mitglieder der albanischen Mafia meint. Das ist gut – darauf habe ich gehofft. Es ist immer besser, die Entscheidungsträger zu treffen statt Mittelsmänner wie Romeo.

Ich schicke Maxim den überarbeiteten Managementplan. Seinen Vorschlag, dass er die gesamte Kontrolle über die Gruppe übernimmt, habe ich dahingehend abgeändert, dass die Bereiche, für die wir zuständig sind, 50:50 aufgeteilt werden. Das wird ihm nicht gefallen – und das ist auch gut so.

Zander holt mich mit dem Taxi ab. Ich zeige ihm die letzte Nachricht, die ich von Romeo erhalten habe.

»›Sie kommen auch‹«, liest er. »Was zum Teufel soll das denn heißen?«

»Es hat etwas mit den anderen Albanern zu tun«, sage ich.

Zander schaut nachdenklich, während das Taxi aus der Londoner City in Richtung Mile End fährt.

»Lass uns einfach das Dokument unterschreiben und dann wieder abhauen«, sage ich.

Ich sehe, wie er etwas aus der Tasche zieht. Es glitzert, als wir eine Straßenlampe passieren. Er schiebt es über seine Hand und beugt und streckt mehrmals die Finger.

»Was ist das?«

»Eine kleine Absicherung …« Er zeigt mir das um seine Faust geschlungene Metallteil. Seine Züge werden hart. »Ein Schlagring. Für den Fall, dass die Sache aus dem Ruder läuft.«

»Die Dinger sind illegal, Zed. Wo hast du den her?«

Er schüttelt den Kopf. »Illegal? Müssen wir uns darüber noch den Kopf zerbrechen? Wir überschreiben gleich die Hälfte unseres Zuhauses der albanischen Mafia. Wir sind schon lange jenseits von legal. Das Ding hab ich aus einem Kampfsportladen in Soho. Ich hab gefragt, ob sie was haben, das nicht direkt erlaubt ist. Dann haben sie mir für vierzig Pfund das hier verkauft.«

»Tu es weg, Zed, bitte. Wir wollen nicht noch mehr Ärger.«

Seufzend steckt er es in die Manteltasche.

»Mach heute Abend keinen Ärger …«

»Mach ich nicht – aber wenn sie uns irgendwie dumm kommen, raste ich aus.«

Das Taxi hält vor dem Black Penny. Drinnen brennt kein Licht. Das Haus wirkt tot. Zander und ich wechseln einen beklommenen Blick, ehe wir aussteigen. Ich bezahle den Fahrer, während Zander zur Eingangstür geht. Sie ist abgesperrt.

Er dreht sich zu mir um.

»Mal mit Klopfen probieren?«, sage ich.

Er schlägt ein paarmal gegen die Tür und späht dann durch das darin eingelassene kleine Fenster.

»Es ist niemand da«, sagt er.

Ich sehe auf die Uhr. Es ist 23:26 Uhr – wir sind ein paar Minuten zu früh dran. Es ist verdächtig, dass es im Lokal so dunkel ist. Eigentlich dürften sie noch nicht mal geschlossen haben, oder vielmehr müsste noch Personal da sein und aufräumen.

»Da stimmt irgendwas nicht … Wie kann es sein, dass das Pub schon zuhat?«, sagt Zander. Er schlägt erneut gegen die Tür. »Ruf ihn doch mal an …«

Ich zücke mein Handy und wähle Romeos Nummer. Während es läutet, sehe ich mich um. Die Straßen sind leer und verlassen. Ich fühle mich ausgesetzt, angreifbar. Ich erreiche nur Romeos Mailbox und unterbreche die Verbindung.

»Da!«, sagt Zander.

Ich spähe durch den Glaseinsatz der Tür. Drinnen

ist ein Licht angegangen, und hinten im Raum kommt jemand die Treppe herunter. Es ist zu dunkel, um zu sagen, wer es ist, doch mein Herz schlägt schneller, als sich die große Gestalt nähert.

Ich höre, wie Metall gegen Metall schleift, als der Riegel beiseitegezogen wird. Die Tür schwingt knarrend in unsere Richtung auf, und wir weichen beide einen Schritt zurück. Romeo steckt den Kopf heraus und mustert uns argwöhnisch. Dann sieht er sich auf der Straße um, als wolle er kontrollieren, ob wir wirklich allein gekommen sind, ehe er uns mit einem Kopfnicken bedeutet einzutreten. Ich frage mich, warum niemand etwas sagt. Zander und ich folgen Romeo in die Dunkelheit. Von der Treppe leuchtet ein Licht herunter. Ich versuche mich daran zu erinnern, was ich gesehen habe, als ich das letzte Mal hier war. Ich kann den Tresen ausmachen, hinter dem der Typ mit den stacheligen Haaren gestanden hat. Die Ecke hinten, wo die drei alten Männer saßen, ist nicht sichtbar.

Die schwere Holztür wird hinter uns verriegelt, und in mir regt sich das beklemmende Gefühl, in der Falle zu sitzen. Als würde er meine Ängste spüren, legt mir Zander beruhigend seine große Pratze ins Kreuz. Ich denke an den Schlagring in seiner Tasche, der mir nun wie eine kluge Vorsichtsmaßnahme erscheint. Schon sehe ich vor mir, wie wir durchsucht oder abgetastet werden, bevor die Besprechung beginnt. Zander ist der unberechenbare Faktor auf unserer Seite. Ich habe keine Ahnung, wozu er imstande ist, und die anderen deshalb auch nicht.

Romeo geht voraus. Zander bedeutet mir, mich hinter ihm zu halten, während er direkt hinter Romeo hergeht. Ein Licht scheint aus einem der Räume am Ende der Treppe. Ich will mich ihm nicht nähern, doch ich habe keine Wahl. Als wir oben ankommen, ist alles dort still.

Romeo tritt an eine der Türen dort. »Arabella zuerst, bitte«, sagt er.

Ich schiebe mich an Zander vorbei, der mir die Hände auf die Schultern legt.

Am Tisch drinnen sitzen mehrere Leute, am Kopfende ein glatzköpfiger Mann mit einem stumpfen, runden Gesicht. Seine Nase sieht aus wie plattgedrückt. Er starrt mich an. Links von ihm sitzt eine Frau mit schwarzen Haaren. Sie hält den Kopf gesenkt, doch als sie aufblickt, stockt mir das Blut in den Adern, da sie Desdemona so sehr ähnelt. Obwohl sie kürzere Haare hat und nicht ganz so hübsch ist, muss sie mit ihr verwandt sein. Ich bleibe wie angewurzelt stehen. Zander schiebt mich weiter.

Im Raum ist es dämmrig. Eine einzige nackte Glühbirne hängt an einem Kabel von der Decke. Auf beiden Seiten des Tisches stehen jeweils zwei der »Möbelpacker«, die uns die Gefriertruhe gebracht haben. Ein säuerlicher Geruch hängt in der Luft. Romeo setzt sich an die rechte Seite des Glatzkopfs. Der Kahle erinnert mich an Mussolini – sein Gesicht wirkt grausam und hart. Er stößt irgendetwas in einer fremden Sprache hervor.

»Er will, dass ihr euch setzt«, sagt Romeo.

Ich setze mich ans Tischende gegenüber dem Boss. Zander nimmt zu meiner Linken Platz. Ich registriere, dass die vier stehenden Männer allesamt Zander beobachten. Zum Glück werden wir nicht durchsucht. Der Kahle redet weiter auf Albanisch, wie ich vermute, und Romeo übersetzt: »Ihr wisst nicht, wer ich bin. Das braucht ihr auch nicht zu wissen – ihr müsst nur wissen, dass ich in meiner Community geachtet und gefürchtet werde. Ihr könnt mich Shaban nennen. Seht ihr die Frau hier?« Er zeigt auf die junge Frau mit den dunklen Haaren zu seiner Linken. »Das ist die Schwester der Frau, die gestorben ist. Sie ist traurig. Schaut sie euch an.«

Als die Frau den Kopf hebt, besteht kein Zweifel mehr daran, dass sie Desdemonas Schwester ist. Ihre Augen sind voller Tränen, doch sie sagt nichts.

»Es war ein Unfall«, sagt Zander.

»Ich will nichts von dir hören«, sagt Shaban, vermittelt durch Romeo. Ob er wohl verstanden hat, was Zander gesagt hat, ob er genug Englisch kann?

Shaban fährt fort: »Ihr reichen Leute glaubt, wir sind nichts. Wir fegen eure Straßen, wir arbeiten in euren Restaurants, ihr fickt unsere Frauen, wenn euch danach ist. Ihr behandelt uns, als wären wir nichts, als wären unsere Leben nichts wert. Doch jetzt werden wir euch zeigen, dass unsere Leben etwas wert sind – und zwar eine ganze Menge. Versteht ihr?«

»Es tut uns leid. Es war ein Unfall«, sage ich flehend.

Er scheint mich zu verstehen und antwortet wieder über Romeo. »Seid ihr bereit, den Preis für das zu bezahlen, was ihr getan habt?«

»Ja, wir unterzeichnen das Dokument, das ihr uns geschickt habt«, sage ich.

»Vergesst das Dokument. Das Dokument ist nicht korrekt. Wir haben ein neues Dokument …«, sagt Romeo, indem er übersetzt.

»Ein neues Dokument?«, frage ich.

»Ja, vergesst das alte. Mit dem neuen Dokument werden wir wirklich Partner, versteht ihr?«

Zanders Kinnpartie verkantet sich.

»Entschuldige, jetzt bin ich aber verwirrt. Ihr habt uns das Dokument gegeben. Wir haben es von unseren Anwälten prüfen lassen … und jetzt wollt ihr es verändern … das heißt, wir müssen es unseren Anwälten erneut vorlegen.«

Als Romeo zu Ende übersetzt hat, schüttelt Shaban heftig den Kopf. Er lehnt sich zurück und mustert mich mit toten schwarzen Augen.

»Es gibt nur eine Veränderung«, übersetzt Romeo.

»Was für eine Veränderung?«, frage ich irritiert und ängstlich.

Shaban schaut zu den vier stehenden Bodyguards hinüber, die an der Wand gelehnt hatten und sich nun zu regen beginnen, in Alarmbereitschaft gehen. In den säuerlichen Geruch mischt sich ein anderer. Süß und chemisch wie Waschbenzin. Ich kann nicht feststellen, woher er kommt.

»Wir wollen eure Wohnung ganz«, sagt Shaban und spricht dabei zum ersten Mal Englisch.

»Ganz?«, schreit Zander.

»Ja. Arabellas ganze Wohnung. Es hat nichts mit dir zu tun. Du besitzt nichts, wir haben online recherchiert.«

Zander springt auf und rast am Tisch entlang auf Shaban zu. Zwei der Handlanger stehen ihm im Weg, doch er stößt sie zur Seite. Sofort gehen sie wieder auf ihn los, indem ihn einer an den Schultern packt und ihn zurückzieht, während der andere ein weißes Tuch auf Zanders Gesicht drückt. Ein penetranter chemischer Geruch durchdringt den Raum. Zander schüttelt die beiden Männer ab und stolpert auf Shaban zu. Romeo versucht, sich dazwischenzustellen, und wird wie eine Puppe davongeschleudert. Shaban erstarrt. Seine Augen zeigen mit einem Mal Furcht.

Die beiden Männer fallen Zander erneut von hinten an, wobei der eine einen weiteren Versuch unternimmt, Zander das weiße Tuch aufs Gesicht zu drücken. Zander stößt sie weg, diesmal jedoch mit weniger Kraft. Er macht einen Satz auf Shaban zu und presst ihn mit dem Hals gegen die Wand. Die anderen beiden Schläger sind inzwischen dazugekommen und zerren an Zanders Armen. Shabans Augen treten aus den Höhlen. Das Ächzen und Schnauben der Männer erfüllt den Raum. Ohne es zu merken, bin ich aufgestanden. Auf einmal ist es kochend heiß. Ich schwitze, und mein Herz pocht heftig.

»Zander, nicht!«, rufe ich.

Desdemonas Schwester ist ebenfalls aufgestanden. Sie schluchzt.

Alle Männer zerren an Zanders Armen und versuchen, seine Hände von Shabans Hals zu lösen. Doch er ist stark, und sie können nichts ausrichten. Romeo greift nach dem weißen Tuch und drückt es Zander auf Mund und Gesicht. Er wirft den Kopf hin und her und versucht es abzuschütteln, doch inzwischen sind es zu viele Männer. Langsam lockert sich Zanders Griff um Shabans Hals. Die Männer wittern, dass ihm die Kraft ausgeht. Hektisch brüllen sie auf Albanisch herum. Zanders Griff um Shabans Hals wird schwächer. Als er ins Wanken gerät, zerren die Männer ihn von Shaban weg und drücken nun ihn gegen die Wand.

Zander sieht mich an, schwer atmend und erschöpft, ein trauriger Blick des Bedauerns. Seine Mundwinkel zucken, als versuche er, ein Wort zu bilden, was ihm aber nicht gelingen will. Alles läuft wie in Zeitlupe ab. Sein Gesicht wird schlaff, seine Augen fallen zu, sein Kopf fällt nach vorn, bis zuletzt seine Beine nachgeben und er reglos zu Boden geht. Jetzt bin ich mit diesen Männern allein.

ARABELLA

Dienstag, 24. Dezember, nach Mitternacht

Shaban reibt sich den Hals und brüllt Romeo wütend an. Sie streiten sich. Ich weiß nicht, worüber; es ist, als mache Shaban Romeo für Zanders Attacke verantwortlich. Romeo bellt den vier Handlangern einen Befehl zu. Es hat den Anschein, als würden die Handlanger eher nach Romeos Anweisungen agieren als nach denen Shabans – als gelte hier eine Art von Mafia-Hierarchie. Sie hieven Zander in die Höhe und schleppen ihn auf einen Stuhl.

Oberkörper und Kopf sacken nach vorn und landen auf dem Tisch. Sein Gesicht liegt auf der Seite. Ich eile zu ihm hinüber und taste an seinem Hals nach einem Puls.

»Er lebt noch«, sagt Romeo.

Ich spüre, wie das Blut durch eine Ader an Zanders Hals pulsiert, doch seine Atmung wirkt unregelmäßig. Es ist, als läge er in einem unruhigen Schlaf. Sein Kiefer ist unnatürlich schlaff.

»Was habt ihr mit ihm gemacht?«, schreie ich.

»Er schläft. Wir wussten, dass er explodieren würde«,

sagt Romeo, der nach dem Kampf noch immer außer Atem ist.

»Was habt ihr ihm gegeben?«

»Ein Mittel, das ihn schlafen lässt. Er wacht in ein paar Minuten wieder auf«, sagt Romeo.

»Setz dich und lass uns reden«, sagt Shaban.

»Wir müssen einen Arzt rufen!«, sage ich.

»Erst du unterschreibst. Dann rufen wir«, sagt Shaban jetzt auf Englisch.

Ich blicke zu Zander. Aus seinem offenen Mund tropft Speichel auf den Tisch. Er sieht so verletzlich aus. Ich setze mich neben ihn und lege ihm eine Hand auf die Schulter, damit ich das Heben und Senken seines Oberkörpers spüre. Sein breiter Rücken fühlt sich unter meiner Hand noch immer stark an, und ich frage mich, was er mit diesen Männern machen wird, wenn er aufwacht. Ich werde ihn nicht aufhalten können.

Shaban flüstert Romeo etwas zu, der daraufhin einem der Handlanger eine Anordnung erteilt. Der Mann entnimmt einer Tasche in der Ecke einen metallisch glänzenden Gegenstand. Ich kann nicht erkennen, was es ist, doch mein Herz beginnt unwillkürlich zu rasen. Der Mann umkreist den Tisch und lässt die Hand locker herabhängen. Ich will nicht hinsehen. Er bleibt neben Zander stehen und hebt das Ding hoch über dessen Kopf in die Luft. Desdemonas Schwester schreit auf und wendet sich ab. Ich springe vor und halte den Arm des Mannes auf. Ich ringe mit ihm, während der glänzende Hammer über Zanders Kopf schwebt und darauf wartet, auf Shabans Kommando herabzufallen.

»Shaban sagt, du sollst das Dokument unterschreiben«, sagt Romeo. »Sonst fällt der Hammer!«

Endlich stoße ich auch einen Schrei aus. Desdemonas Schwester sagt etwas zu Romeo. Beinahe flehentlich. Shaban schüttelt den Kopf. Die Schwester hält sich beide Hände vors Gesicht.

»Ich mach's, ich mach's!«, kreische ich.

Ein anderer Mann bringt mir das Dokument.

»Schau es dir an!«, brüllt Romeo.

Ich sehe, dass auf der letzten Seite bereits jemand unterschrieben hat, bezeugt von zwei anderen Personen. Daneben ist eine gepunktete Linie, unter der mein Name steht. Ich starre in Shabans Augen.

Er bellt eine Anweisung, einer der Männer schiebt mich beiseite und schlägt mit dem Hammer donnernd auf. Der Knall verursacht mir Übelkeit und hallt in meinem Bauch wider. Die Tischplatte hat nun direkt neben Zanders Kopf einen Riss.

Shaban brüllt den nächsten Befehl heraus. Der Handlanger hebt erneut den Hammer.

»Diesmal trifft es den Kopf deines Mannes! Mach schon, Arabella – unterschreib!«, fordert Romeo mich auf.

Ich sehe auf den Hammer und dann ins Gesicht des Mannes, der ihn in der Hand hält. Seine Augen treten aus den Höhlen, und seine Hand zittert, als hätte er minutenlang den Atem angehalten. Er wartet auf den

Befehl. Ich weiß, dass er es nicht tun will, doch er wird es tun, wenn man es ihm befiehlt. Ich greife nach dem Stift auf dem Tisch.

»Unterschreib!«, schreit Romeo.

Ich unterschreibe. Romeo kommt herüber, um es zu kontrollieren, und mustert das Blatt.

»Gib mir deinen Pass!«

Ich ziehe ihn aus meiner Jackentasche und gebe ihn ihm. Der Handlanger hat nach wie vor den Arm in der Luft, und sein Körper zittert vor Anstrengung. Romeo vergleicht meine Unterschrift mit der in meinem Pass und gibt mir den Pass dann zurück. Auf dem Tisch liegt ein zweites Dokument in einer Plastikhülle.

»Das ist das zweite Exemplar für dich. Unterschreib noch mal.« Er legt das Dokument vor mich hin und zeigt auf die gepunktete Linie, und ich unterschreibe noch einmal. »Das behältst du«, sagt er.

»Okay, ich habe unterschrieben, jetzt sag ihm, dass er weggehen soll!«, schreie ich Shaban an.

Romeo lächelt selbstzufrieden. »Vielleicht sollten wir den Hammer doch fallen lassen …« Er sieht mich an und zieht eine Braue hoch.

Der Mann mit dem Hammer ist kurz vorm Explodieren. Er blickt erst Romeo an, dann Shaban, dann wieder Romeo. Ich dränge mich zwischen den Hammer und Zander und umfasse seinen Kopf mit meinen Armen.

»Was glaubst du, was wir tun sollen, Arabella? Sollen wir ihm den Hammer auf den Kopf fallen lassen?«, fragt Romeo.

»Nein, bitte nicht, ich flehe euch an. Ich habe unterschrieben. Lasst ihn gehen.«

Aus den Augenwinkeln sehe ich, wie Romeo ein Zeichen gibt, woraufhin der Mann den Hammer langsam sinken lässt und sich anschließend entfernt. Shaban flüstert Romeo etwas zu.

»Shaban sagt, dass wir jetzt Partner sind. Wir müssen beide die Geheimnisse des anderen wahren. Okay? Du kannst nichts ohne uns machen, und wir können nichts ohne dich machen. Unsere Anwälte werden sich in ein paar Tagen bei dir melden, in Bezug auf die Änderung des Eintrags im Grundbuch und sonstige Einzelheiten.«

Ich nehme gar nicht richtig wahr, was Romeo über die Formalisierung der Übertragung sagt. Ich sehe zu Desdemonas Schwester, die kopfschüttelnd reagiert. Ich weiß nicht, ob die Geste dem gilt, was Zander ihrer Schwester angetan hat, oder ob sie nicht damit einverstanden ist, was Shaban uns angetan hat.

»Ach, Arabella?« Romeo hat ein breites Grinsen im Gesicht. »Weil du so gut im Bett warst, habe ich beschlossen, deinen Mann am Leben zu lassen«, sagt er. »Weißt du, bei uns heißt es: ›Männer sind wie Fische, die großen fressen die kleinen.‹ Zander mag ja groß sein, aber ich bin größer.« Er wirft mir einen letzten triumphierenden Blick zu und verlässt gemeinsam mit den anderen Männern den Raum.

Währenddessen lege ich eine Hand auf Zanders Stirn. Sie ist kalt und feucht. Immerhin atmet er noch.

Ich streichele sein Haar. Etwa zehn Minuten später regt er sich.

»Zander?«

Ich streiche ihm über den Rücken. Er bewegt die Lippen und schlägt ein Auge auf.

»Zander? Alles in Ordnung?«

»Ja«, sagt er.

Ich bringe ihn dazu, sich aufzurichten, doch sein Oberkörper lehnt schlaff an der Stuhllehne. Er sieht sich um.

»Was ist passiert?«, fragt er.

»Ich musste das Schriftstück unterschreiben.«

Er schließt die Augen und verzieht das Gesicht auf jammervolle Weise. So verharrt er eine Weile.

»Ich hole dir was zu trinken.«

Ich gehe nach unten. Der Barmann steht neben der Eingangstür. »Sie müssen jetzt leider gehen. Es ist schon nach Mitternacht«, sagt er.

»Kann ich ein Glas Wasser haben? Für meinen Mann. Er fühlt sich nicht wohl.«

»Okay, aber dann müssen Sie gehen.«

Ich bringe Zander ein Glas Wasser hinauf. Er ist aufgestanden, stützt sich mit beiden Armen auf dem Tisch ab und hält den Kopf gebeugt. Ich reiche ihm das Wasserglas.

»War das Chloroform?«, fragt er.

»Keine Ahnung, sie haben gesagt, es sei irgendetwas Chemisches. Wie fühlst du dich?«

»Schwindelig. Aber ich werd's überleben.«

Er trinkt nur langsam von dem Wasser, nicht mit seinen gewohnten Riesenschlucken. Als das Glas leer ist, lässt er es fallen, und die letzten Tropfen spritzen über den Tisch.

»Hundert Prozent der Wohnung?«, fragt er.

Ich nicke.

»Ich habe vergessen, den Schlagring einzusetzen. Lass uns abhauen.«

Ich helfe Zander die Treppe hinunter, und der stachelhaarige Barmann macht uns die Tür auf. Zander löst sich von mir, beugt sich vor und würgt. Dann übergibt er sich auf den Fußboden und über die Schuhe des Barmanns.

»Sie haben ihn vergiftet«, sage ich.

Ich werde um halb neun wach, als mein Telefon klingelt.

»Arabella, wo bist du?«, fragt Maxim.

»Ich bin noch zu Hause.«

»Was zum Teufel machst du zu Hause? Wir müssen den Managementbericht durcharbeiten.«

»Zander ging es letzte Nacht nicht gut«, sage ich mit einem Blick auf den massigen Mann, der noch im Bett liegt und schläft.

»Ich bin nicht einverstanden mit dem, was du in den Bericht geschrieben hast. Du hast gesagt, du würdest mir die hundertprozentige Kontrolle überlassen, und jetzt schreibst du, sie soll fifty-fifty aufgeteilt werden?«

»Das habe ich eigentlich nie gesagt, Maxim.«

»Aber du hast es mich glauben lassen. Das ist … unredlich, Arabella!«

»Und du bist ja so redlich, Maxim.«

»Das ist wirklich inakzeptabel. Kurt ist schon auf dem Weg zum Flughafen, und wir haben nichts, was wir ihm schicken können.«

»Er hat gesagt, er braucht es bis zum ersten Weihnachtstag – das ist morgen, Maxim. Also überlass es mir.«

Ich unterbreche die Verbindung – fürs Erste habe ich genug von Maxim. Mein Plan war gewesen, alles bis zum letzten Moment aufzuschieben. Dann wäre er gezwungen, mein Angebot anzunehmen, sich die Kontrolle über die Gruppe fifty-fifty zu teilen oder Kurts Ärger zu riskieren. Jetzt, wo wir die Wohnung verloren haben, brauche ich meinen Job dringender denn je.

Ich tappe in die Küche und mache mir eine Tasse Instantkaffee. Ich ertrage es nicht, heute Morgen Kaffeebohnen zu mahlen. Draußen auf der Terrasse fallen winzige Schneeflocken, so zart und klein, dass sie wie Konfetti wirken. Ich sehe mich um und werde mir bewusst, dass hier der Albtraum begonnen hat, auf der Plattform mit dem Whirlpool. Hätten wir ihn doch nie aufgestellt. Es war Zanders Idee – so amerikanisch. Wer in London hat schon einen Whirlpool? Auf einmal kommt es mir lächerlich vor. Bilder von Desdemonas Leiche auf dem Boden kommen mir in den Sinn. Es war einzig und allein Pech. Niemand wollte irgendjemanden verletzen. Unfälle passieren.

Und jetzt habe ich jemandem unsere Wohnung überschrieben. Ich weiß nicht einmal, wem – irgendeiner ominösen Firma in Panama. Ich erwäge, das Dokument dem Anwalt, Kenneth Charles, zu bringen, begreife jedoch, dass Heiligabend nicht der günstigste Zeitpunkt dafür ist. Außerdem ertrage ich es nicht, darüber zu reden. Irgendwann in den nächsten Tagen müssen wir das Eigentumsrecht an der Wohnung beim Grundbuchamt ändern lassen. Wo sollen Zander und ich dann wohnen? Es wirkt wie eine Ironie, dass den Albanern dann die Wohnung und die Terrasse mit dem Whirlpool gehört, wo eine von ihnen ums Leben kam. Wie Romeo gesagt hat, sind wir jetzt Partner – oder vielmehr Komplizen.

Während ich meinen Kaffee austrinke, fallen Schneeflocken auf mein Gesicht. Als ich mich anschicke, wieder hineinzugehen, registriere ich etwas Pinkfarbenes neben den Stufen zur Whirlpool-Plattform. Ich gehe hinüber und hebe einen weiteren Tennisball auf. Darauf steht: *Wir beobachten euch!*

Ich schaue zu dem Fenster auf der anderen Straßenseite hinüber. Es brennt kein Licht. Ich laufe hinein und hole mein Handy. Ich suche die Nummer heraus, die ich unter »Tennisball« gespeichert habe, und wähle sie. Der Anruf landet erneut sofort auf der Mailbox. Ich hinterlasse eine Nachricht: »Ich weiß nicht, wer ihr seid oder was ihr wollt oder was ihr gesehen habt, aber hört lieber auf, Tennisbälle herüberzuwerfen, sonst kommen wir rüber und schnappen uns euch! KAPIERT?« Ich unterbreche die Verbindung.

»Wer war das?«, fragt Zander. Er steht in der Schlafzimmertür, in Shorts und T-Shirt und mit total zerzausten Haaren.

Ich reiche ihm den Tennisball, den ich in der Hand halte.

»Du hast sie angerufen?«

»Ja. Wie fühlst du dich?«

»Gut. Als hätte ich einen Kater, weiter nichts.«

»Soll ich einen Arzt rufen?«

»Nein. Alles gut.« Er schaut erneut auf den Tennisball. »Wir haben eine ganze Weile nichts von ihnen gehört.«

»Sie haben neulich drei Bälle rübergeworfen. Ich habe sie im Schrank versteckt, weil ich dich nicht wieder aufregen wollte.«

»Wann war das?«, fragt er mit vorwurfsvollem Unterton.

»Vor ein paar Tagen, Zed. Ich weiß es nicht mehr.«

»Warum hast du mir das nicht gesagt? Warum versteckst du Dinge vor mir?«

»Ich will nicht darüber reden.« Ich lasse ihn mit dem Tennisball in der Hand stehen und gehe ins Bad, um zu duschen.

Später in der Küche reden wir über Weihnachten. Wir hatten geplant, nach Devon zu fahren, um meinen Vater und meine Schwester und ihre Familie zu besuchen. Aber jetzt haben wir kein Auto mehr, und keiner von uns ist in Stimmung, Weihnachten mit der Familie zu feiern.

Wir einigen uns darauf hierzubleiben – das wäre dann unser erstes gemeinsames Weihnachten in London. Ich rufe meinen Vater an, um ihm zu sagen, dass es Zander nicht gut geht, worauf er sehr verständnisvoll reagiert. Die Ausrede ›Zander geht es nicht gut‹ hat uns schon in der Vergangenheit von vielen Verpflichtungen befreit, und meist hat Zander nichts dagegen, wenn ich sie benutze.

Gegen Mittag bekomme ich eine Nachricht von Maxim: Kurt sitzt jetzt im Flugzeug. Bitte sag mir, wann du endlich den Managementplan bestätigst!!

Ich arbeite daran, simse ich zurück, obwohl das nicht stimmt. Ich werde ihn bis zur allerletzten Minute zappeln lassen.

Wir brechen auf, um ein paar Sachen für Weihnachten zu besorgen, und begegnen vor dem Haus Evie, die gerade etliche Einkaufstüten aus einem Taxi auslädt. Wir bieten an, ihr tragen zu helfen.

»Es geht schon. Fahrt ihr denn nicht nach Devon?«

»Nein. Wir bleiben hier. Zu viel um die Ohren.«

»Wollt ihr dann nicht vielleicht am Weihnachtstag zum Mittagessen zu uns kommen?«

»Nein, wir wollen nicht stören«, sage ich.

»Ihr stört doch nicht. Es sind nur wir und die Jungen. Meine Eltern haben beschlossen, in Liège zu bleiben.«

Zander und ich sehen uns an. Seine Miene leuchtet ein bisschen auf, und es zeigt sich der Anflug eines Lächelns.

»Okay, dann kommen wir!«, sage ich.

»Super«, freut sich Evie. »So gegen zwei?«

Ich bin erleichtert. Die Vorstellung, den Weihnachtstag allein mit Zander zu verbringen und noch einmal durchzukauen, wie wir die Wohnung verloren haben, ist mir unerträglich. Ich brauche Ablenkung. Ein Essen mit Dean und Evie erscheint mir perfekt.

Im Supermarkt auf der Kensington High Street ist für Heiligabend erstaunlich wenig los. Ich hatte mir immer vorgestellt, dass es in London direkt vor Weihnachten zugehen würde wie wahnsinnig. Wir erstehen ein paar Vorräte für die Feiertage.

Auf dem Rückweg durch die Campden Hill Road kehren wir im Windsor Castle ein. Es ist unsere Stammkneipe. Zander liebt die Atmosphäre. Irgendwann hat er mir erzählt, dass man in früheren Zeiten von dort aus bis nach Windsor Castle sehen konnte, und daher hat das Pub seinen Namen. Er bestellt ein Bier für sich und einen schwarzen Tee für mich. Überall Weihnachtsstimmung und Alkoholseligkeit. All die Leute, die nicht auf der Kensington High Street waren, scheinen hier versammelt zu sein. Wir ergattern einen Tisch in der Ecke.

»Bist du sicher, dass dir nichts fehlt?«

»Alles gut. Die Nachwirkungen von dem Zeug sind weg. Also, was machen wir jetzt?«, fragt er und trinkt mit gierigen Schlucken von seinem Bier.

»Hoffentlich ist jetzt alles vorbei«, sage ich und nippe an meinem Tee. Er ist kalt und zu schwach.

»Was ist los?«, fragt er.

»Der Tee ist scheußlich«, sage ich.

»Dann hol ich dir ein richtiges Getränk, schließlich ist Heiligabend.«

»Jetzt nicht. Erst wenn du dir noch was holst«, sage ich.

Er nimmt einen weiteren tiefen Schluck von seinem Bier; damit ist es fast leer. Er stellt das Glas ab und sieht mich an.

»Es tut mir leid, das ist alles meine Schuld, A. Es ist meine Schuld. Jetzt hast du deine Wohnung verloren.«

»Es ist nicht meine Wohnung, es ist unsere Wohnung«, korrigiere ich.

»Jetzt ist es die Wohnung der Albaner …«, sagt er.

Mich überläuft ein eiskalter Schauer, als er das sagt. Obwohl ich weiß, dass ich das Dokument unterzeichnet habe, habe ich fast das Gefühl, als wäre es ein Albtraum aus der vergangenen Nacht. Es hat nicht echt auf mich gewirkt, nicht richtig echt – bis Zander es jetzt mit so endgültiger Bitterkeit ausgesprochen hat.

»Kann ich mir noch ein Bier holen? Ich habe Durst«, sagt er. Sein Glas ist leer.

Ich blicke hoch an die vergilbte Decke. Der Zigaretten- und Pfeifenrauch aus Hunderten von Jahren hat ihr eine orangebraune Färbung verliehen. Ich frage mich, ob im Lauf dieser vielen hundert Jahre jemals jemand mit dem gleichen Dilemma wie Zander und ich hier gesessen hat. Ich bezweifle es. Auf dem alten, dunklen Holztisch sind unzählige Ringe von Biergläsern.

Es ist unvermeidlich, dass Dinge Flecken bekommen und kaputtgehen, Perfektion lässt sich unmöglich aufrechterhalten. Die Welt korrumpiert. Wenn man lange genug lebt, passiert unweigerlich etwas, was einen selbst und seine Beziehungen beschmutzt.

Nach mehreren Minuten kehrt Zander mit seinem zweiten Bier zurück. Er musste lange am Tresen warten, denn das Pub ist brechend voll. Zander quetscht sich wieder auf seinen Stuhl in der Ecke und reicht mir ein Glas Weißwein.

»Meinst du, wir sollen die Abmachung mit den Albanern vergessen und die Polizei verständigen?«, sagt er. »Ich mache es, wenn du willst. Es wäre vielleicht das Beste …«

Sein Blick ist besorgt. Ich glaube wirklich, dass sein Angebot ernst gemeint ist. Dass er mir zuliebe ins Gefängnis gehen würde.

Ich trinke einen Schluck Wein. Er ist sauer und lauwarm.

»Ist der Wein okay?«, fragt er.

»Nicht der beste.«

»Was meinst du? Sollen wir reinen Tisch machen? In gewisser Weise wäre es mir, glaube ich, sogar lieber. Für das, was ich getan habe, bezahlen und dann neu anfangen. Vielleicht könnte ich im Gefängnis ja etwas Neues lernen. Ich glaube, das mit der Schauspielerei muss ich vergessen, da werde ich nie wieder Fuß fassen.«

»Was ist mit dem Spionagefilm?«, frage ich.

Er schaut in sein Bier. »Ich habe die Rolle nicht bekommen.«

»Wann hast du es erfahren?«

»Vor ein paar Tagen. Ich wollte es dir nicht sagen. Wo wir sowieso schon so viel um die Ohren haben. Aber ich habe mir selbst etwas vorgemacht und dir auch ...«

»Das darfst du nicht sagen.«

»Es stimmt aber. Ich habe die letzten zehn Jahre eine Lüge gelebt. Und du hast mir dabei geholfen. Ich mache dir keinen Vorwurf – ich weiß, dass du es nur aus Liebe getan hast, um mir zu helfen. Aber ich bin nicht mehr der Mann, den du kennengelernt hast. Trotzdem bist du bei mir geblieben. Du hättest mich verlassen sollen ...«

Ich fasse hinüber und nehme seine Hand. »Es ging dir nicht gut. Ich würde dich nie verlassen ...« Doch ich weiß, dass ich es mir überlegt habe.

»Ich habe mir selbst etwas vorgemacht, indem ich mich auf die Schauspielerei verlassen habe. Aber es hat nicht funktioniert – daher kommt auch meine Depression. Vielleicht wenn ich es einfach vergessen würde ...«

»Aber ins Gefängnis? Das halte ich für keine gute Idee«, sage ich.

»Vielleicht doch ... Vielleicht tut mir die Disziplin ganz gut.«

Er lässt meine Hand los und wischt sich über das Gesicht. Sechs Leute in Feierlaune am Nebentisch tuscheln und werfen verstohlene Blicke auf uns. Wir müssen ihnen wie eine kleine Szene aus einem Drama vorkommen.

Mein Telefon summt, eine Nachricht von Maxim trifft ein. Ruf mich an! Ich MUSS dich sprechen, ich habe wichtige Informationen!

Ich ignoriere ihn.

ARABELLA

Mittwoch, 25. Dezember, Morgen

Zander und ich schlafen lange aus und machen dann einen Spaziergang in den Kensington Gardens. Es ist kaum jemand unterwegs. Klarer blauer Himmel und kühle Luft – das ideale Wetter für einen Weihnachtstag. Die einzigen Leute im Park sind ein paar Menschen, die ihre Hunde ausführen, und die meisten von ihnen wirken wie Hausangestellte oder Kindermädchen.

Die Glocken der nahe gelegenen St. Mary's Church haben soeben aufgehört zu schlagen, und es herrscht Stille. Mir fällt auf, dass keine Flugzeuge über uns fliegen und der Verkehr an der Südseite des Parks wesentlich schwächer ist als sonst. Es ist schon fast zu still – unheimlich wie der Anfang eines postapokalyptischen Thrillers – *Blumen des Schreckens* vielleicht.

Wir gehen hinüber zum Round Pond. Die Schwäne, Enten und Gänse auf dem Teich wundern sich bestimmt, warum ihnen heute so wenige Leute Brotstückchen zuwerfen. Obwohl man sie nicht füttern soll, ist das sicher Teil ihres täglichen Speisezettels. Ich bedauere, dass wir kein Brot für sie mitgenommen haben. Zander setzt sich auf eine Bank und zündet sich eine Zigarette an.

»Möchtest du irgendwo einen Kaffee trinken und ein Croissant essen?«, fragt er.

»Es ist garantiert überall geschlossen«, sage ich.

»Nein. Überall ist offen«, widerspricht Zander. »Ich hab im Internet nachgesehen.«

Wir spazieren hinüber zur französischen Brasserie Aubaine, wo es selbst an diesem Weihnachtsmorgen von Familien aus dem Nahen Osten wimmelt. Natürlich, für sie findet Weihnachten ja nicht statt. Zander bestellt ein Pain au chocolat und ein Pain aux pistaches. Ich nehme einen französischen Frühstückstee und ein Croissant.

»Hast du über das nachgedacht, was wir gestern Abend im Pub diskutiert haben?«, fragt Zander.

»Was?«, frage ich, während ich zusehe, wie er das Pain au chocolat in seinen Cappuccino tunkt.

»Du weißt schon. Meinst du, wir sollten reinen Tisch machen? Zur Polizei gehen?«

Ich habe nicht darüber nachgedacht. Es kam mir vor wie ein verrückter Einfall, jetzt noch zur Polizei zu gehen, nach allem, was wir durchgemacht haben, um genau das zu vermeiden.

»Aber jetzt haben wir doch alles überstanden. Es mag uns eine Menge gekostet haben, aber es ist vorbei.«

»Es hat uns alles gekostet, A.«

»Nein. Wir haben immer noch einander«, sage ich. »Und jetzt ist es vorbei.«

»Hoffen wir's«, sagt er. »Hör mal, ich hab nachgedacht. Das wird dir jetzt nicht gefallen, aber lass mich erst mal ausreden, okay? Ich finde, du solltest morgen nach Devon fahren. Ich bleibe hier. Wahrscheinlich ist es besser, wenn ich mich in einem Hotel einmiete oder so.«

»Was? Warum?«

»Hör mir einfach zu. Ich will Romeo und die Albaner noch mal zur Rede stellen. Mit ihnen debattieren und versuchen, das Dokument zurückzubekommen – versuchen, die Sache ungeschehen zu machen. Wenn ich ihnen sage, dass ich mich der Polizei stellen will, kriegen sie gar nichts und verlieren vielleicht sogar noch die zwanzigtausend Bargeld. Okay, ich sitze dann ein paar Jahre im Knast, aber du bekommst deine Wohnung und dein Leben zurück …«

»Das ist doch verrückt, Zed.«

»Nein, hör zu. Ich gehe also zu den Albanern, erkläre ihnen das und werde, falls nötig, ein bisschen massiv …«

»Nein, nein, nein. Nicht noch mehr Gewalt!«

»Hör mir zu. Ich bedrohe sie nur, weiter nichts. Und wenn alles schiefgeht und ich nichts ausrichte, dann treffen wir uns am Silvesterabend zu einem Abschiedsessen im Berkeley. Danach stelle ich mich der Polizei.«

»Nein. Das ist zu riskant.«

»Es ist ein kalkuliertes Risiko. Und vielleicht bekomme ich ja nur ein paar Jahre – wenn überhaupt. Aber wenn wir es so machen, müssen wir bis dahin jeglichen Kontakt vermeiden. Du könntest zum Beispiel sagen, du bist zu deiner Familie gefahren, weil ich gewalttätig geworden bin, meine Medikamente nicht mehr genommen habe und außer Kontrolle geraten bin. Dass ich dich dazu gezwungen hätte, mit den Albanern zu verhandeln. Dass alles meine Schuld war. Dann wirst du wahrscheinlich nicht strafrechtlich belangt, wenn ich mich stelle. Denk mal darüber nach. Es ist unsere einzige Chance.«

»Es gefällt mir trotzdem nicht, Zed.«

Seine Gesichtszüge werden hart. »Auf jeden Fall würde ich dieses Arschloch von Romeo gern fertigmachen«, sagt er.

»Fertigmachen? Was meinst du damit?«

»Ich möchte ihn einfach fertigmachen. Wegen allem, was er uns angetan hat.«

Ich warte ab, bis wir richtigen Blickkontakt haben, ehe ich etwas erwidere. »Zed, mach nichts Verrücktes. Wir wollen nicht noch mehr Schwierigkeiten kriegen.«

»Er hat sich doch selbst zuzuschreiben, was ihm blüht. Na ja, überleg es dir einfach, und dann reden wir noch mal.«

ZANDER

Freitag, 27. Dezember, Morgen

Ich erwache auf dem Hotelbett. Mein Kopf tut weh. Ein Riesenkater, aber es ist noch mehr als das. Ich setze mich auf und betaste meinen Hinterkopf. Eine dicke Schwellung lässt mich vor Schmerz zusammenzucken.

Mein erster Gedanke ist, Arabella anzurufen, aber ich habe kein Handy. Das habe ich in der Wohnung liegen lassen, und ich kann auf gar keinen Fall dorthin zurück. Womöglich ist die Polizei schon dort. Wie soll ich ohne mein Handy Kontakt zu Arabella aufnehmen? Als Erstes muss ich mir wieder eines besorgen. Dann wird mir klar, dass ich Arabellas Handynummer nicht auswendig weiß. Ich erinnere mich an die letzten drei Ziffern, doch der Rest ist Fehlanzeige.

Ich gehe los und mache fünf dringende Besorgungen. Als Erstes: Bargeld, maximale Abhebung 500 Pfund. Zweitens: ein neues Handy abholen, bereits bezahlt mit meiner Kreditkarte. Drittens: ein Eisenwarengeschäft aufsuchen und einen Zwanzig-Zentimeter-Schraubenzieher sowie Isolierband kaufen. Viertens: die Nummer des Concierge-Teams unserer Wohnanlage googeln. Fünftens: dort anrufen.

Sowie er sich meldet, weiß ich, dass Haraldo am Apparat ist, keiner der anderen Concierges.

»Hi, Haraldo, hier ist Zander Clayton.«

»Mr Clayton, wie geht es Ihnen?«

»Danke, gut. Hören Sie, ich bin momentan auf Reisen und habe mein Handy verloren. Deshalb fehlen mir jetzt sämtliche Nummern. Könnten Sie mal oben in der Wohnung anrufen und versuchen, meine Frau an die Sprechanlage zu bekommen?«

»Natürlich, Sir.«

Eine Minute lang herrscht Stille, dann meldet er sich wieder. »Es geht niemand ran, Mr Clayton.«

Verdammt. Wo ist sie? Sie kann doch nicht so schnell schon abgereist sein? Vielleicht aber doch. Sie ist so effizient – daran besteht nicht der geringste Zweifel. Wenn Arabella sagt, dass sie etwas tun wird, dann tut sie es auch, und zwar im Handumdrehen. Sie hat den Plan bereits umgesetzt. Ich dachte, wir würden noch einmal darüber sprechen, ehe sie aufbricht. Doch da habe ich mich geirrt. Was weiß ich schon? Ich habe den Kater des Jahrhunderts. Also was tun?

»Haraldo, könnten Sie es bei Dean Casey probieren und ihn bitten, mich auf meinem neuen Handy anzurufen?«

Ich gebe ihm die Nummer. Binnen einer halben Minute habe ich Dean in der Leitung. Ein weiterer effizienter Mensch. Er und Arabella sind sich sehr ähnlich.

»Dean, können wir uns treffen?«

»Ist alles in Ordnung?«, fragt er mit reserviertem Unterton. Er klingt nicht besonders freundlich. Wenig erstaunlich, angesichts der Tatsache, dass ich ihn vor ein paar Tagen ein bisschen aufgemischt habe.

»Ich muss nur mit dir reden, okay?«

»Worüber? Und wo ist Arabella?«

»Treffen wir uns in einer halben Stunde in der Bar des Berkeley Hotels. Im Caramel Room. Sag niemandem etwas davon, okay? Auch nicht Evie …«

»Ich muss es Evie sagen. Wie soll ich sonst meinen plötzlichen Aufbruch erklären?«

»Du musst Evie gar nichts erklären, du musst dich nur schleunigst hierherbewegen.«

»Ich muss Evie irgendwas sagen. Zander, was ist los? Ist etwas passiert?«

»Okay, vergiss es einfach, Dean!« Ich beende das Gespräch.

Er ruft mich viermal zurück, doch ich ignoriere ihn, weil er sich so arrogant verhalten hat. Ich komme auch ohne ihn klar.

Ich mache mich mit meinem neuen Handy bekannt. Es hat einen Eingabestift, also schreibe ich meine Erledigungsliste aufs Display. Folgendes sind die Prioritäten:

1. R fertigmachen
2. D.s Schwester
3. M
4. Einhorn

Der erste Tagesordnungspunkt ist dieser Drecksack Romeo. Wie spüre ich ihn auf? Mir wird klar, wie wenig ich über ihn weiß. Die einzige sichere Information, die ich habe, ist seine Handynummer, doch die ist auf meinem alten Telefon. Dann gibt es die Seiten, die ich von seiner Website ausgedruckt habe, doch die liegen alle in der Wohnung, und ich kann nicht riskieren, dort aufzutauchen, falls die Cops schon auf mich warten.

Dann habe ich einen Geistesblitz. Seine Nummer steht bestimmt noch auf der Website. Ich googele »Couples Encounters«, finde aber nichts. Offenbar hat er die Seite gelöscht. Damit stecke ich in einer Sackgasse. Die einzige andere Person, die Romeos Nummer hat, ist Arabella, doch ich kann keinen Kontakt zu ihr aufnehmen – nicht ohne mein Handy. Außerdem war der Plan ja ohnehin, dass ich sie nicht kontaktieren soll. Wir dürfen nicht miteinander reden, für den Fall, dass ich mit meiner Mission scheitere.

Schließlich dämmert mir, dass der einzige andere Anhaltspunkt, den ich bezüglich Romeo habe, der Barmann aus dem Pub in Mile End ist, der ihn anscheinend kennt. Jetzt bin ich auf Dominic Stones Terrain: ein altmodischer Detektiv, der Spuren verfolgt.

Ich mache mich auf den Weg nach Mile End. Meiner Erinnerung nach liegt das Pub gegenüber einem Hochhaus, nicht weit von der U-Bahn-Station. Es heißt The Black Penny. Bei meiner Ankunft ist es mitten am Nachmittag, und es ist kein Mensch da. Als die alte Holztür hinter mir zufällt, taucht hinter dem Tresen ein Gesicht auf: der Typ mit den Stachelhaaren.

Er hebt den Kopf in meine Richtung, vermutlich um zu zeigen, dass er mich wiedererkennt, und legt die Hände gespreizt auf den Tresen. Als ich näher komme, bemerke ich die kleinen Ringe in seiner Nase – ja, er ist es.

»Okay«, sagt er.

»Erkennen Sie mich?«

»Schwer, jemanden zu vergessen, der einem über die Schuhe gekotzt hat.« Sein hageres Gesicht verzieht sich zu einem Grinsen. Da hat er natürlich recht.

»Ich suche jemanden«, sage ich.

»Ja?« Seine Augen werden schmal, und er blickt auf meine Hände. Zuerst frage ich mich, ob er befürchtet, dass ich ihn schlage, doch dann begreife ich, was er meint.

Ich zücke meine Brieftasche und lege drei Zwanziger auf den Tresen. Er mustert die Scheine und nickt. Wenigstens habe ich seine Aufmerksamkeit.

»Erinnern Sie sich an den Albaner? Wir waren oben im Nebenzimmer. An dem Abend, als ich Ihnen auf die Schuhe gekotzt habe.«

»Welcher Albaner? Es waren mehrere da.« Er wirft mir erneut ein Grinsen zu.

»Der, der sich Romeo nennt.«

Er schaut auf die drei Zwanziger auf dem Tresen. Ich schätze, er weiß es.

»Wo kann ich ihn finden?«

»Wo er momentan ist, weiß ich nicht. Aber ich weiß, wo er wohnt.«

»Wo?«

Er greift nach den Geldscheinen. »Da drüben«, sagt er und zeigt auf das hässliche Hochhaus gegenüber der Kneipe.

»Welche Wohnung?«

»Keine Ahnung. Da müssen Sie jemanden fragen.« Er steckt die sechzig Pfund ein und fragt: »Kann ich Ihnen einen ausgeben? Geht aufs Haus.«

»Danke. Zwei Pints Peroni.«

»Das sind aber zwei Getränke!«, sagt er und grinst.

»Ja, damals auf dem College nannten wir das einen Doppelfäuster.«

»Klingt wie etwas von einer Porno-Website. War das in Amerika?«

»Wie haben Sie das erraten?«

Er lacht. Während er meine Biere zapft, denke ich mir, dass dies eine gute Gelegenheit ist, um noch mehr Informationen aus ihm herauszuquetschen.

»Wissen Sie irgendwas über den Typen?«

»Eigentlich nicht. Die Albaner bleiben unter sich. Was wollen Sie denn von ihm?«

»Nur mit ihm reden«, sage ich.

Er sieht zu, wie ich mein erstes Bier in einem Zug austrinke.

»Aber sagen Sie ihm bloß nicht, dass ich Ihnen gesagt habe, wo er wohnt.«

»Mach ich nicht.«

»Wenn doch, streite ich es ab.«

»Schon klar«, sage ich und leere das zweite Bier.

Ich gehe zur Tür und sehe mich noch einmal nach ihm um. Er beobachtet mich nach wie vor.

»Haben Sie keine Angst vor denen?«, frage ich.

»Nein. Sollte ich?«, fragt er und setzt wieder sein leicht irres Grinsen auf.

Im Gehen frage ich mich, warum er mir bereitwillig die Adresse eines Mitglieds der albanischen Mafia verrät. Irgendetwas passt da nicht zusammen. Ich habe das Gefühl, er schickt mich in eine Falle. Vielleicht ruft er sofort bei Romeo an, sowie ich das Pub verlasse, um ihn zu warnen, dass ich auf dem Weg zu ihm bin.

So oder so, es ist mir egal – solange Romeo zu Hause ist, spielt alles andere keine Rolle. Ich muss lediglich meine Erledigungsliste für Arabella abarbeiten, koste es, was es wolle.

Während ich auf das Hochhaus zumarschiere, klopfe ich auf meine Manteltasche und spüre die beruhigende Wucht des Schlagrings. Diesmal benutze ich ihn, bevor mir Romeo wieder mit dem Chloroform kommt. In der linken Manteltasche habe ich zur Sicherheit den Zwanzig-Zentimeter-Schraubenzieher. Am Eingang zu dem Wohnblock spreche ich mehrere Leute an und frage sie, ob sie einen Albaner namens Romeo kennen, doch keiner macht den Mund auf. Vermutlich haben sie alle gelernt, sich nicht in die Angelegenheiten anderer

Leute einzumischen. Zwei Männern stelle ich zwanzig Pfund in Aussicht, doch sie beißen nicht an. Also muss ich warten.

Nach etwa einer Stunde fange ich an, mich zu langweilen. Ich erwäge, an jede einzelne Tür zu klopfen, bis ich ihn finde – oder jemanden, der ihn kennt. Es werden schätzungsweise hundert Wohnungen in dem Hochhaus sein. Das könnte eine Weile dauern. Und ich riskiere, den Überraschungsfaktor zu verlieren, da ihn bestimmt jemand warnen würde. Ein Vorteil, den ich nur ungern aufgäbe.

Hinter mir fegt ein Mann die Straße, während ich noch überlege. Er trägt eine Montur in Orange. Allmählich wird es dunkel, und der arme Kerl, der die Straßen Londons säubern muss, tut mir leid. Ich erinnere mich an Shabans Worte: Häufig seien Albaner Straßenkehrer. Vielleicht ist das in diesem Fall tatsächlich so und er kennt Romeo. Als ich auf ihn zugehe, senkt er den Kopf. »Hey!«, rufe ich.

Rasch dreht er sich um, zieht seinen Karren weiter die Straße hinab, weg von mir. Ich hole ihn ein, lege ihm eine Hand auf die Schulter, doch er starrt weiter auf den Gehweg.

»Schau mich an«, sage ich.

Er hebt den Kopf. Mir bleibt vor Verblüffung der Mund offen stehen. Bilde ich mir das nur ein? Nein. Ganz und gar nicht. Ich kann es nicht fassen, doch er ist es: Shaban. Der kahlköpfige Anführer der albanischen Mafia, der Arabella gezwungen hat, ihm die Wohnung zu überschreiben. Zuerst habe ich ihn nicht erkannt. Erst als er sich umgedreht hat, fiel der Groschen.

»Shaban, nicht wahr?«

Er nickt.

»Warum zum Teufel kehrst du die Straße?«

Er zuckt die Achseln. »Sorry, ich spreche nur wenig Englisch.«

Ich packe ihn am Ärmel seiner Jacke. »Erzähl mir mal schleunigst, was hier gespielt wird, sonst schlage ich dich zu Klump und werfe deine Überreste in den Karren hier.«

In seinen Augen steht Furcht, und er scheint um ein paar Zentimeter zu schrumpfen.

»Sag's mir!«, fordere ich und schüttele ihn.

Zwei Frauen gehen an uns vorbei, doch sie sehen in die andere Richtung. Sie wollen nicht hineingezogen werden – kluge Ladys.

»Ich fege die Straßen. Ja.«

»Und du sprichst Englisch?«

Er nickt.

»Also wer zum Teufel bist du? Irgendwas sagt mir nämlich, dass du kein Anführer der albanischen Mafia bist.«

Er schüttelt den Kopf. »Nein. Ich kehre die Straßen. Aber es ist nicht mal mein Job. Ich vertrete nur jemanden, der diesen Job hat.«

Sein Englisch ist erstaunlich gut.

Ich packe ihn am Kragen. »Warum warst du dann bei dem Treffen dabei?«

»Lass mich los! Ich habe nur so getan. Das war alles Romeos Idee. Er war der Boss, die ganze Zeit. Er hat mir ein bisschen Geld dafür gegeben, dass ich so tue, als wäre ich ein Mafiaboss. Weiter weiß ich nichts.«

»Und die Dokumente, die meine Frau unterschrieben hat?«

»Keine Ahnung. Vielleicht hat er sie.«

Ich ziehe ihn näher zu mir her. »Sag mir lieber die Wahrheit, sonst setzt es was.«

»Das ist die Wahrheit.«

»Wo ist er?«

»Er wohnt da drüben«, sagt er und zeigt auf das Hochhaus.

»Welche Nummer?«

»Siebenunddreißig.«

»Wenn das nicht stimmt, komme ich schnurstracks zurück und schlage dir die Zähne ein. Mit dem Karren kommst du nicht weit …«

»Er wohnt da. Nummer siebenunddreißig. Ich schwöre.«

Ich starre ihn an. Lügt er, oder hat er einfach nur die Hosen voll? Schwer zu sagen. Irgendetwas sagt mir, dass er sich aus dem Staub machen wird, sowie ich mich umdrehe.

»Gehen wir doch zusammen«, sage ich.

»Was … was mache ich mit dem Karren?«, stottert er.

»Wir brauchen nicht lange.«

Ich stoße ihn vor mir her und halte ihn dabei fest am Arm. Wir betreten das Hochhaus und steigen mehrere

Treppen hoch. Ich klopfe an die Tür von Apartment siebenunddreißig und schiebe Shaban vor den Türspion. Auf der anderen Seite verdunkelt sich die Luke, und drei Schlösser werden aufgeschlossen.

Shaban schielt zu mir herüber. Ich bedeute ihm, stehen zu bleiben. Die Tür schwingt auf. Ich schiebe ihn beiseite, während ich in die Wohnung stürme und die Tür hinter mir zuschlage. Nur Romeo und ich sind übrig. Der Fernseher läuft, und es riecht nach einem pikant gewürzten Essen. Er sagt kein Wort, sondern starrt mich fassungslos an. Dann schaut er nach links. Was sucht er? Eine Waffe? Er wird nicht an sie rankommen, weil ich ihn zu Boden schlage, ehe er zwei Schritte weit gekommen ist.

Und schon ist er weg, ist wie ein Eichhörnchen zur Wand gehuscht, schneller, als ich es ihm zugetraut hätte. Ich weiß nicht, wo er ihn herhat, aber plötzlich hält er einen Baseballschläger in der Hand. So einen habe ich seit Jahren nicht mehr live gesehen. Es erinnert mich an Zuhause – Amerika. Er hält ihn vor sich.

»Was hast du damit vor?«

»Wenn du näher kommst, schlag ich dir den Schädel ein.«

Ich fahre mit einer Hand in die Manteltasche und schiebe die Finger in den Schlagring. Mein Arm wird zu einer stählernen Rute. Wir sind nur etwa fünf Schritte voneinander entfernt.

»Was willst du?«, fragt er, während er den Schläger vor sich hin- und herschwenkt.

»Dein Freund Shaban hat mir alles erzählt. Es gibt keine albanische Mafia. Das warst nur du mit ein paar deiner Kumpane.«

»Und wenn?«

»Wenn es keine Mafia gibt, dann stehst nur du allein hinter dem Ganzen. Wenn ich dich also plattmache, sind unsere Sorgen vorüber. Deshalb werde ich genau das tun – dich plattmachen.«

Er macht die Beine breiter, um in einen festeren Stand zu kommen und kräftiger ausholen zu können. Der Idiot hat allerdings keine Ahnung, wie man einen Baseballschläger anfasst. Trotzdem möchte ich von dem Ding nicht am Kopf getroffen werden.

»Hör zu, wenn du mir die Schenkungsurkunde zurückgibst, sind wir quitt. Dann vergesse ich die zwanzigtausend und das Auto. Einverstanden?«

»Nein!«, brüllt er. Jetzt mit dem Hauch eines Lächelns. Er ist stolz auf seinen Trotz.

Ich ziehe die rechte Hand aus der Tasche. Sein Blick fällt nach unten. Er nickt anerkennend, als er den Schlagring erkennt und sieht mir dann fest in die Augen. Der kleine Mistkerl zeigt endlich mal, dass er Eier hat. Mal sehen, wie lange das anhält.

»Ich habe dich gegoogelt und gesehen, dass du früher Schauspieler warst. Ich war auch Schauspieler – in meinem Land habe ich sogar Shakespeare gespielt – ha, ja, *Romeo und Julia*! Witzig, was? Aber meine beste schauspielerische Leistung war es, dich und Arabella aufs Kreuz zu legen.«

»Das war nichts als ein fieser Trick von dir …«

»Bescheidenheit ist eine Zier, doch weiter kommt man ohne ihr!«

Noch so ein schlauer Spruch von ihm. Am liebsten würde ich ihn gleich in Stücke schlagen. Stattdessen sage ich: »Jetzt, wo wir deinen Plan durchschaut haben, bist du geliefert. Also gib auf, und wir sind quitt.«

»Ich gebe dir das Dokument nicht. Die Wohnung gehört mir.«

»Da irrst du dich. Die Wohnung gehört Arabella, und dabei bleibt es auch. Ich tue alles für sie.«

»Einschließlich sie von anderen Männern ficken lassen?«

Er verkantet das Kinn, denn er weiß, was nun kommt. Genug geredet.

Ich stürze mich mit gesenktem Kopf auf ihn. Er bewegt die Beine und holt mit dem Baseballschläger aus. Ich hebe den linken Arm und spüre einen heftigen Schlag an meiner Schulter, dann auf dem Kopf. Es schmerzt höllisch, aber ich bin ein Stier. Ich werfe mich gegen ihn und presse seinen Oberkörper gegen die Wand, bis er den Schläger fallen lässt. Er windet sich hin und her, doch ich schaffe es, ihm die linke Hand um den Hals zu legen. Dann boxe ich ihm die Faust ins Gesicht – der Schlagring tut seine Wirkung. Blut spritzt aus seiner Nase wie aus einem offenen Hydranten und tropft mich voll. Als er aufschreit, dresche ich ihm erneut gegen den Wangenknochen, woraufhin er mit einem dumpfen Schlag zu Boden geht.

Er liegt bewusstlos da, das Gesicht blutüberströmt, genau wie mein Hemd und mein Mantel. Ich hole das Isolierband hervor und fessele ihm damit die Hände hinter dem Rücken und anschließend die Füße. Zum Abschluss klebe ich ihm noch einen Streifen davon über den Mund. Dann lasse ich ihn liegen. Dieses Arschloch. Mein Kopf tut weh, und wenn ich hinfasse, spüre ich, dass sich ganz oben bereits eine Schwellung bildet. Doch wahrscheinlich ist es nicht so schlimm, dass ein paar Paracetamol und eine Flasche Rotwein es nicht kurieren könnten.

Ich sehe mich in der winzigen Wohnung um – fast nirgends freie Stellflächen. Nun weiß ich, warum er uns die Gefriertruhe zurückbringen hat lassen: weil hier kein Platz dafür ist. Es gibt ein kleines Bücherregal mit englischen und italienischen Romanen. Sogar ein Exemplar von William Shakespeares Gesammelten Werken steht darin – womöglich hat der Widerling sogar die Wahrheit gesagt, als er behauptet hat, er habe in einem Shakespeare-Stück mitgespielt. Ich werfe sämtliche Bücher zu Boden und durchsuche sie nach dem Dokument. *Nada*.

Ich reiße die Kissen vom Sofa – nichts. In der Küche gibt es einen kleinen runden Tisch und einen einzelnen Stuhl. Im Kühlschrank steht eine Flasche fettarme Milch und ein halb voller Behälter mit chinesischer Nudelsuppe, weiter nichts. Ich ziehe die Backofentür auf und finde Arabellas Rucksack. Er ist vollgestopft mit roten Fünfzig-Pfund-Scheinen. Anscheinend ist der größte Teil der Zwanzigtausend noch da.

Ich hänge mir den Rucksack über die Schulter und kehre ins Wohnzimmer zurück. Romeo kommt zu sich – die Augen aufgerissen und das Gesicht blutverschmiert. Ich halte mir einen Finger vor die Lippen und höre ihn durch das Isolierband auf seinem Mund schluchzen. Obwohl er durch seine zerschmetterte Nase nur schwer Luft bekommt, scheint ihm ansonsten nichts zu fehlen.

Ich kehre in den engen Flur zurück und sehe am anderen Ende ein ungemachtes Bett. Rechter Hand gibt es eine Tür, davor liegt ein Handtuch auf dem Fußboden. Wahrscheinlich das Badezimmer. Ich gehe ein paar Schritte darauf zu und sehe, dass die Tür verschlossen und mit Malerkrepp abgedichtet ist. Das Handtuch wurde in den Spalt zwischen Tür und Fußboden gestopft. Trotz all dieser stümperhaften Maßnahmen strömt ein fauliger Geruch heraus. Ich trete einen Schritt zurück, und mein Herz klopft noch heftiger als während der Schlägerei mit Romeo. Ich will nicht hineingehen. Doch was, wenn die Dokumente dort drinnen sind?

BUMM BUMM.

Ich zucke zusammen. Mein Puls rast. Jemand versucht herauszukommen.

BUMM BUMM BUMM. Nein, ich habe mich getäuscht. Das Hämmern kommt von der Wohnungstür.

Draußen sind Stimmen, zwei davon brüllen in einer fremden Sprache herum. Ich laufe ins Schlafzimmer. Kippe das Bett um, ebenso Matratze und Stühle. Weiteres Hämmern und Gebrüll. Ich muss schnell sein, sie können jeden Augenblick die Tür aufbrechen. Es gibt einen schmalen Schrank, ich reiße ihn auf. Ein paar Hemden und seine Lederjacke. Ich schiebe die Kleiderbügel beiseite – nichts. Allmählich gehen mir die Ideen aus. Die Wohnungstür wird weiter mit Fäusten und jetzt auch mit Tritten bearbeitet. Ich versuche, die Ruhe zu bewahren, und sehe mich aufmerksam in dem kleinen Zimmer um. Mir fällt auf, dass der Teppich in einer Ecke eine auffällige Erhebung aufweist. Ich laufe hinüber und klappe ihn hoch: Bingo.

Sofort erkenne ich das Dokument in der Plastikhülle. Ich rolle es zusammen und schiebe es in die Manteltasche. Von draußen wird weiter gegen die Wohnungstür gehämmert.

Ich laufe in den Flur, wieder dieser Geruch nach Fäulnis. Dann gehe ich ins Wohnzimmer, wo Romeo durch seinen zugeklebten Mund irgendetwas röchelt und verzweifelte Blicke aussendet. Ich winke ihm zum Abschied zu.

Ich reiße mich zusammen und mache die Tür auf. Draußen stehen Shaban und Ervin. Beide weichen bei meinem Anblick zurück. Ich schaue auf ihre Hände: keine Waffen. Ich richte einen Finger auf sie, und sie heben die Hände, als hielte ich ihnen eine Waffe vors Gesicht. Rasch gehe ich hinaus, marschiere den Flur entlang und registriere im Vorbeigehen die Türen der anderen Wohnungen.

Ich verlasse das Haus, drehe den Mantel um, um das

Blut zu verbergen, und knöpfe ihn bis zum Hals zu. Dann sehe ich mich nach einem Taxi um, das mich zum Hotel zurückbringt. Nachdem ich den Rucksack mit dem Geld im Schrank versteckt habe, wasche ich mir das Blut von Gesicht und Händen. Knöchel und Finger sind blutig verschrammt und schmerzen. Die Beule oben auf meinem Kopf, wo mir Romeo den Baseballschläger übergezogen hat, ist geschwollen, blutet aber nicht. Ich fahre nach unten in die Blue Bar, brauche dringend einen Drink, um meine Nerven zu beruhigen.

»Geben Sie mir einen großen Maker's Mark«, sage ich zum Barmann. »Ein großer ist ein doppelter, nicht wahr?«

»Ja, Sir.«

»Okay, dann will ich einen vierfachen.«

»Bedauere, das darf ich nicht. Nur doppelte.« Sein betrübtes Kopfschütteln zeigt mir, dass es ihm ehrlich leidtut.

»Kann ich dann bitte zwei Doppelte haben?«

»Natürlich, Sir.«

»Bei uns heißt das Doppelfäuster.«

Er schenkt mir ein verwirrtes kleines Lächeln.

»Und auf Eis«, sage ich und zähle die Sekunden, bis ich den butterweichen, eiskalten Bourbon auf der Zunge schmecke. Seit jeher habe ich die Wachskappe auf dem Verschluss der Maker's-Mark-Flasche geliebt – das hat einfach Klasse. Es erinnert mich an Arabella. Ich wünschte, sie wäre hier und könnte sehen, dass der erste Teil meiner Mission erfüllt ist.

Eiswürfel fallen klirrend in zwei Gläser. Ich schaue auf die Erledigungsliste auf meinem Handy:

1. R fertigmachen
2. D.s Schwester
3. M
4. Einhorn

Mit dem Eingabestift ziehe ich einen Strich durch Romeos Namen. Genug Aufregung für einen Tag. Morgen mache ich mich auf die Suche nach Desdemonas Schwester. »One Day at a Time, Sweet Jesus« heißt das Kirchenlied, das mir dabei durch den Kopf geht.

»Zwei doppelte Maker's Marks auf Eis«, sagt der Barkeeper.

ARABELLA

Mittwoch, 25. Dezember, Nachmittag

Kurz nach zwei treffen wir bei Dean und Evie ein und gehen ins Wohnzimmer. Dean bringt für jeden ein Glas Champagner. Wir stoßen alle miteinander an. Dean trägt einen Wollpullover mit einem Schneemann, dessen orangefarbene Karottennase hervorsteht. Er trägt ihn ironisch, also ist es in Ordnung.

»Schöner Pulli, Dean«, sage ich.

Er setzt sich aufs Sofa, den Oberkörper in unsere Richtung beugend. »Solange Evie in der Küche ist – ich habe ihr nichts von eurem Problem erzählt. Habt ihr schon irgendwas unternommen?«

»Inzwischen ist alles geklärt«, sage ich.

»Ach«, sagt er mit enttäuschter Miene. Ich überlege, wie viel wir ihm anvertrauen sollen.

»Wir waren bei dem Anwalt, den du uns empfohlen hast«, sagt Zander.

»Oh, gut. Konnte er euch helfen?«

»Ja, auf jeden Fall«, sage ich.

Die meisten Geschenke, die unter dem Baum gelegen hatten, sind schon weg, nur im hinteren Teil des

Zimmers liegt noch Geschenkpapier auf dem Boden. Ich höre das Geschrei der spielenden Jungen aus dem Flur, dazwischen Evies erhobene Stimme. Die Normalität von Weihnachten in der Familie: Es kommt mir vor wie etwas, was ich nie wieder haben werde. Was wir getan haben, hat alles verändert, und tief in meinem Inneren weiß ich, dass wir noch immer nicht auf der sicheren Seite sind.

Dean schiebt seine Brille höher auf die Nase. »Ich will nicht neugierig sein, aber ist jetzt alles in Ordnung?«

»Das wissen wir nicht genau«, sage ich mit stockender Stimme.

Zander legt mir eine Hand aufs Knie. Ich dränge erfolgreich die Tränen zurück.

Ich räuspere mich und starre in die Bläschen in meinem Glas. »Damit meine ich, dass wir vielleicht nie erfahren werden …«

Zander tätschelt erneut mein Knie.

»Hallo Nachbarn!« Evie schwebt ins Wohnzimmer. Sie trägt ein enges weißes Kleid, das ihre umwerfende Figur zur Geltung bringt. Wir begrüßen sie mit Küsschen auf die Wangen. Ich registriere, dass Zander ihren Po taxiert, als sie sich umdreht. Im Grunde ist es mir egal. Seltsamerweise macht es mich nicht eifersüchtig, wie er Evie ansieht, sondern ich finde es irgendwie nett.

Wir plaudern über weihnachtliche Themen. Sie erzählen uns, dass sowohl Deans als auch Evies Eltern zu krank waren, um über Weihnachten nach London zu reisen. Deshalb ist reichlich Essen im Haus. Ich witzele, dass ich mir da mit Zander als Gast nicht so sicher wäre. Nach meinem zweiten Glas Champagner verspüre ich ein wohliges Grundgefühl aus Selbstvertrauen und Entspannung. Die quälende Angst vor den Albanern lässt allmählich nach, und meine Laune hebt sich, während ich hoffe, dass irgendwie doch noch alles gut werden wird.

Dean wirft mir immer wieder fragende Blicke zu. Zander registriert, dass Dean mich mustert, und sie setzen beide ein unechtes Lächeln auf. Evie fährt fort mit der langen Geschichte über ihre komplizierten Familienverhältnisse und mutmaßt, dass ihre Eltern vielleicht gar nicht wirklich krank sind, sondern in Wirklichkeit einfach lieber in Liège geblieben sind, um Weihnachten mit der Familie ihres Bruders zu feiern.

Ich denke an meinen Vater und wünschte, wir könnten bei ihm und der Familie meiner Schwester in Devon sein. Alles würde so viel normaler sein, wenn wir weg von London wären. Die Albaner haben uns effektiv hier festgesetzt, indem sie uns das Auto weggenommen und auch ansonsten unter Druck gesetzt haben. Seit ich meinen Vater heute Morgen angerufen und ihm und meiner Schwester frohe Weihnachten gewünscht habe, steht mein Telefon auf stumm. Ich wollte heute keine weiteren Anrufe oder Nachrichten von Romeo entgegennehmen.

Doch jetzt, nach zwei Gläsern Champagner, bin ich wieder zuversichtlicher. Ich nehme mein Handy heraus. Es gibt eine neue Textnachricht: Habe mit Kurt geredet.

Muss dich heute sprechen! Maxim. Ich stecke das Telefon wieder in die Tasche und registriere, dass mich Dean erneut beobachtet. Zander mustert mich mit hochgezogener Braue.

Das Gespräch plätschert weiter vor sich hin. Zander erzählt Geschichten über seine verrückte Familie in Denver.

Maxims Nachricht beunruhigt mich. Wenn er am Weihnachtstag mit Kurt gesprochen hat, dann stimmt etwas nicht. Ich muss schleunigst handeln. Wir haben die Wohnung verloren. Mit einem Schlag ist uns damit unser ganzer Wohlstand abhandengekommen. Ich brauche meinen Job jetzt mehr denn je. Zander wird wahrscheinlich nicht dazu in der Lage sein, uns mit einem Einkommen zu versorgen. Es liegt auf der Hand, dass ich Maxim anrufen muss.

Als ich aufstehe, schauen mich alle an. »Ich gehe nur aufs Klo«, sage ich und nehme meine Handtasche mit. Ich werfe Dean ein Lächeln zu. Als ich davongehe, zuckt Zander fragend die Achseln. Ich schüttele nur den Kopf, um auszudrücken, dass es nichts Ernstes ist.

Ich sperre die Tür der Gästetoilette im Flur ab und rufe Maxim an. »Hallo?«, flüstere ich.

»Was zum Teufel treibst du? Kurt und ich hätten dich dringend sprechen müssen!«

»Was zum Teufel glaubst du, was ich tue? Mit meinem Ehemann Weihnachten feiern. Nicht alle zwei Minuten auf mein Handy schauen, für den Fall, dass du vielleicht mal anrufst.«

Ich erhasche einen Blick auf mich selbst im Spiegel. Mein Gesicht ist plötzlich von Falten überzogen, die vor ein paar Wochen noch nicht da waren.

»Kurt ist stocksauer auf uns BEIDE. Er hätte den Managementplan gestern gebraucht. Ich hatte keine andere Wahl, als zu sagen, dass du die Sache verschleppst. Er sagt, wenn wir uns nicht auf eine Lösung einigen können, muss er uns jemanden vor die Nase setzen. Begreifst du das? Dann verlieren wir alle beide die Beförderung. Ich habe gesagt, wir würden es heute besprechen und ihm dann sofort Rückmeldung geben, okay?«

»Okay, ist gut«, sage ich und registriere meinen besorgten Blick im Spiegel. Über meine Stirn verläuft eine vertikale Linie, die zwischen meinen Augen beginnt und sich nach oben zieht. Ich habe sie noch nie zuvor gesehen.

»Das können wir nicht am Telefon klären. Ich bin heute ganz bei dir in der Nähe zum Abendessen und würde hinterher bei dir vorbeikommen. Dann können wir alles absprechen und Kurt anrufen. Geht das für dich klar?«

»Okay, Maxim, das ist mir recht. Aber nicht zu spät.«

»Ich simse dir …«, sagt er.

Ich beende die Verbindung. An der Tür ertönt ein leises Klopfen. Ich schließe auf. Als ich die Tür aufstoße, weicht Dean zurück. Er sieht besorgt aus.

»Ist alles in Ordnung?«

»Alles gut, danke.«

»Hast du telefoniert? Ich habe dich reden hören.«

»Ja. Es ist aber nicht das, was du denkst. Es war etwas wegen der Arbeit.«

»Was ist denn los?«, fragt Zander.

Evie und Zander sind im Flur aufgetaucht.

»Nichts«, sage ich.

»Sollen wir ins Esszimmer gehen?«, fragt Evie.

Zander leert ein weiteres volles Glas Champagner. War das nun sein drittes oder sein viertes?

Beim Essen verwöhnt uns Dean weiter mit verschiedenen Weinen. Puligny für mich zur Vorspeise und ein schöner Cabernet Sauvignon zum Truthahn. Ich versuche mitzuzählen, wie viele Gläser Wein Zander sich einverleibt, verliere aber ungefähr nach dem vierten den Überblick – und das nach dem vielen Champagner.

Satt bis obenhin kehren wir nach dem Dessert ins Wohnzimmer zurück. Die Jungen verschwinden in ihre Zimmer, um sich den Computerspielen zu widmen, die sie zu Weihnachten bekommen haben. Gegen Ende des Essens war Zander in mürrisches Schweigen verfallen, völlig in seinen Gedanken versunken. Ich überlege beklommen, wie viel er wohl getrunken hat und worüber er grübelt. Er kommt mir vor wie ein Luftballon, der jeden Moment platzen kann. Ich würde es nicht noch einmal ertragen, wenn er betrunken versuchte, Dean und Evie von Desdemona zu erzählen.

Dean bringt den Portwein, doch ich lehne ab.

»Ich nehme einen kleinen«, sagt Zander.

»Ich glaube, du hattest genug, Zed.«

»Es ist Weihnachten, Herrgott noch mal!«, faucht er mich an.

Dean sieht mich an. Ich zucke die Achseln, und so schenkt er jedem von uns ein kleines Glas ein.

Ich spähe auf mein Telefon und sehe, dass ich einen Anruf von Maxim verpasst habe. Also gehe ich in den Flur und rufe ihn zurück.

»Hast du angerufen?«, frage ich.

»Ja. Hör mal, bevor ich bei dir vorbeikomme, dachte ich, ich sollte dir fairerweise sagen …« Er klingt betrunken. So habe ich ihn noch nie gehört.

»Ja? Was, Maxim?«, sage ich.

»Ich habe mich mit deinem Freund Romeo getroffen …«

»Was?«

»Ja, Romeo. Wir haben einen kleinen Deal gemacht. Ich habe ihm Geld gegeben und er mir ein paar Informationen. Etwas Interessantes über dich und Zander. Möchtest du es hören?«

»Was hat er gesagt, Maxim?«

»Da wirst du schon bis später warten müssen, meine Liebe.«

»Was hat er dir gesagt?«, brülle ich.

»Ich weiß alles, Arabella. Es wird also ein sehr kurzes Gespräch werden, okay?«

Die Verbindung bricht ab. Ich stehe unter Schock. Mein Verstand ist wie eingefroren. Die Tränen schießen mir in die Augen. Meine Schultern heben und senken sich.

Eine Hand berührt mich sanft am Arm. Es ist Dean.

»Arabella? Was ist los?«

Ich drehe mich zu ihm um und falle ihm in die Arme.

»Was ist passiert, Arabella? Sag's mir«, bittet Dean.

Ich kann nicht sprechen. Es ist zu viel, es gibt nichts, was ich sagen könnte. Dean küsst mich auf die Stirn, und ich lasse meinem Schluchzen freien Lauf.

»Geh weg von meiner Frau!«, faucht Zander. Bedrohlich schwankend baut er sich vor uns auf.

Dean löst sich von mir. »Hör zu, ich habe sie nur getröstet. Sie ist ganz aufgelöst.«

»Ich tröste meine Frau. Nicht du!«, schreit Zander.

Evie erscheint. »Was ist denn los?«

Zander hält Dean einen Finger vors Gesicht. »Es hat nicht danach ausgesehen, als würdest du sie trösten. Da läuft doch was!«

Dean lacht. »Da läuft gar nichts, Zander.«

»Hast du eine Affäre mit meiner Frau?«, fragt Zander, mittlerweile außer sich vor Wut. Ich sehe es ihm an.

Dean ist perplex. »Was? Natürlich nicht.«

Zander packt Dean und stößt ihn gegen die Wand. »Fass nie wieder meine Frau an. Nie wieder. Verstehst du mich?«

Ich versuche, ihn wegzuziehen. »Zander, nicht!«, sage ich.

Er ignoriert mich.

Evie legt eine Hand auf Zanders Wange und sagt ganz ruhig: »Lass ihn los, Zander.«

Zanders Schultern sinken herab, und er kommt ihrer

Bitte augenblicklich nach. Es schockiert mich, wie leicht Evie das gemeistert hat, aber ich bin auch erleichtert.

Zander wendet sich zu mir um. Er hat jetzt Tränen in den Augen. »Leckt mich doch alle drei am Arsch! Ihr habt einander wirklich verdient!«

Er stolpert zur Tür und verschwindet. Eine Zeit lang stehen wir nur da.

»Soll ich ihm nachgehen?«, fragt Dean.

»Nein, ich gehe«, sage ich.

Ich fahre hinauf zur Wohnung.

»Zed?«, rufe ich.

Ich suche ihn im Wohnzimmer, im Schlafzimmer, auf der Terrasse – in sämtlichen Räumen. Er ist nicht da. Der letzte Ort, wo ich nachsehe, ist das Gästezimmer. Ich öffne die Tür und mache Licht. Die Gefriertruhe steht noch da.

»Zed?«, frage ich. Ich glaube ein Geräusch zu hören, eine Bewegung oder ein Betriebsgeräusch, das aus der Gefriertruhe dringt. Ein entsetzlicher Gedanke kommt mir. Vielleicht ... Er würde doch nicht ... Ich trete näher heran. »Zed?«

Ich lausche. Vielleicht habe ich es mir nur eingebildet ... Ich habe ziemlich viel getrunken. Ich hebe den Deckel an. Die Truhe ist dunkel und leer. Ich schließe sie wieder, gehe ins Wohnzimmer und wähle die Nummer von Zanders Handy. Der Anruf geht sofort auf die Mailbox.

»Zed, ich bin's. Bitte ruf mich an. Sag mir, dass es dir gut geht. Ich war einfach erschüttert. Maxim hat mir wegen der Beförderung Stress gemacht. Das war alles, und Dean hat gesehen, dass ich ganz aufgelöst war. Weiter war nichts. Ich schwöre es dir. Ruf mich an, bitte. Ich mache mir Sorgen um dich.«

Ich lege auf, hole tief Luft und starre gedankenlos auf die Lichter der Campden Hill Road.

Es klopft sacht an der Tür. Ich laufe hin, in der Hoffnung, dass Zander seine Schlüssel vergessen hat und zurückgekehrt ist. Als ich aufmache, sehe ich zu meiner Enttäuschung Dean draußen stehen.

»Wollte nur nachsehen, ob bei euch alles in Ordnung ist«, sagt er und späht über meine Schulter in die Wohnung.

»Zander ist nicht da«, sage ich.

»Oh.« Er erschrickt. »Hast du ihn angerufen?«

»Er meldet sich nicht.«

»Soll ich mit dir warten?«, fragt er.

»Lieber nicht. Ich komme schon klar.«

Dean kommt näher, um mich zu umarmen. Es geschieht nur aus Mitgefühl, aber ich will ihn nicht hierhaben, für den Fall, dass Zander zurückkommt und uns zusammen antrifft.

»Lass es. Lass es sein«, sage ich, wobei meine Stimme bricht und mir erneut die Tränen kommen. »Ich will einfach nur noch vor alldem weglaufen. Weg von allem.«

»Wegen der Erpressung?«, fragt er.

»Erpressungen. Es gibt zwei Erpresser. Aber Zander weiß nur über einen Bescheid. Der andere ist ein Arbeitskollege.«

»O mein Gott!«, sagt er. »Arabella, damit wirst du nicht alleine fertig. Lass mich reinkommen, dann reden wir darüber …«

»Nein, Dean. Lass mich einfach allein. Ich verschwinde irgendwohin. Bitte geh.«

Er sieht verletzt aus, und sein Gesicht läuft rot an, als hätte ich ihn geschlagen.

»Es tut mir leid«, sage ich und schließe vor ihm die Tür. Ich kehre ins Wohnzimmer zurück und lasse mich von der alkoholbedingten Müdigkeit überrollen. Das Beste wird sein, ein halbes Stündchen zu schlafen. Abwarten, bis Zander sich beruhigt hat und wieder da ist. Dann packe ich meine Tasche und gehe. Ich brauche eine Auszeit von allem – auch von Zander.

Ich wische mir die Tränen aus den Augen und gehe ins Schlafzimmer. Ich betrachte das Bett, wo das Ganze im Grunde begonnen hat. Wenn wir Romeo und Desdemona nicht in unser Schlafzimmer gelassen hätten, wäre das alles nicht passiert. Es wird mir klarer denn je: Ich kann hier nicht mehr bleiben. Ich muss gehen.

Ich gehe zum Schrank und ziehe meinen Koffer heraus. Ich brauche nur genug für ein paar Nächte. Ich werfe den Koffer aufs Bett, bin letztlich aber doch zu müde, um zu packen.

Auf meinem Nachttisch liegen ein Notizblock und ein Stift. Nur ein Nickerchen, dann werde ich den Brief schreiben, an dem ich schon seit Tagen im Kopf gefeilt habe. Ich lege mich hin und schließe die Augen.

ZANDER

Mittwoch, 25. Dezember, Nachmittag

Mit dem Rücken stehe ich vor Evis und Deans Wohnungstür. Es war richtig, von dort zu verschwinden. Warum soll ich dableiben und zuschauen, wie Dean meine Frau »tröstet«? Ich hatte schon recht damit, ihn ein bisschen aufzumischen. Als Mann muss man gelegentlich Kante zeigen. Und jetzt muss ich raus aus dem Haus – Luft schnappen.

Der Punkt ist, dass niemand meine Frau küssen darf – niemals, es sei denn, es ist Teil einer Abmachung. Man braucht Regeln, sonst ist eine Ehe sinnlos. Man kann die Regeln ausweiten und sie bei seltenen Anlässen sogar brechen, wenn mildernde Umstände vorliegen, aber wenn nicht, wenn es keine Vereinbarung auf Gegenseitigkeit war, sollte man es nicht einseitig tun. Ehebruch ist etwas Hässliches.

»Frohe Weihnachten, Mr Clayton!«, ruft Haraldo.

Einen Augenblick lang habe ich keine Ahnung, was er da redet. Dann fällt es mir ein: Heute ist der verfluchte Weihnachtstag. Deshalb waren wir auch bei Dean und Evie. Ich muss die Zeit ein bisschen aus den

Augen verloren haben. Das ist das Werk der Kombi aus Alkohol und Koks.

Sie haben sich echt Mühe gegeben beim Dekorieren des Empfangsbereichs: Da steht eine hohe Tanne mit von Glitter überzogenen Kiefernzapfen. Kamin und Bilder sind mit Efeugirlanden und Stechpalmenzweigen behängt. Ich muss es zuvor schon bemerkt haben, aber vielleicht habe ich nicht darauf geachtet.

Haraldo starrt mich mit befremdeter Miene an.

»Was haben Sie gesagt?«

»Ich habe gesagt: ›Frohe Weihnachten, Mr Clayton.‹«

»Ist Weihnachten?«, frage ich.

Ihm bleibt der Mund offen stehen, als ich an seinem Tresen vorübergehe. Nachdem ich das Haus verlassen habe, marschiere ich durchs Tor hinaus auf die Straße.

Wo soll ich hin? Es ist kalt ohne Jacke.

Es ist ja gut und schön, wenn man wütend wird und davonstürmt. Es ist enorm wirkungsvoll und macht den Leuten klar, dass sie eine Grenze überschritten haben. Sicher stehen sie jetzt herum und reden darüber – überlegen sich, was sie falsch gemacht haben. Allerdings liegt nahe, dass sie das längst wissen. Ich trotte die Campden Hill Road entlang.

Wo kann man hingehen, nachdem man überstürzt von einem Weihnachtsessen geflüchtet ist? Es ist dunkel, und nur die Straßenlampen leisten mir Gesellschaft. Ich zünde mir eine Zigarette an und mache mich auf den Weg zur Kensington High Street. Wenn überhaupt irgendwo etwas los ist, dann da. Als ich ankomme, sieht es dort aus wie in einer Geisterstadt. Alles scheint geschlossen zu sein – selbst McDonald's. Nicht dass ich Hunger hätte. Ich stecke die Hände in die Taschen meiner Jeans. In der linken Tasche ist mein Geldclip, in der rechten mein geheimer Vorrat an Schnupf- und Zigarettenpapier. Wenigstens kann ich den Schnee jetzt zu mir nehmen, ohne Angst haben zu müssen, dass mich Arabella erwischt. Ich trete meine Zigarette aus und winke mir ein Taxi herbei.

»Wohin?«, fragt der Fahrer durchs Seitenfenster.

»Ich überlege noch.« Ich steige hinten ein. »Wo kann man denn an Weihnachten hingehen?«

»Kommt darauf an, was Sie wollen …«, sagt er und mustert mich im Rückspiegel.

»Ich könnte mit einem Drink anfangen.«

»Wie wär's mit einem der Hotels?«, schlägt er vor.

»Gute Idee. Bringen Sie mich zum Berkeley.«

»Ist gebongt.« Das Taxi fährt los. »Sind Sie heute allein?«

»Jetzt schon. Bin gerade von einem Weihnachtsessen getürmt.«

Er lacht. »Wissen Sie, warum ich am Weihnachtstag Taxi fahre? Weil ich den Stress nicht ertrage. Meine Familie macht mich kirre. Ihre Sie auch?«

»Nein. Ich habe meinen Nachbarn dabei erwischt, wie er meine Frau geküsst hat«, sage ich. »Darf ich rauchen?«

»Ja, rauchen Sie ruhig, es ist ja Weihnachten. Aber machen Sie das Fenster runter. Ihr Nachbar hat also Ihre Frau geküsst? Das ist ja echt daneben.«

»Ja. Er hätte es fast schon mal getan, als wir über Sex zu viert geredet haben und ich das Vergnügen mit seiner Frau gehabt hätte. Aber wir haben es dann gelassen. Und diesmal wurde überhaupt nicht darüber gesprochen oder so etwas vereinbart – also war es wirklich komplett daneben, wie Sie gesagt haben. Eigentlich wollte ich ihn dafür verprügeln, aber er hatte uns ein gutes Essen mit Wein serviert, also habe ich ihn stattdessen nur ein bisschen durchgeschüttelt.«

Der Fahrer schweigt. Ich zünde mir eine Kippe an. Habe ich ihm zu viel erzählt? Ist mir scheißegal. Er hat mir eine Frage gestellt, und ich habe sie ihm beantwortet, was soll daran falsch sein?

Ich schaue auf mein Handy. Drei verpasste Anrufe von Arabella. Tja, Pech gehabt. Jetzt können sie sich zur Abwechslung mal Sorgen um mich machen. Das Berkeley Hotel – ein echt guter Plan. Ich überlege: Vielleicht sollte ich mir ein Zimmer nehmen und über Nacht bleiben, um den Kopf frei zu kriegen. Alles wegschlafen. Am Morgen komme ich dann mit Kaffee und Muffins für Arabella zurück, und im Handumdrehen sind wir wieder auf derselben Wellenlänge.

Ich checke im Hotel ein, dem Herrn sei Dank für meinen Geldclip und die Kreditkarten. Nichts Besonderes, bloß ein Zimmer mit einer Minibar – perfekt.

Ich spaziere hinunter zur Blue Bar. Die gewohnte Mischung aus betuchten Touristen vom Kontinent und aus den Emiraten. Ich setze mich an die Bar und bestelle mir eine klassische Margarita mit Salzrand. Dann zücke ich mein Telefon: zwei weitere verpasste Anrufe von Arabella, also insgesamt fünf. Tja, sie darf ruhig noch ein bisschen länger schwitzen. Ich klicke mich in meine Kindle-App und lese dort weiter, wo ich in der Romanfassung von *Dominic Stone* zuletzt aufgehört habe. Zwei Dämchen in Cocktailkleidern, eines rot, eines grün, sehr festlich, kommen mit ihren Drinks an die Bar. Ich wittere, dass sie Professionelle sein könnten – zu viel Schminke, zu hohe Plateauschuhe.

Die im roten Kleid fragt: »Was liest du denn?«

»Dominic Stone.«

»Ist es gut?«

»Verflucht genial«, sage ich.

Sie lachen alle beide. Ich höre, wie meine Margarita geschüttelt wird. Wenn der Barmann nur ein bisschen schneller machen würde.

Die Frau im roten Kleid hat lange blonde Haare und klimpert mit ihren Wimpern zu mir her, während ihre Kollegin ihr etwas ins Ohr flüstert.

Mein Cocktail wird in das Glas mit dem Salzrand gegossen. Mir läuft das Wasser im Mund zusammen – es ist wie das Pieken eines winzigen Schmerzes hinten auf meiner Zunge. Das Gefühl der Vorfreude. Der Barmann stellt die Margarita vor mich hin. Darin könnte ich all meine Sorgen vergessen – im Handumdrehen.

Blondie lehnt sich dicht zu mir her. »Möchtest du uns einen Drink spendieren?«, fragt sie mit leichtem Kopfnicken. Ihre Wimpern flattern wie zwei kleine Schmetterlinge, die auf meiner Wange landen möchten – oder vielleicht in meiner Brieftasche.

Ich lehne mich zurück und hebe die Hand. »Sorry, Ladys, ich bin verheiratet«, sage ich und wackele mit dem Finger, an dem mein Ehering steckt.

Sie zucken die Achseln und verziehen sich an einen Tisch am Eingang. Vielleicht spendiert ihnen ja ein anderer Gast einen Drink. Der Barkeeper lächelt mich an. Ich trinke einen Schluck von der Margarita: süß, sauer und salzig auf einmal – genau wie der Tag, der hinter mir liegt.

Nach einer weiteren Margarita fallen mir die Augen zu. Als ich die Bar verlasse, sehe ich die beiden Frauen mit zwei Arabern.

»Gute Nacht, die Damen!«, sage ich zu ihnen. Die Männer sehen stirnrunzelnd zu mir auf, und ich registriere, wie mir die Blonde in dem roten Kleid einen finsteren Blick zuwirft. Ich winke ihnen gebieterisch zu und gehe hinaus.

ARABELLA

Donnerstag, 26. Dezember, 01:00 Uhr

Nachdem ich den Brief auf Zanders Nachttisch gelegt habe, nehme ich meinen Koffer und lasse den Blick noch einmal durchs Schlafzimmer schweifen. Es ist mir zuwider, ein solches Chaos zu hinterlassen. Überall liegen Sachen verstreut, aber ich muss von hier verschwinden, ehe Zander zurückkehrt. Ich gehe in den Flur und halte Ausschau nach meinen Schlüsseln auf dem Garderobentischchen, als es laut an der Tür klopft.

Wenn mich Zander mit dem Koffer erwischt, dreht er durch. Ich verstecke den Koffer im Garderobenschrank und weiß, dass ich Zeit schinden muss, bis ich mich loseisen kann. Erneut ertönt aggressives Klopfen. Er muss seine Schlüssel vergessen haben. Als ich durch den Türspion luge, erkenne ich Maxim. Ich lege die Türkette vor und mache auf.

»Wie bist du ins Haus gekommen?«

»Wo ist euer Security-Mann? Schläft er die Mince Pies und den Truthahn aus? Ich konnte einfach so durchgehen.« Er spricht undeutlich und schwankt ein bisschen.

»Was willst du hier, Maxim? Es ist ein Uhr früh!«

»Wir müssen Kurt eine Mail schicken.«

»Kurt liest doch am Weihnachtstag keine Mails«, sage ich und blicke erneut auf die Uhr.

»Ich habe ihm versprochen, dass wir uns vor Ablauf des heutigen Tages melden, nach New Yorker Zeit.«

»Dumm gelaufen, Maxim.«

»Du hast keine Wahl, Arabella. Ich habe mich mit Romeo getroffen, und er hat mir alles erzählt. Also lass mich rein. Sonst erzähle ich jedem, was ich weiß.«

Mir wird kalt vor Angst. Dasselbe hat er vorhin schon am Telefon gesagt, aber wie kann er sich mit Romeo getroffen haben? Er muss lügen. Am liebsten möchte ich ihm sagen, dass er mich mal kreuzweise kann. Aber andererseits muss ich wissen, was er weiß.

»Und was hat er dir erzählt?«

»Lass uns drinnen reden, nicht so auf dem Flur. Komm schon.«

»Du hast zwei Minuten.«

Ich löse die Kette und öffne die Tür. Er drängt sich an mir vorbei, umweht von Alkoholdunst. Er marschiert ins Wohnzimmer und lässt sich aufs Sofa fallen.

»Wo ist Zander?«

»Weg …«

»Weg? So spät am Weihnachtstag?«

»Er kommt bald wieder.« Ich setze mich auf einen Stuhl und sehe ihn an.

»Hast du was zu trinken da, Arabella?«

»Ich glaube, du hast schon genug getrunken, Maxim.«

»Ich glaube, wir brauchen beide einen Drink … für das, was ich dir jetzt erzählen werde. Soll ich anfangen?«, fragt er und steht auf.

»Du hast zwei Minuten. Also red schon.«

Er schenkt uns beiden einen Bourbon auf Eis ein und lässt sich wieder aufs Sofa fallen.

Er nippt an dem Whisky und nickt anerkennend. »Ich habe eine praktische Lösung für unsere kleine Sackgasse hinsichtlich der Beförderung. Ich weiß Dinge über dich, die ich gern für mich behalte, wenn du einwilligst, für mich zu arbeiten und Kurt heute mitzuteilen, dass wir zu einer Lösung gelangt sind.«

Seine Augen werden immer glasiger, und sein Kopf kippt zur Seite. Das gewohnte zynische Grinsen ist weg, doch er strahlt immer noch eine gewisse Verwegenheit aus. Ist das nur vom Alkohol ausgelöster Übermut, oder weiß er wirklich, was Zander und ich getan haben?

»Was glaubst du denn zu wissen, Maxim?«

Während er seinen Bourbon schlürft, schlagen die Eiswürfel klirrend gegen die Innenseite des Glases. Er macht es wieder und wieder – klirr, klirr, klirr – und studiert dabei mein Gesicht. In meiner Schläfe beginnt es zu pochen.

Schließlich sagt er: »Stell dir vor, er wollte zwanzigtausend Pfund von mir haben. Ist das zu fassen?«

Die Summe ist mir vertraut. Zwanzigtausend scheint Romeos liebste Zahl zu sein.

»Und ich habe sie ihm gegeben, Arabella, ich habe

sie ihm gegeben, und zwar in Bitcoins. So kann man es weder auf ihn noch auf mich zurückführen. Ich habe es als Investition betrachtet. Eine Investition in meine Beförderung.«

»Red weiter.«

Ich sehe auf die Uhr. Er muss bald verschwinden, damit ich gehen kann, bevor Zander zurückkehrt.

Er nippt genüsslich von seinem Whisky. »Guter Bourbon. Maker's Mark. Von Zander, nehme ich an. Wo ist Zander?« In der Frage schwingt eine leise Drohung mit.

»Ich hab's dir doch gesagt. Er kommt jeden Moment wieder.«

Maxim schüttelt den Kopf. »Ich glaube nicht, Arabella. Wenn er um ein Uhr morgens am zweiten Weihnachtstag nicht hier ist, dann glaube ich nicht, dass er ›jeden Moment‹ wiederkommt. Ich glaube, dass Zander in einem seiner verrückten Anfälle davongerannt ist … wie neulich im Restaurant. Nicht wahr?«

»Das geht dich nichts an. Jetzt sag, was du zu sagen hast, oder ich rufe die Security-Leute von unten an, und sie schmeißen dich raus.«

»Unten war kein Mensch. Außerdem rufst du überhaupt niemanden an. Verstehst du, ich weiß nämlich, was mir Romeo erzählt hat.«

Mir fällt ein, dass Romeo für schlappe Zwanzigtausend Maxim garantiert nicht alles erzählt hat. Die Albaner müssen unser Geheimnis wegen ihres Anspruchs auf meine Wohnung wahren, die erheblich mehr wert ist als zwanzigtausend. Maxim blufft nur. Ich denke an die Lektion, die ich in Brüssel gelernt habe.

»Ich weiß, dass er dir überhaupt nichts erzählt hat. Maxim. Du kannst dir die Show also sparen. Auf den Trick falle ich nicht mehr rein.«

Maxim stellt sein Whiskyglas mit lautem Klirren auf dem Couchtisch ab. Dann wirft er mir sein arrogantes Grinsen zu. Diesen überlegenen Blick des Triumphs.

»Das ist kein Trick. Er hat mir auch nicht *alles* erzählt. Natürlich hat er versucht, einen Teil der Story zu verheimlichen. Aber weißt du, dein Romeo ist nicht so clever, wie er glaubt. Ich habe aus dem wenigen, das er mir verraten hat, die Wahrheit herausdestilliert. Apropos: Kann ich noch einen Bourbon haben?«

»Nein. Du hast noch eine Minute.«

»Er hat mir erzählt, dass ihr es gemeinsam mit ihm und der Dünnen von der Website getrieben habt. Und dass es dann zum Streit gekommen ist, Zander ausgerastet ist und sie verletzt hat, und jetzt ist sie verschwunden …«

Er beobachtet mich genau. Ich gebe mich so gelassen wie möglich und versuche, keinen Anhaltspunkt dafür zu liefern, dass er auf der richtigen Spur ist.

»Verstehst du, dein Romeo dachte, ich würde ihm das abkaufen. Dass Zander die Frau angegriffen hat und sie verschwunden ist. Er dachte, ich wäre mit dieser Story zufrieden, aber ich weiß, dass mehr dahintersteckt. Erst wird die Website gelöscht, dann die Treffen zwischen dir und ihm und dann noch Zanders Wahnvorstellungen, bei denen er die Frau angeblich in dem Restaurant gesehen hat. Meine Vermutung ist, dass Zander ihr etwas ganz Schreckliches angetan hat – sie schwer verletzt hat. Vielleicht hat er sie sogar getötet, wer weiß? Warum ist sie sonst immer noch verschwunden? Und jetzt wirst du von Romeo, dem kleinen geldgeilen Callboy, erpresst.«

Ich kippe mein Whiskyglas um. Bourbon und schmelzende Eiswürfel laufen über den Couchtisch und bilden eine schmutzig braune Pfütze. Maxim bedenkt mich erneut mit einem triumphierenden Grinsen, das seine schiefen Schneidezähne sichtbar macht.

»Ich habe doch recht, oder nicht? Deshalb warst du bei der Arbeit auch so abwesend.«

Ich muss ihn glauben machen, dass es nichts Schlimmeres war als eine kleine körperliche Auseinandersetzung.

Ich nicke, ohne ihn anzusehen. »Er hat sie verletzt. Weiter nichts.«

Ich höre, wie Maxim aufsteht, und sehe zu ihm auf.

»Also, hier ist die Lösung: Ich gehe nicht zur Polizei und erzähle auch niemandem im Büro etwas davon, wenn du jetzt gleich die Mail an Kurt schickst, in der du sagst, dass du mit meinem Managementplan einverstanden bist und mich als Abteilungsleiter akzeptierst. Einverstanden?«

Ich schließe die Augen und nicke erneut.

»Sieh mich an, Arabella«, befiehlt er.

Ich hebe den Kopf.

Er legt eine Hand an seinen Gürtel und öffnet ihn. Dann macht er seinen Reißverschluss auf und zieht Hose und Unterhose bis auf Schenkelhöhe herunter. Sein Penis hängt schlaff herunter.

»Was zum Teufel treibst du da?«, frage ich fassungslos.

»Um den Deal zu besiegeln, musst du mir einen blasen. Nur dieses eine Mal. Um die Abmachung zu bekräftigen. Weißt du, normalerweise würde ich dir die Hände schütteln, aber bei deinen ganzen sexuellen Perversionen, deinen flotten Vierern, finde ich, dass ein Blowjob die passendere Art ist, um den Handel abzuschließen, meinst du nicht auch? Was willst du denn machen, mich anzeigen? Dann kommen deine ganzen schmutzigen Lügen ans Licht. Also sei jetzt schlau. Du kannst es dir nicht leisten, dich zu weigern. Komm schon …«

Ich kann nicht glauben, was sich hier abspielt. Ich ekele mich fast zu Tode.

»Du machst das jetzt, Arabella, sonst gehe ich auf der Stelle zur Polizei und erzähle dort, was ich weiß. Wird Zander dann verhaftet? Wirst du verhaftet, weil du ihn geschützt hast? Du hast keine Wahl … Also komm schon, sei ein kluges Mädchen …«

Er steht ein paar Sekunden lang reglos da und lässt die Wucht seiner Drohung ihre Wirkung entfalten. Doch allmählich macht sich ein verwirrter Blick auf seiner Miene breit, weil ich plötzlich ganz ruhig bin. Weil ich begriffen habe, dass mir Maxim nicht mit Bloßstellung drohen kann – das wäre Erpressung, die wiederum ist eine Straftat. Dann könnte man auch ihn strafrechtlich verfolgen. Also haben wir eine Pattsituation.

Ich werde ihm also kräftig in die Eier boxen und die Securitys rufen. Das Adrenalin schießt mir in die Adern, als ich die Hand zur Faust balle. Lächelnd sehe ich ihm in die Augen …

»Was zum Teufel ist hier los?«, ertönt Zanders lallende Stimme von der Tür her.

ZANDER

Donnerstag, 26. Dezember, früher Morgen

Ich erwache auf dem Hotelbett. Alle Lichter brennen. Ich weiß nicht mehr, wie ich hier heraufgekommen bin. Ich weiß nur noch, wie ich mit einer Margarita und meinem Kindle in der Blue Bar gesessen habe. Jetzt liege ich nackt auf dem Bett. Es ist halb ein Uhr morgens, aber ich bin nicht mehr müde. Also stehe ich auf und ziehe mich an.

Ich habe einen Mordsdurst und finde eine halbe Flasche Rotwein. In wenigen Minuten ist sie geleert. Dann gieße ich ein Fläschchen Portwein in ein Glas. Im Badezimmer krame ich Koks und Zigarettenpapier aus der Hosentasche hervor. Ich lechze nach einem Kick. Hastig streife ich ein Blättchen glatt und gebe eine großzügige Portion des weißen Pulvers darauf. Dann lecke ich die Kanten ab, um das Päckchen zu versiegeln. Anschließend spüle ich es mit einem Schluck Portwein hinunter, und schon nach wenigen Minuten entfaltet es seine Wirkung.

Ich betrachte mein Gesicht im Spiegel. Meine Pupillen leuchten. Ich bin high. Und jetzt?

Ich könnte von einer Hotelbar zur nächsten ziehen, bis alle geschlossen haben. Das wäre eine Möglichkeit. Doch es ist eiskalt draußen, folglich brauche ich einen Mantel. Ich müsste also in die Wohnung zurückkehren. Doch das würde zu einem Streit mit Arabella führen.

Sie und Dean, einfach so zusammen, klammheimlich. Ich frage mich, wie lange das wohl schon gegangen ist. Wieder verspüre ich diese blind machende Wut, schleudere das Glas gegen die Badezimmerwand. Es zerbirst und hinterlässt rote Schlieren auf den weißen Keramikfliesen. Meine Atmung wird tiefer, in meinem Schädel pocht es.

Schlagartig bin ich auf hundertachtzig. Bin ein Wirbelsturm der Wut. Wie kann sie es wagen? Was genau haben sie miteinander getrieben? Wie lange geht das schon? WARUM?

Ich sage mir, dass ich mit ihr reden muss. Falls nötig, frage ich auch Dean. Schüttele die Wahrheit aus ihm heraus – so oder so.

Ich kann nicht warten, bis der Aufzug kommt, und so renne ich die Treppen hinunter. Als ich aus dem Hotel komme, steige ich in eines der schwarzen Taxis. Nach wie vor bin ich fuchsteufelswild. Statt Haraldo steht Carl am Empfang.

»Fröhliche Weihnachten, Mr Clayton!«

Grußlos haste ich an ihm vorbei und steige in den Aufzug. In meinem Kopf dröhnt und pocht es. Während der Lift nach oben fährt, drücke ich den Kopf gegen die Stahlwand, in der Hoffnung, den tosenden

Lärm zum Verstummen zu bringen. Doch es wird nur immer noch lauter.

Die Tür ist bloß angelehnt. Das ist nicht in Ordnung.

Ich höre Stimmen aus dem Wohnzimmer. Die eine ist die von Arabella, und wer ist da noch? Eine zweite Stimme? Verdammt! Wenn Dean allein mit ihr hier ist, reiße ich ihm seinen Scheißschädel ab. Wenn sie mit ihm zusammen ist, dann ist sie kein Engel – dann ist sie eine Hure –, so einfach ist das, und sie werden dafür bezahlen, alle beide, und zwar nicht zu knapp.

Ich reiße die Tür auf.

Ich traue meinen Augen nicht: ein Mann mit dem Rücken zu mir, die Hosen heruntergelassen. Und Arabella sitzt da und lächelt ihn an.

»Was zum Teufel ist hier los?«, brülle ich.

Der Mann dreht sich um. Alle beide starren mich schockiert an. Es ist Maxim, nicht Dean. Was zum Teufel läuft hier ab? Zuerst unser Nachbar und dann ihr Kollege? Das bestätigt die Affäre mit Dean – wenn sie mich in Bezug auf Maxim angelogen hat, dann auch in Bezug auf Dean. Dieser ganze Quatsch von wegen Überstunden und Auslandsreisen, um Kunden zu treffen – sie hat mich zum Narren gehalten.

Ihr Verrat bringt mich fast um. Ich kann nicht mehr klar sehen, alles ist verschwommen. Die Geräusche in meinem Kopf sind zu einem ohrenbetäubenden Gellen angeschwollen, das sich anfühlt, als würde es meinen Schädel zertrümmern.

Egal, jetzt hab ich sie. Der Liebhaber, die Ehebrecherin und ich, der Betrogene. Die Sirene zwischen meinen Ohren spaltet mich entzwei. Ich stürme auf Maxim zu. Er versucht noch, sich die Hose hochzuziehen, als ich ihn zu Boden werfe.

»Nein, bitte!«, kreischt er und kriecht davon. Ich erwische ihn sofort wieder.

»Zander, nicht!«, schreit Arabella.

Ich springe auf den Mann und packe ihn an der Kehle. Es wird nicht lange dauern, aber ich werde jede einzelne Sekunde davon genießen. Der Sirenengesang in meinem Kopf drängt mich dazu: »Tu es, tu es, tu es!«

Ein dumpfer Schlag trifft auf meinen Hinterkopf. Ich höre ihn, bevor der Schmerz zu mir durchdringt und mich zu Boden wirft. Schmerz macht mich blind und taub und löscht die Farben aus. Maxim rutscht mir durch die Finger, rennt, noch immer an seiner Hose zerrend, hinaus.

Ich bin auf den Knien, der Schmerz in meinem Kopf tobt weiter. Und dann entdecke ich Arabella. Sie steht über mir, eine Whiskyflasche in der Hand. Damit also hat sie mich geschlagen. Mühsam komme ich wieder auf die Beine, von Wut getrieben.

»Zed, es ist nicht so, wie du denkst«, sagt sie mit bebender Stimme und weicht zurück, die Augen voller Angst. So hat sie mich noch nie angesehen: Ich werde ihr eine Lektion erteilen – eine, die sie nicht vergessen wird.

»Das war nur, um dich aufzuhalten. Du hättest ihn verletzen können.«

Nach wie vor kann ich sie kaum hören – es ist, als hätte jemand die Lautstärke heruntergedreht. Das Einzige, was ich hören kann, ist dieses ohrenbetäubende Gellen in meinem Kopf. Ihn verletzen? Ich wollte ihn verdammt noch mal umbringen.

»Zed, du bist betrunken. Hast du Drogen genommen?«

Will sie mir jetzt auch noch einen Scheißvortrag halten? Nein! Heute Nacht halte ich die Vorträge.

Erneut blitzt die Angst in ihren Augen auf. Sie hält nach wie vor die Flasche in der Hand. Sie wird doch nicht noch einmal damit auf mich losgehen? Meine Hände greifen nach ihrem Hals. Ich werfe sie auf den gläsernen Couchtisch. Eine Vase fliegt herunter und zerbricht.

Wir stürzen zu Boden. Aber ich halte sie noch immer fest. Jetzt werde ich ihr beibringen, mich nicht zu betrügen. Hier, Arabella, ist die erste Lektion in Sachen Ehebruch: Wenn du Zander betrügst, wird er es dich empfindlich spüren lassen. Lern die Lektion gut. Morgen gibt es einen Test.

Sie windet sich, wird panisch, spuckt und grapscht nach meinem Gesicht. Meine Arme sind aus Eisen. Hundertfünfundzwanzig Kilo Gewicht drücken sich auf sie. Speichel sprüht zwischen ihren Lippen hervor, während sie nach Luft schnappt. Ich werde sie nicht loslassen, bis sie gesagt hat, dass es ihr leidtut. In ihren Augen steht Entsetzen. Ihre Lippen lösen sich von den Zähnen. Ich möchte ihr sagen: »Sag, dass es dir leidtut, Arabella!«

Doch ich kann nicht sprechen, weil ich die Zähne zusammenbeiße. Und die Sirene in meinem Kopf singt mir zu: »Hör nicht auf, bis sie sagt, dass es ihr leidtut.«

Also mache ich weiter. Ich presse mich auf sie, bis sie aufhört, nach meinem Gesicht zu krallen.

Keuchend komme ich zu mir.

Jetzt sind wir quitt. Sind einander nichts mehr schuldig. Das Sirenengeheul wird leiser, gierig hole ich Luft. Ich spüre, wie mein Herzschlag sich verlangsamt. Allmählich sehe ich die Farben im Zimmer wieder – die Creme-, Gold- und Blautöne kehren zurück. Alles stabilisiert sich. Ganz allmählich kann ich wieder klar denken. Nichts als Stille um mich.

Irgendwann drehe ich mich um. Arabellas Gesicht ist verzerrt, aber schön. Ihre zarten Züge unverändert. Das zierliche Näschen, der Schmollmund, die bleichen, von ein paar Sommersprossen gesprenkelten Wangen. Tausendmal habe ich diese Sommersprossen geküsst. Ihre Lider sind geschlossen – Gott sei Dank –, ich könnte ihr nicht in die Augen sehen.

Ich knie mich hin – werfe mich ihr zu Füßen.

Warum? Warum habe ich das getan? Ich weiß es nicht mehr. Eines führte zum anderen – und jetzt liegt mein Engel reglos auf dem Boden.

Die Stille weicht der Angst. Irgendetwas stimmt nicht. Wenn das real ist, dann müsste jetzt etwas Gewaltiges passieren. Die Wolken müssten sich teilen und ein Blitz in meinen Kopf einschlagen. Nichts geschieht. Weiterhin nur Stille.

Und dann denke ich an Maxim. Meine ganze Eifersucht erscheint mir plötzlich grundlos. Sie hatte ihn doch verabscheut.

Ich bleibe minutenlang knien, als sei sie eine Heiligenfigur.

Ich habe sie getötet – und kann es nicht glauben.

Ich – habe – sie – getötet.

Sie hat schon immer gesagt, ich sei tollpatschig und würde sie erdrücken – ja, sie hat sogar gewitzelt: »Eines Morgens wirst du aufwachen und feststellen, dass du mich im Bett erdrückt hast …«

Ich fühle, wie ich mich innerlich von allem entferne. Doch ich kann Arabella nicht so liegen lassen. Tot auf dem Fußboden. Ich hebe sie also hoch und trage sie. Sie ist so leicht wie ein Vogel. Ihr Kopf und ihre Beine wippen sacht auf und ab, als ich sie ins Gästezimmer bringe. Ihre schönen kastanienbraunen Haare hängen herab. Ich habe ihre Haare geliebt. Dann bin ich da, wo ich hinwill. Ich lege Arabella zunächst aufs Bett und hebe dann den Deckel der Kühltruhe. So vorsichtig und sanft ich kann, lege ich Arabella hinein. Träum süß, mein Engel. Wenn hier alles geregelt ist, treffen wir uns im Himmel wieder. Bis dahin bist du hier sicher, außer Gefahr.

Ich schalte den Strom an, und das scharrende Rasseln beginnt. Es tut mir leid, dass ich dir das antun muss, Arabella. Aber das Protokoll schreibt es so vor.

Ich schalte mein Handy aus und lege es in eine Schublade. Man könnte mich sonst darüber orten. Ich brauche nur ein paar Tage Luft, um alles Nötige zu erledigen. Wie soll ich das ohne Arabella nur schaffen? Da fällt mir ein altes Kirchenlied ein: »One Day at a Time, Sweet Jesus«. Ja, nur auf die Art kann ich das alles durchstehen – indem ich immer einen Tag nach dem anderen angehe.

ZANDER

Montag, 16. Dezember, Morgen

Es klingelt an der Tür. Ich bin irgendwie orientierungslos. Wer zum Teufel klingelt mich an einem Montagmorgen raus? Ich drehe mich im Bett um, doch da klingelt es noch mal. Was soll der Blödsinn? Ich muss mich doch für mein Vorsprechen heute Nachmittag ausruhen. Ich ziehe meinen Bademantel an und gehe an die Tür. Durch den Spion sehe ich Evie, die in Jeans und einem cremeweißen Pulli – dem figurbetonten – draußen steht. Also mache ich auf.

»Hey, was gibt's?«, frage ich gähnend. »Wie viel Uhr ist es?«

»Kann ich reinkommen?«, fragt sie mit verkniffener Miene.

Ich lasse sie ein, und sie marschiert geradewegs durch ins Wohnzimmer. Sie wirkt stocksauer. Das brauche ich wirklich nicht um Weiß-Gott-wie-viel-Uhr in der Frühe. Ich gehe ihr nach und sehe sie mit verschränkten Armen auf dem Sofa sitzen.

»Arabella ist bei der Arbeit«, sage ich.

»Ich weiß. Ich habe sie gehen sehen.«

»Was ist eigentlich los?«, frage ich.

»Bietest du mir keinen Kaffee an?«, fragt sie, was möglicherweise sarkastisch gemeint ist. Bei ihr weiß ich nie.

»Du willst Kaffee?«

»Nein, ich will keinen Kaffee, Zander. Herrgott! Aber du könntest mir wenigstens einen anbieten. Einfach aus Höflichkeit.«

»Wie viel Uhr ist es?«, frage ich erneut, nach wie vor verschlafen. »Willst du jetzt einen Kaffee oder nicht? Du bringst mich ganz durcheinander.«

»Okay, dann mach halt den verdammten Kaffee!«, sagt sie.

Ich gehe hinüber in die Küche. Arabella hat mir frisch gemahlenes Pulver dagelassen – wie sie es jeden Morgen tut, ehe sie zur Arbeit geht. Das schlechte Gewissen trifft mich. Ich bereite den Kaffee zu, während ich mich zu orientieren versuche. Warum ist Evie heute dermaßen geladen? Offenbar habe ich irgendetwas angestellt, aber was war es diesmal? Das Wasser beginnt zu blubbern, und ich merke, dass mir die Zeit ausgeht. Ich weiß, dass es deutlich besser für mich wäre, wenn ich mich erinnern könnte, welches Verbrechen ich begangen habe. Doch es gelingt mir nicht. Das Einzige, das immer wieder in meiner Erinnerung auftaucht, ist das Romeo-Debakel – doch das ist jetzt Vergangenheit. Am Freitagabend hat er die Gefriertruhe abgeholt, und wir hören hoffentlich nie wieder von ihm. Außerdem – woher soll Evie überhaupt davon wissen? Wir haben es

Dean und ihr nie erzählt. Oder doch? Ein Lichtstrahl blitzt im Dunkeln. Irgendetwas hat Arabella den beiden erzählt, wenn ich doch nur noch wüsste, was … Mir wird flau vor Unbehagen.

Ich schenke zwei Tassen Kaffee ein und kehre ins Wohnzimmer zurück. Evie hat immer noch die Arme verschränkt, und ihre Körpersprache vermittelt mir, wie tief ich in der Tinte sitze. Ich stelle die Tassen auf den Couchtisch und setze mich auf den Stuhl ihr gegenüber. Mir fällt auf, dass es draußen schon hell ist – es muss nach neun Uhr sein.

»Zucker?«, fragt sie.

»Ja, ich hab drei Stück in meinen …«, sage ich. »Entschuldige, aber ich habe es einfach vergessen …« Ich stehe auf.

»Nein, spar dir die Mühe«, sagt sie und schiebt ihre Tasse weg.

»Geht es um Samstagabend?«, frage ich, während mir das Koffein ins Blut strömt und mir Kraft gibt.

»Was glaubst du wohl?«

»Komm schon, Evie! Es ist früh am Morgen – ich bin nicht zu so was aufgelegt …«

»Manche Leute sind schon seit drei Stunden auf, haben Frühstück für ihre Familie gemacht und die Kinder zur Schule gebracht.«

»Zu deiner Information – ich bin um vier Uhr früh aufgestanden, um mich auf mein Vorsprechen heute Nachmittag vorzubereiten. Dann hab ich mich noch mal hingelegt, um mich auszuruhen. Bin ich deshalb jetzt ein fauler Sack? Und selbst wenn, bist du drei Stockwerke hochgestapft, um mir das zu sagen? Es ist nämlich nichts Neues.«

Ihre Augenfunkeln vor Zorn, was sie noch attraktiver macht. Ich verwerfe den Gedanken. Höchste Zeit, zur Sache zu kommen.

»Du bist also sauer wegen Samstagabend?«

Die Flammen in ihren Augen lodern erneut auf. Also liege ich wohl richtig. Soweit ich mich erinnere, war es ein netter Abend. Wir haben bei Dean und Evie gegessen und getrunken.

»Warum hast du es mir nicht gesagt, Zander?«

Ihr was gesagt? Ihr gesagt, dass ich Desdemona getötet habe? Doch das kann sie nicht wissen, also muss sie von dem Treffen mit Romeo und Desdemona sprechen, das Arabella angedeutet hat. Die Nebel in meinem Kopf verziehen sich allmählich.

»Du meinst das mit dem Sex zu viert?«

»Ja! Natürlich das mit dem Sex zu viert!«

Endlich kommen wir auf den Punkt. Aber warum hätte ich ihr das erzählen sollen? Es geht sie nichts an.

Ich weiß nicht, was ich ihr verraten soll, also sage ich: »Ich weiß es echt nicht …« Es ist die sicherste Option, mich in jeder Hinsicht dumm stellen.

Sie lehnt sich vor und wischt sich ein paar Haarsträhnen aus dem Gesicht. »Das war die perfekte Gelegenheit. Ich habe angedeutet, dass wir vier uns zusammentun könnten, und du hast mich eiskalt abblitzen lassen. Weißt du, wie kränkend das war?«

Ich trinke meinen Kaffee aus. Ich habe das Gefühl, ich brauche noch einen oder vielleicht lieber etwas Stärkeres. Es hat mir wirklich gerade noch gefehlt, dass Evie an einem Montagmorgen hier aufkreuzt und mich herunterputzt.

»Arabella hat von dem flotten Vierer mit dem Escort-Pärchen gesprochen«, sagt sie. »Wahrscheinlich hätte sie sich auch für uns erwärmen können …«

»Nein, Evie, das hätte sie nicht. Das Erlebnis mit den Escorts war ein verfluchter Albtraum.«

»Da liegst du komplett falsch«, widerspricht Evie. »Sie hätte sich darauf eingelassen. Sie steht ganz eindeutig auf Dean, und offen gestanden glaube ich, sie hat auch eine Schwäche für mich.«

»Was? Das ist Schwachsinn! Du weißt nicht, was du da redest.«

»Egal. Der Punkt ist, warum hast du nicht versucht, es zu forcieren? Du und ich hatten doch zuvor ausgemacht, dass wir es beide versuchen würden. Ich hab's getan, warum du nicht?«

In meinem Kopf ist noch immer alles verschwommen. Wovon spricht sie da eigentlich?

»Ich weiß nicht, warum du Arabella dermaßen vergötterst. Du behandelst sie, als wäre sie eine Art Heilige …«

»Das ist sie auch. Sie ist zehnmal so viel wert wie du und ich zusammen …«

»Du findest also, ich bin schmutzig und nicht wert, im selben Bett zu liegen wie deine geheiligte Arabella – ist es das?«

Allmählich macht sie mir wirklich Kopfschmerzen, und ich brauche mehr Koffein, wenn sie noch länger hierbleibt. Ich stehe auf. »Willst du noch Kaffee?«

Sie erhebt sich ebenfalls. »Du kannst meinen haben.« Sie wirft etwas auf den Couchtisch. »Und ich bewahre das hier nicht mehr länger für dich auf.« Damit stürmt sie hinaus und knallt die Tür hinter sich zu.

Ich mustere das kleine Tütchen Koks auf dem Tisch. Wo zum Teufel könnte ich es verstecken, ohne dass Arabella es finden könnte? Ich greife nach Evies Kaffee. Er schmeckt süß. Also habe ich doch Zucker hineingetan. Und es dann total vergessen.

ZANDER

Sonntag, 1. Dezember, Morgen

Jemand stößt mich in die Rippen, was ich verflucht noch mal hasse. Ich schlage die Augen auf.

»Zander, wir müssen aufstehen.«

Evie beugt sich zu mir herüber. Sie küsst mich auf die Lippen und lässt sich aus dem Bett gleiten. Ich verfolge, wie sie ihre langen Beine in die enge Jeans einfädelt, wobei ihre Brüste sanft hin- und herschwingen.

»Wie viel Uhr ist es?«, frage ich in trägem, schleppendem Tonfall.

»Es ist schon zehn, verdammter Mist«, sagt sie und zieht sich den pinkfarbenen Kaschmirpulli über den Kopf. Ich liebe es, wie sich ihre Brüste unter diesem Ding anfühlen.

»Dean und die Jungen kommen bald aus Cardiff zurück … Und wann landet Arabellas Flieger?«

»Um halb zehn. Verflucht!« Ich springe aus dem Bett.

Evie zieht eine Zigarette aus der Schachtel.

»Du darfst hier nicht rauchen«, sage ich.

»Warum nicht?«, fragt sie.

Eine typische Reaktion. Sie respektiert einfach keine unserer Haushaltsregeln – zum Beispiel, wo der Spüllappen in der Küche aufbewahrt wird oder wie man den Müll trennt. All die kleinen Regeln, an die Arabella und ich uns halten: Ohne sie würde ich im Nullkommanichts einen Schweinestall aus der Wohnung machen. Ich weiß, dass ich schlampig bin, aber ich lebe gern in einer ordentlichen und sauberen Wohnung. Deshalb brauche ich Arabella.

Evie zündet ihre Zigarette an und bläst eine schmutzig graue Rauchwolke über das Bett. Ich rase hinüber und reiße die Fenster auf. Evie lacht.

»Sie hat dich wirklich gut gezogen.«

»Du meinst ›erzogen‹. Sie hat mich gut *er*zogen …«, sage ich.

»Ich weiß. Ich wollte nur witzig sein«, sagt sie und bläst die nächste Rauchwolke übers Bett.

»Jedenfalls verstehe ich echt nicht, warum du so panisch wirst. Du kannst doch einfach sagen, dass du selbst im Schlafzimmer geraucht hast.«

»Arabella würde das durchschauen. Ich rauche nicht in der Wohnung. Das tue ich einfach nicht!«

»Warum? Weil sie deine Eier in ihrer Handtasche hat?«

Die Geschichte mit Evie wird langsam wirklich lästig. Ich habe sie satt.

»Hör mal, Evie. Wir können nicht so weitermachen«, sage ich und bereue es auf der Stelle.

»Was?«, fragt sie mit großen Augen. »Wegen der Zigarette?«

Hätte ich bloß gewartet. Ich kann das nicht brauchen, jetzt, wo Arabella bald zurück sein wird.

»Nein. Wegen Arabella. Ich will das nicht mehr. Es ist falsch. Ich hasse mich selbst dafür, verflucht noch mal«, sage ich, während ich mich anziehe. Ich erkenne, dass ich so langsam auch Evie dafür hasse. Ich hatte immer gedacht, dass ich Arabella treu bleiben würde, und das war ich auch bis dahin. Aber Evie und ich waren beide allein zu Hause, beide deprimiert, und beide hatten wir erfolgreiche Partner, die uns das Gefühl gaben, unterlegen zu sein. Und wir waren nur drei Etagen voneinander entfernt. Es war irgendwie unvermeidlich.

»Was willst du dann tun, um dich zu amüsieren? Etwas Aufregendes zu erleben? Du brauchst mich, verdammt noch mal«, sagt sie mit seltsamem Gesichtsausdruck, einer Art von triumphierender Bosheit.

»Arabella und ich sind nach einer Therapiesitzung ins Reden gekommen. Wir wollen etwas ausprobieren.«

»Was wollt ihr ausprobieren, Zander?«

Das wird sie wütend machen, aber ich kann es ihr ebenso gut auch gleich sagen. »Weißt du noch, wie du erzählt hast, dass du und Dean auf St. Kitts Sex zu viert gehabt habt? Damit hast du mich auf eine Idee gebracht …«

»Ja? Ihr wollt es mit uns ausprobieren?«, fragt sie voller Hoffnung, während sich ihre Mundwinkel zu einem Lächeln verziehen.

»Nicht mit euch, sondern mit zwei anderen …«

»Anderen?«, fragt sie, und ihr Lächeln verschwindet.

Hätte ich nur den Mund gehalten. Aber jetzt stecke ich schon knietief in meinem Geständnis, und sie wird mich nicht mehr vom Haken lassen. »Ja, ich habe ein Escort-Pärchen im Internet gefunden, und ich glaube, Arabella könnte sich dafür erwärmen. Wir haben schon darüber gesprochen.«

Evie wirft ihre Zigarettenschachtel nach mir, gefolgt von ihrem Feuerzeug.

»Evie! Was soll das, verdammt noch mal?«

Sie stolziert zur Schlafzimmertür. Ich packe sie am Arm, und sie schlägt mir ins Gesicht – so fest, dass es wirklich wehtut. Die Wut steigt in mir auf, doch ich ringe sie nieder. Ich muss ruhig bleiben.

»Warum ein anderes Paar?«, fragt sie. »Beschissene Escort-Leute! Ich bin nicht gut genug für deine Arabella, aber Escort-Leute schon?«

Ich überlege. Sie hat absolut recht. Eine Frau wie Evie – so schön sie auch ist mit ihren langen Beinen, den blonden Haaren und den großen Augen – ist nicht gut genug, um das Bett mit meiner Arabella zu teilen. Evie ist eine Ehebrecherin, während Arabella wie eine Heilige ist, zieht man in Betracht, was sie alles für mich tut und wie sie trotz allem zu mir gestanden hat. Es ist definitiv besser, den Vierer mit Leuten auszuprobieren, die wir nicht kennen. Sicherer. Das bewahrt uns vor emotionalen Verstrickungen und der Art von Szenen, wie mir Evie gerade eine macht. Ich halte immer noch ihren Arm umfasst, und wir stehen so dicht beieinander, dass ich den Tabak in ihrem Atem rieche. Entweder küsst sie mich gleich oder sie ohrfeigt mich noch mal.

»Wer zum Teufel sind diese Leute überhaupt?«, fragt sie.

»Ich habe sie im Internet gefunden. Sie heißen Romeo und Desdemona.«

»Du bist lächerlich, weißt du das?«, sagt sie und löst sich aus meinem Griff.

Das ist mir nicht neu: Wir sind alle auf unsere eigene Art lächerlich.

»Es ist aus!«, schreie ich ihr nach, ehe sie die Wohnung verlässt. »Nie wieder. Was wir da treiben, ist falsch – es ist böse!«

Ich bin froh, dass es mit Evie aus ist, es war eine schreckliche Idee – drei Monate voller Lügen und Stress, was mich im Endeffekt eher noch mehr deprimiert hat, nicht weniger. Jetzt ist es vorbei.

Ich könnte es Arabella gegenüber niemals zugeben. Sie vertraut mir hundertprozentig. Es würde sie umbringen. Ein derartiger Verrat würde ihr gesamtes Leben zum Einsturz bringen. Sie wäre am Boden zerstört. Wenn die Sache anders herum läge und ich Arabella mit Dean im Bett erwischen würde, dann wäre das für beide das Ende. Dessen bin ich mir sicher.

Jedes Mal, wenn ich mit Evie zusammen bin, fühle ich mich wie ein Stück Dreck. Aber ich kann es nicht lassen, und irgendwie habe ich gar nicht das Gefühl, untreu gewesen zu sein, weil es mir nichts bedeutet hat. Es erinnert mich an den Film *Die Reifeprüfung*, wo Dustin Hoffman Katharine Ross erzählt, dass er mit ihrer Mutter geschlafen, es ihm aber nichts bedeutet hat. »Es war wie Händeschütteln«, sagte er. Und genauso empfinde ich gegenüber Evie.

Zeit, sich zu tummeln. Ich reiße sämtliche Fenster auf, um den Rauch zu vertreiben. Dann turne ich über das Bett und suche auf Laken, Kissen und Daunendecke nach Evies blonden Haaren. Ich finde sechs Stück. Anschließend hebe ich Evies Zigaretten und das Feuerzeug auf.

Unter keinen Umständen würde ich mich auf einen Vierer mit ihr und Dean einlassen. Ich will nicht, dass Dean – ein Typ aus unserer Nachbarschaft – Arabella auf diese Art anfasst. Ich sehe den Kerl ja jede Woche, begegne ihm in der Lobby, kriege mit, wie er seine Kinder ins Auto setzt. Ich muss nicht auch noch bei jeder Begegnung denken, dass er was mit meiner Frau gehabt hat.

Nachdem ich im Schlafzimmer fertig bin, hole ich aus der Abstellkammer den Weihnachtsschmuck hervor. Später werden wir unsere traditionelle Fahrt mit dem Range Rover machen, um den Weihnachtsbaum zu holen. Wir werden den Baum mit unseren kleinen Glitzerfiguren schmücken, und alles wird perfekt. Trotzdem werde ich versuchen, Arabella zu einem Treffen mit Romeo und Desdemona zu überreden.

Ich ziehe eine der braunen Pappschachteln heraus. Darauf steht mit schwarzem Marker »Weihnachtsschmuck«. Ich mache die Schachtel auf. Ich erinnere mich gut, dass ich die Sachen letztes Jahr in einem Wutanfall in die Kiste geworfen habe, nachdem mich Arabella immer wieder dazu aufgefordert hatte. Es lief gerade ein spannendes Kricketmatch im Fernsehen, und ich hatte keine Lust.

In der Schachtel liegen die vielen glitzernden Figuren, mit denen wir unseren Weihnachtsbaum schmücken: Ballerinen in Tutus aus dem *Nussknacker*, ein Set von Waldtierornamenten, das wir in Moskau gekauft haben, ein Bär, ein Hahn, ein Hirsch, ein Fuchs und ein Wolf. Dazu gibt es einen Engel mit Flügeln und Harfe und einen Schneemann.

Ein Figürchen ist in Luftpolsterfolie eingewickelt, darauf ein Aufkleber: Einhorn. Unser Liebling. Wir haben es seit unserem ersten gemeinsamen Weihnachten. Es ist selten und schön – ich habe noch nie etwas Vergleichbares gesehen, wahrscheinlich, weil es so zerbrechlich ist. Also passen wir darauf auf. Wir hegen und pflegen es. Wir wickeln es in Luftpolsterfolie. Mir fällt ein, dass ich mir auch im letzten Jahr die Zeit dafür genommen habe.

Ich gehe in die Hocke und mustere die wilde Mischung aus Baumschmuck. Arabella sagt, dass all diese kleinen Figuren, die wir im Lauf der Jahre gesammelt haben, eine Art von persönlicher Mythologie bilden, die niemandem sonst etwas sagen würde. Die emotionale Verbindung, die wir zu diesen Gegenständen und ihrer Bedeutung haben, kennen nur wir. Mir fällt die grandiose Rede ein, die Robin Williams in

Good Will Hunting gehalten hat, als er über seine tote Frau und all ihre »kleinen Sünden« gesprochen hat. Das »Gute« in einer Beziehung sei, dass man all die kleinen Geheimnisse des anderen kenne.

Ich wollte immer selbst diese Rede halten, weil sie so voller Wahrheit steckt. Arabella und ich hatten unsere Aufs und Abs – aber wir lieben uns immer noch.

Aber sind nicht alle Paare gleich? Sie entwickeln alle ihre eigene Sprache und ihre eigene Mythologie – und sie haben alle ihre Geheimnisse. Ich blicke erneut auf die Figürchen herab und frage mich, welch mythische Geschichte sie wohl über uns erzählen würden.

EPILOG

ZANDER

Dienstag, 31. Dezember, 23:03 Uhr

All das sehe ich vor mir, als ich in der Themse versinke. Eisige Finsternis umfängt mich, zieht mich nach unten, in die Tiefen der Angst. Meine Gliedmaßen zucken. Mein Körper will mich retten, aber mein Geist nicht. Ich führe Krieg gegen mich selbst.

Ich habe meine Frau umgebracht und ihre Leiche in eine Gefriertruhe gelegt; in einen miesen Schrotthaufen. Ich bin ein so gestörter Feigling, dass ich das Ganze fast eine Woche lang vor mir selbst geheim gehalten habe. Doch endlich weiß ich, dass ich den Tod verdient habe. Ertrinken ist im Grunde noch viel zu gut für mich. Man sollte mich foltern bis in alle Ewigkeit.

Arabella hat mir alles gegeben: Beistand, Liebe, Geld, Geduld, ein Heim, Herrgott noch mal – und ich habe es ihr nicht gedankt. Nicht, soweit ich mich erinnere. Sie hat einfach weitergemacht und uns jeden Tag unseres Lebens gerettet und niemals, niemals Dank gefordert.

Ich spüre das eisige Wasser, das nach wie vor in meinen Körper eindringt, und erlebe einen Augenblick höchster Klarheit: Ich hätte einfach aufstehen, fortgehen und nicht wiederkommen sollen, bis ich endlich gesund und clean gewesen wäre. Doch irgendwie hatte ich mich an den Glauben geklammert, dass auch alles andere wieder gut geworden wäre, wenn ich die Rolle in diesem Film bekommen hätte.

Ich war krank gewesen, psychotische Depression nennen sie es. Aber das ist keine Entschuldigung. Ich hätte mich zusammenreißen müssen, und das habe ich nicht getan. Im Grunde handele ich bereits seit Jahren nicht mehr rational und kann meinem eigenen Urteilsvermögen schon lange nicht mehr trauen. Ich hatte auch früher schon Halluzinationen, vor allem, wenn ich auf Alkohol und Koks war.

Aber woher weiß ich, dass ich Arabella wirklich getötet habe? Vielleicht halluziniere ich auch jetzt, während ich ertrinke.

Ich muss es wissen.

Muss wissen, ob das alles wahr ist. Ich beginne verzweifelt zu schwimmen. Kämpfe mich nach oben. Mein Körper hebt sich den Lichtern der Albert Bridge entgegen. Die sternenförmigen Leuchtfeuer der Hoffnung kommen näher, werden heller.

In meiner Brust explodiert der Schmerz, und ich durchbreche die Oberfläche, spuckend und hustend. Doch ich kann atmen. Auf der einen Seite sehe ich Land: der Uferdamm. Ich kämpfe mich darauf zu, und meine Arme und Beine tragen mich mit verzweifelter Willenskraft voran. Ich muss es wissen, muss es selbst sehen, um sicher zu sein.

Die Lichter eines Boots kommen auf mich zu, ein Vergnügungsdampfer auf Silvesterfahrt vielleicht. Ob sie mich sehen? Ich kämpfe gegen die Wellen, die ein zweites Boot auf der anderen Seite der Themse ausgelöst hat. Der Dampfer kommt näher, sein scharfer Bug durchschneidet die Wellen. Ich schwimme mit aller Kraft davon. Welche Ironie. Vor wenigen Augenblicken war ich bereit, mich dem Tod zu ergeben, doch jetzt will ich unbedingt weiterleben – wenn auch nur ein klein wenig länger.

Ich schaffe es ans Ufer und schleppe mich aus dem Wasser, gerade rechtzeitig, um das Boot hinter mir vorbeifahren zu sehen. Ich stelle die Füße auf die Erde unter mir und verlasse mit schweren Schritten das Wasser. Vor mir führt eine Treppe zum südlichen Ende der Albert Bridge. Schlotternd und zähneklappernd steige ich hinauf. Mein Kopf ist ein Eisklumpen, und ich spüre weder Finger noch Zehen. Doch meine Schenkel sind aus Eisen; jetzt tragen sie mich durch den Schmerz, höher und höher – jeder Schritt bringt mich meinem Ziel näher. Schon von Weitem sehe ich Autos vorüberfahren und fühle mich davon angetrieben. Drei Gestalten mit Regenschirmen kommen auf mich zu. Es sind Frauen, nicht die Albaner. Und dann bin ich auch schon auf der Straße und winke nach jedem Taxi wie ein Irrer. Nach wenigen Minuten hält eines an.

»Alles in Ordnung, Mister?«

»Ich muss nach Kensington.«

»Sie sind patschnass …«

»Hab meinen Schirm vergessen. Nehmen Sie Kreditkarten?«

Und schon schiebe ich mich hinein. Ich schlottere noch immer. Der Fahrer mustert mich im Rückspiegel. Ich fummele meinen Geldclip aus der Jackentasche. Das Bargeld ist nass, doch die Karten müssten noch funktionieren. Ich kann den Mann bezahlen.

»Versuchen Sie, die Sitze nicht allzu nass zu machen«, sagt er, während ich an Arabella denke. Sollte sie wirklich in dieser Truhe sein, dann werde ich sie herausnehmen und aufs Bett legen. Das ist das Mindeste. Dann rufe ich Haraldo an und bitte ihn hochzukommen – nein, ich rufe die Sanitäter und sage ihnen, dass ich fürchte, dass meine Frau tot ist. Sie werden einen Wagen schicken und sich um alles kümmern. Und ich? Vier Stockwerke von der Terrasse nach unten müssten reichen. Einen solchen Sturz kann man nicht überleben.

Was noch? Ich würde unser Hochzeitsfoto mitnehmen. Vielleicht sehe ich Arabella ja im Jenseits wieder.

Das Taxi hält vor unserem Haus. Ich bezahle den Fahrer und steige aus. Drinnen habe ich nicht die Geduld, auf den Lift zu warten, und so renne ich die Treppe hinauf, wobei mir das Herz im Brustkorb hämmert. Ich weiß, dass ich wahrscheinlich meinem eigenen Tod entgegenrenne, aber dann ist es eben so. Der Weihnachtsbaum ist unbeleuchtet – wahrscheinlich ist die Lichterkette durchgebrannt. Es spielt jetzt keine Rolle mehr, doch der vertrocknete Baum wirkt ohne die Lichter noch einsamer. Ich gehe sofort ins Gästezimmer und mache Licht.

Da steht die Truhe: groß, weiß und seelenlos.

Eine Weile bleibe ich auf der Schwelle stehen. Jetzt, wo ich hier bin, weiß ich nicht, ob ich die Wahrheit wirklich wissen will. Ich erinnere mich daran, wie ich sie hier hereingebracht habe. Ihr Körper war leicht wie ein Vogel, ihr herrliches Haar hing herab. Das war keine Halluzination. Ich habe sie hier hereingebracht und sie in die Truhe gelegt. Es ist passiert.

Ich bin so durcheinander. Mein ganzer Körper zittert. Tief und langsam hole ich Luft, um mich zu beruhigen, und versuche, mich zu konzentrieren. Ich kann sie nicht getötet haben. Alles, was ich in den letzten Tagen getan habe, galt nur ihr und ihrem Schutz. Es muss ein Trugbild gewesen sein, das ich kurz vorm Ertrinken gesehen habe. Der Gedanke schenkt mir den Mut, den Raum zu betreten.

Dann höre ich die Stille. Die Truhe hängt nicht am Strom. Aber ich hatte sie eingeschaltet. Ich erinnere mich genau.

Mit einem Satz bin ich dort, hebe den Deckel an und schaue hinein. Meine Knie werden weich, und um mich herum wird alles schwarz. Irgendwann öffne ich wieder die Augen. Schlotternd. Ein Blick auf die weiße Truhe neben mir bringt mein Herz wieder zum Rasen. Mühsam rappele ich mich hoch und gehe ins Badezimmer. Dort stelle ich mich unter die kochend heiße Dusche. Die Hitze brennt mir förmlich die Haut vom Rücken. In der Kirche nennt man das Flagellation. Ich treffe letzte Vorbereitungen. Wenn ich schon gehe, dann mit Stil.

Ich sehe auf die Uhr: halb zwölf. Ich kann es noch vor Mitternacht schaffen. Das ist meine Deadline, und dabei bleibt sogar noch Zeit zum Rasieren und Umziehen. Ich schäume mein Gesicht ein und wische das Kondenswasser vom Spiegel. Mein Gesicht hat sich im Lauf des letzten Monats verändert. Ich beschließe, den schwarzen Armani-Anzug mit dem weißen Hemd anzuziehen, den mir Arabella erst vor ein paar Wochen gekauft hat – eine hübsche Note, außerdem trage ich die Sachen dann wenigstens einmal. Mein Gott, wir wussten gar nicht, wie glücklich wir vor alldem waren.

Ich gehe ins Wohnzimmer. Am Baum hängt das glitzernde weiße Einhorn, das ich heute Morgen bei Harrods gekauft habe. Ich zupfe das zarte kleine Wesen von seinem Zweig und stecke es in die Jackentasche. Genau wie ich es vor fast einem Monat mit seinem Zwilling getan habe. Das hier könnte mir mehr Glück bringen; ich werde es wahrscheinlich brauchen.

Jetzt muss ich nur noch eine Sache erledigen. Ich kehre ins Gästezimmer zurück und trete an die weiße Truhe. Ich sehe hinein und denke an die Geschichte über das leere Grab aus der Bibel. Vielleicht hatte meine

Großmutter ja recht, als sie sagte, dass jeder eine zweite Chance bekommt. War das meine?

Ich schließe den Deckel der Gefriertruhe – endlich kann ich meinen Augen trauen.

Ich spurte die Treppen hinunter und winke mir ein Taxi herbei. Als ich darin sitze, versuche ich, alles zusammenzustückeln. Wenn ich mir also alles nur eingebildet habe, dann hieße das, dass Arabella noch lebt und Aussicht darauf besteht, dass sie am Silvesterabend wie geplant im Berkeley erscheint. Das könnte die letzte Gelegenheit sein, sie zu sehen, bevor mich die Mafia wieder aufspürt. Ich muss die Wohnung verlassen, das steht fest: um Arabellas Sicherheit willen. Bleibt nur die Frage, wer mich zuerst findet: die Cops oder die Albaner.

Als das Taxi vor dem Hotel bremst, schwindet meine Euphorie. Habe ich nicht etwas vergessen? In dem Brief, den sie mir geschrieben hat, stand, dass sie mich verlässt. Das heißt also, dass sie ohnehin nicht gekommen wäre. Mein Mut sinkt, als ich dem Fahrer zwanzig Pfund gebe.

»Was ist mit Ihrem Wechselgeld, Mister?«, ruft er mir nach.

»Behalten Sie es«, rufe ich.

Erneut suche ich das Marcus-Wareing-Restaurant auf. Ich erblicke den hochnäsigen Oberkellner und winke ihn zu mir her. »Ist alles in Ordnung, Sir?«

»Ist meine Frau gekommen, um mich zu treffen? Mrs Clayton?«, frage ich.

Er sieht mich mitfühlend an. »Nein, tut mir leid, Sir. Es ist niemand gekommen.«

Ich gehe hinauf in mein Zimmer, wohl wissend, dass ich das neue Jahr allein begrüßen werde. Es ist zwei Minuten vor zwölf. Ich öffne die Tür, doch es brennt bereits Licht, und eine Frau sitzt auf dem Bett.

Arabella.

Ich erstarre.

»Arabella?«, sage ich. Ich weiß nicht, ob ich träume oder halluziniere oder ob das real ist. Erneut beginne ich, meinen Augen zu misstrauen. Sie hat ihren Mantel eng um sich gezogen, und ihr Gesicht ist geisterhaft blass. Ist sie das wirklich? Ihre Augen glänzen vor Tränen.

»Arabella?«, sage ich noch einmal.

Mein Herz rast. Vielleicht hatte meine Großmutter doch recht – wir bekommen alle eine zweite Chance.

»Zander …«, sagt sie mit weicher, zärtlicher Stimme. Sie steht auf und lässt die Arme fallen, sodass sich ihr Mantel öffnet. Auch der Kragen löst sich. Sie trägt eine orthopädische Halskrause.

Aus dem Badezimmer hinter ihr treten zwei Polizisten in den Raum, gefolgt von einem Mann im Anzug, den ich nicht kenne. Hinter ihm steht der kleine Anwalt, den wir konsultiert haben, Kenneth Charles. Mir ist schleierhaft, was er hier zu suchen hat.

»Was ist los, A?«

»Ich habe ihnen alles erzählt«, sagt sie mit einem Schluchzen.

Dann bedeckt sie mit beiden Händen ihr Gesicht – sie kann mich nicht ansehen. Der Anwalt geht zu Arabella – seine Mandantin. Einer der Polizisten beginnt, mir meine Rechte vorzulesen. Ich höre, wie Big Ben von fern Mitternacht schlägt.

»Warum, Arabella?«, frage ich.

»Ich bin in der Gefriertruhe aufgewacht, Zed!«, presst sie unter Tränen hervor. »Ich habe eine ganze Woche darüber nachgedacht. Nur so bekomme ich mein Leben zurück.«

»Wenn Sie sich der fahrlässigen Tötung und Behinderung der Justiz für schuldig bekennen, wird die Staatsanwaltschaft keine Anklage gegen Arabella erheben«, sagt der Anwalt. »Und Arabella erstattet dann auch keine Anzeige gegen Sie.«

Einer der Uniformierten fesselt mir die Hände auf dem Rücken. Drei Polizisten, um mich festzunehmen. Offenbar haben sie damit gerechnet, dass ich Ärger mache.

»Was ist mit Romeo?«, frage ich.

»Er wurde wegen Erpressung und Behinderung der Justiz festgenommen«, sagt der Kriminalbeamte in Zivil. »Sie müssen jetzt mitkommen.«

»Warten Sie. Ich habe da etwas in der Tasche«, sage ich und nicke zu meiner linken äußeren Jackentasche hin. »Geben Sie es Arabella.«

Irgendwo draußen im Flur singen Leute *Auld Lang Syne* – sie klingen so hoffnungsvoll. Mich hat das Lied immer genervt, aber heute Nacht, als ich Männer- und Frauenstimmen in Zukunftsfreude vereint singen höre, kann ich das Gefühl dabei endlich nachvollziehen.

Der Kriminalbeamte tritt vor und streift Latexhandschuhe über. Er fasst in meine Jackentasche, zieht das kleine Einhorn heraus und zeigt es Arabella. Glitzernd liegt es auf seiner Hand – wie ein kleines Stückchen Hoffnung. Doch Arabella schließt die Augen und schüttelt den Kopf, wobei ihr ein paar Haarsträhnen ins Gesicht fallen. Kastanienbraunes Haar, so selten und schön.

Der Kriminalbeamte schiebt das Figürchen in eine durchsichtige Plastiktüte. Anscheinend glaubt er, das Einhorn könnte Beweismaterial sein.

»Hey!«, sage ich, und einer der Uniformierten packt mich fester an den Handschellen. »Gehen Sie vorsichtig damit um«, sage ich zu dem Kriminalbeamten. »Es ist sehr zerbrechlich.«

Unsere Leseempfehlung

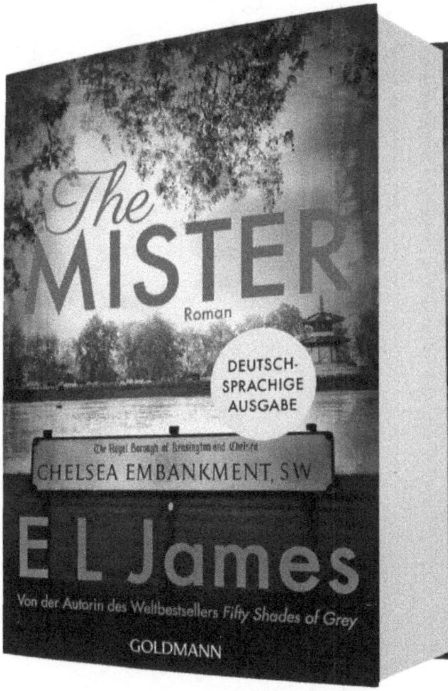

608 Seiten
Auch als E-Book
und Hörbuch
erhältlich

London 2019. Das Leben meint es gut mit Maxim Trevelyan. Er ist attraktiv, reich und hat Verbindungen in die höchsten Kreise. Er musste noch nie arbeiten und hat kaum eine Nacht allein verbracht. Das alles ändert sich, als Maxim den Adelstitel, das Vermögen und die Anwesen seiner Familie erbt – und die damit verbundene Verantwortung. Seine größte Herausforderung stellt aber eine geheimnisvolle, schöne Frau dar, der er zufällig begegnet. Wer ist diese Alessia Demachi, die nichts besitzt als eine gefährliche Vergangenheit? Maxims Verlangen nach dieser Frau wird zur glühenden Leidenschaft – einer Leidenschaft, wie er sie noch nie erlebt hat.

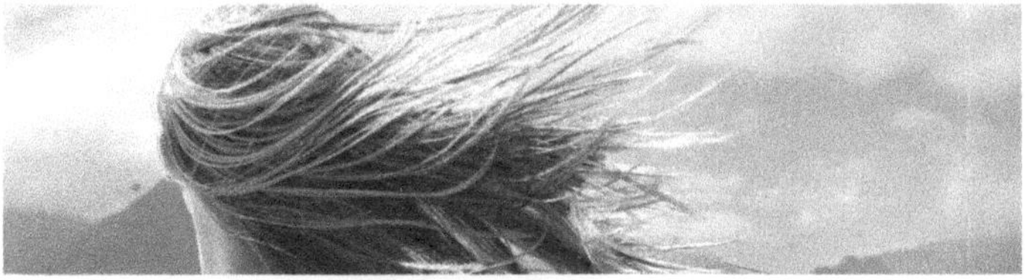